◆ 国家临床重点专科建设经费资助 ◆

老年实用调病学

主编　杨思进　胡春申

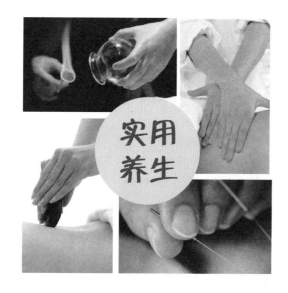

实用养生

中国医药科技出版社

内 容 提 要

本书为"国家临床重点专科建设经费资助"出版书目。全书内容紧密结合老年人的需要，首先概括介绍了老年调病知识及中医辨证论治；然后精选老年人最希望了解的 20 余种内科疾病和骨伤科疾病进行了重点而详细的介绍，并提供了适合老年人自我操作的实用方法；最后介绍了美容美体的内容。

本书既可作为老年大学的规范教材，也适用于广大群众特别是老年人自修学习。

图书在版编目（CIP）数据

老年实用调病学/杨思进，胡春申主编 . —北京：中国医药科技出版社，2013.9
ISBN 978 - 7 - 5067 - 6321 - 9

Ⅰ. ①老⋯　Ⅱ. ①杨⋯ ②胡⋯　Ⅲ. ①老年病 - 中医治疗法　Ⅳ. ①R259. 92

中国版本图书馆 CIP 数据核字（2013）第 202719 号

美术编辑　陈君杞
版式设计　郭小平

出版　中国医药科技出版社
地址　北京市海淀区文慧园北路甲 22 号
邮编　100082
电话　发行：010 - 62227427　邮购：010 - 62236938
网址　www. cmstp. com
规格　787 × 1092mm $^1/_{16}$
印张　16 $^3/_4$
字数　316 千字
版次　2013 年 9 月第 1 版
印次　2013 年 9 月第 1 次印刷
印刷　三河市腾飞印务有限公司
经销　全国各地新华书店
书号　ISBN 978 - 7 - 5067 - 6321 - 9
定价　**45. 00 元**
本社图书如存在印装质量问题请与本社联系调换

编委会

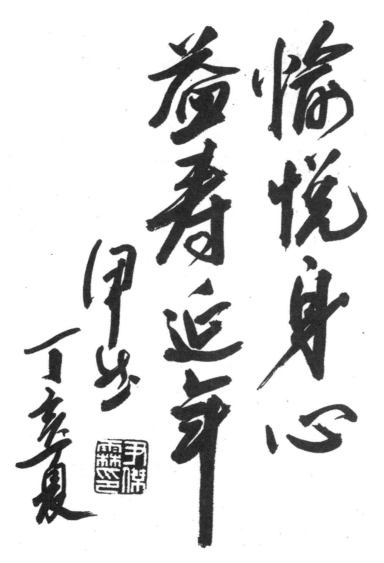

怡悦身心

益寿延年

甲戌

丁亥夏

四川省中医学会副会长尹杰霖教授为本书题词

意赅言简传按摩，杏林枝老蕾芽多。
身心俱畅促和谐，桃李夕阳花荡歌。

老年大学推拿按摩班李正明同志为本书写诗

前言

《黄帝内经·素问·四气调神大论》指出："圣人不治已病治未病，不治已乱治未乱，此之谓也。夫病已成而后药之，乱已成而后治之，譬犹渴而穿井，斗而铸锥，不亦晚乎。"这里面蕴含着预防的思想，这种防重于治的思想，不仅仅体现在人体未病之前就应采取各种措施积极预防（即养生）方面，同时还体现在一旦患病之后仍应运用各种方法防止疾病发展、传变或复发（即调病）方面。原卫生部部长陈竺也曾指出，未来中国卫生事业发展要改变以疾病的治疗（特别是终末期治疗）为中心的传统模式，将重点转变到预防和健康促进上来。

根据 2010 年中国最新普查数据显示，60 岁以上人口已占总人口的 13.26%，65 岁以上人口占 8.87%，这说明中国已步入老龄社会。人口老龄化是社会文明进步的一个重要标志，同时也是当今人类社会所面临的一项重大机遇和挑战。诸多研究表明，在影响老年人健康长寿的众多因素中，老年人自身不良行为和生活方式给健康带来的负面影响是巨大的，因此，采取必要的干预措施，创建健康的生活环境引导老年人养成良好的行为和生活方式，在全社会树立防病胜于治病的理念，不仅对延长老年人的健康寿命，提高老年人的生命质量，促进健康老龄化的实现有着十分积极的意义。

开展老年人健康教育，增强老年人的自我保健意识和能力至关重要。但老年人的健康状况、知识层次、文化程度等参差不齐，这就要求我们编写一套老年人易于理解，便于接受的健康教育教材。泸州医学院附属中医医院作为全国中医药科普知识宣传教育先进单位，高度重视科普宣传工作，成立了科普项目领导组，建立了科普人才库，制订了扎实的科普方案，在既往举办"健康养生堂"、"专家谈健康"、"老年大学健康大讲堂"等各种讲座及发表和赠送各种养生调病资料的基础上，组织专家为老百姓编写养生调病系列丛书。包括《老年实用养生学》和《老年实用调病学》这两部老年大学教材和《养生调病 800 问》八册。

目前，全国有老年大学近 5 万所，学员 400 多万人，"十二五"期间，我国老年大学学员人数将超过 1000 万。然而，至今没有一套老年大学养生调病规范教材。有鉴于此，早在五年前我院组织编写了《老年实用养生学》和《老年实用调病学》这两部老年大学教材。本套教材密切结合老年人的需求和生理、心理及记忆特点，开拓创新，在教学内容和教学方法上均取得了成功的突破，能够使老年人听得懂、学得会、用得上，起到了保健强身、防病治病、益智延年的良好效果。为保证质量，我们连续五年在多所老年大学进行教学实践，收集反馈意见，不断修改完善，并实现了全程多媒体教学。学员赞为"健康的书，保命的课"。《养生调病 800 问》，是我们全院各科室广泛收集患者需求，结合各科室专业特点，分门别类深入浅出地解答群众就医最关心的热点问题，是医患沟通的金钥匙，是养生调病的聚宝盆，对医护人员和广大就医者都非常实用。

世界卫生组织《维多利亚宣言》指出："当前主要的问题，是在科学论据和民众之间，架起一座健康金桥，使科学更好地为民众服务。"这套丛书，就是我们在科学和民众之间，架起的一座健康金桥。

该套丛书在编写过程中，曾得到罗家鸣、但淑君、任一明、王泽琛、聂冰、汪建英、陈孟利、魏聪、张超、张玉刚、冯莉、吴暇、杨娇、李银银等同志的支持帮助，特此致谢。

由于本书编写时间有限，书中难免会有一些缺点或纰漏，敬请读者批评指正。

杨思进

2012 年 11 月 25 日

目录

绪论　调病论

一、"调"的字面意义

"调"的本义是和谐、调和，如《说文解字》："调者，和也。"《荀子·修身》："血气刚强，则柔之以调和。"

"调"，又有调理、调养、调摄、调畅、调节、调控、调解、调停等含义。如《墨子·节葬下》："上下调和，是故大国不耆攻之。"刘禹锡《昼居池上亭独吟》："法酒调神气，清琴入性灵。"则是调养之意。

"调"，还有调查、调研、调动等含义。如《庄子·知北游》："调而应之。"《大戴礼记·子张问入官》："调悦者，情之道也。"《荀子·臣道》："调和乐也。"《周礼·地官》："调人掌司万民之难而谐和之。"

总之，调是一种周密的处理事物的方法。正如《贾子道术》所说："合得周密谓之调。"

二、"调"的哲学意义

调，是中华文化的精髓。《论语·学而》说："和为贵"。追求的是人与己、人与人、人与环境之间的和谐。调，从哲学角度看，具有"过犹不及""执两用中""执中知权""和而不同"等基本特征。①"过犹不及"讲求适度，必须在"过"与"不及"之间寻求和掌握一个正确合理之点，以做到恰如其分，中医用药即是如此，即《素问·五常政大论》言："大毒治病，十去其六；常毒治病，十去其七；小毒治病，十去其八；无毒治病，十去其九；谷肉果菜，食养尽之。无使过之，伤其正也。"。②"执两用中"即《中庸》所说之"执其两端，用其中于民"。③"执中知权"中的"权"即"权变"，指既要有原则性，又要有灵活性。正如《孟子·尽心上》所说："执中无权，犹执一也。"④"和而不同"则是一种"异中求和谐"与"变中求和谐"的思想。现在提倡和谐社会，体现了"调"的特征。建设和谐社会，就是要保持社会稳定，使各种矛盾以和谐的状态存在，坚持各方面的和谐发展。例如，强调生态文明建设，协调人与自然的关系，避免对资源的掠夺性开发和对自然环境的破坏，使经济、社会、自然的发展并行不悖。

三、"调"在中医学中的意义

调，贯穿在中医学治未病、保健强身、防治疾病和益智延年的各个环节，中医养生和防病治病的过程，实质上就是"调"的过程。

（一）调阴阳

调阴阳是调病的总纲。阴阳，是中国贤哲对宇宙万物相反相成、对立统一思维法则的抽象，即《道德经》所谓"万物负阴而抱阳"，《庄子》所谓"《易》以道阴阳"。阴阳学说，被广泛应用于自然科学和社会科学的各个领域，促进了各门科学的发展。

《黄帝内经》的巨大贡献，是把阴阳引入医学领域，作为防病治病的总纲，即《素问·阴阳应象大论》所说："阴阳者，天地之道也，万物之纲纪，变化之父母，生杀之本始，神明之府也，治病必求于本。"这个本，就是阴阳。怎样治病呢？就是调阴阳。《黄帝内经》从健康、疾病、养生防病和诊疗疾病各个方面对此作出了明确的回答。

什么是健康？

《素问·调经论》说："阴阳均平，以充其形，九候若一，命曰平人"。意即阴阳二气平衡，以充养形体，九候的脉象正常，就是健康人。

什么是疾病？

《素问·阴阳应象大论》说："阴胜则阳病，阳胜则阴病。"意即阴阳的动态平衡被打破，出现了某一方的偏盛偏衰，就是疾病。

怎样养生防病？

《灵枢·本神》说："节阴阳而调刚柔。"指出调节阴阳刚柔，使阴阳平衡，刚柔相济，就能养生防病。

怎样诊断疾病？

《素问·阴阳应象大论》说："察色按脉，先别阴阳。"指出诊断疾病的原则，是要运用察色按脉的方法，首先判别出疾病的阴阳属性。

怎样治疗疾病？

《素问·至真要大论》说："谨察阴阳之所在而调之，以平为期。"指出治病的总原则是：严谨地诊察出阴阳偏盛偏衰之处而进行调理，以达到阴阳平衡的目的。

以上，既说明了调阴阳的重要性，更揭示出中医防病治病的指导思想——"调"。

（二）调的原则及方法

在调阴阳这一总纲的指导下，中医学总结出极其丰富的"调"的原则和方法，成为延续至今的临床实践。包括：调人与自然、调人与社会、调人体内部，调寒热、调表里、调虚实、调升降、调营卫、调气血、调肝脾、调心肾、调和肠胃、和解少阳，以及中医健身方法中调身、调心、调息的"三调"原则等等。

（三）"调病"的概念

然而，在古今汗牛充栋的医学著作中，迄今没有"调病"一词。中医学亟需继承总结，发扬提高。为此，我们明确提出"调病"这一概念，以期对中医学防病治病普遍规律做出升华凝炼和深刻揭示。

实践是检验真理的标准，中医学来源于实践，病人是最好的老师。日常生活中，老百姓都知道"找中医调理调理"。可见"调病"这一概念，实际上早已深入人心。故本书书名以"调病"冠之。

中医学和西医学，尽管学科体系不同，但因诊疗的对象都是人体，所以必然有共通之处。调病，就是中西医的一个结合点。实际上，西医在很多时候也是调病。

例如：调节酸碱平衡、调节内分泌、调节交感神经与副交感神经等等。此外，降血压、降血脂、降血糖、化疗和放疗"杀灭"癌细胞等，临床实践证明，如果把"降"、"杀"的思路转换为"调"的理念，效果往往要好得多。因此，从调病的角度探讨中西医结合，是一个值得深入的课题。

第一章　老年调病概述

第一节　老年人生理和心理特点

人到了 40 岁以后，机体形态和功能逐渐出现衰老现象。直至步入老年，在身体形态和功能方面均发生一系列变化，主要表现在：①机体组成成分中代谢不活跃的部分比例增加，比如 65 岁与 20 岁相比，体脂多出部分可达体重的 10% ~ 20%，而细胞内水分却随年龄增长而减少，造成细胞内液量减少，并导致细胞数量减少，出现脏器萎缩；②器官功能减退，尤其是消化吸收、代谢功能、排泄功能及循环功能减退，如不适当加以调整，将会进一步促进衰老过程的发展。

一、老年人生理功能的变化

（一）内环境稳定功能减退

人类衰老时，各脏器、系统结构和功能衰退。神经内分泌系统功能的衰退，尤其是稳定机体内环境的能力下降、被破坏，不能保持血压、血脂、血糖、体液 pH 值、离子浓度相对恒定的水平。

1. 葡萄糖耐量降低

随着年龄的增长葡萄糖耐量降低，其机理可能与下列因素有关。

（1）老年人体力活动减少，基础代谢率下降。

（2）胰腺 B 细胞对血糖增高的敏感性降低，胰岛素分泌减少。

（3）组织中的胰岛素受体减少、亲和力下降，故末梢组织对胰岛素的敏感性降低。

（4）胰岛素的拮抗物质增多。

（5）胰岛素受体对细胞内葡萄糖代谢系统的敏感性降低。

（6）肝脏摄取葡萄糖的能力下降。

以上原因使老年人葡萄糖耐量降低、血糖增高，容易患非依赖性 2 型糖尿病。

2. 自主神经系统功能失调

随着年龄增长，自主神经系统功能减退。比如在寒冷环境中，老年人容易发生体力降低，而造成冻伤；老年人脑循环自身调节能力较差，即使血压稍有降低，也将产生较明显的心脑血管的局部缺血，出现心绞痛、心肌梗死、急性神经精神障碍和跌倒。

3. 血浆 pH 变化

随着年龄增长，机体对酸碱的适应能力降低，此种内环境稳定能力的损害，易使老年人出现脱水、酸碱平衡失调、电解质紊乱，尤其是脱水或代谢性酸中毒。

（二）机体储备功能减退

正常情况下，机体各脏器有一定的功能储备，以适应各种紧急情况，如当心排血量减少时，可通过冠状动脉的功能储备，使冠脉血流量不致于过度减少。但衰老时，由于心血管储备功能减退，心排血量的减少将直接使冠脉血流量显著减少，一旦额外负荷增加，如情绪激动、过度劳累等，则易诱发心绞痛、心肌梗死、心功能下降等。

（三）抵抗力减弱

机体抵抗力包括防御、自身稳定、监视、免疫等功能和承受高温、冷冻、创伤、射线、疲劳等伤害性刺激的能力。衰老时的机体抵抗力减弱，增加了老年人对各种疾病的易患性。因此，机体抵抗力减弱是老年人常见疾病发病的基础，如机体防御、免疫功能减退使老年人易发生感染性疾病，机体自身稳定、监视功能减退易患肿瘤。

（四）机体活动及适应能力下降

随着年龄增大，体力下降、反应迟钝、活动的灵敏性与准确性下降。使老年人机体活动能力下降。由于各脏器功能的衰退和代谢减慢，老年人对外界和体内环境改变的适应能力下降。比如，老年人的运动耐力明显降低。因而，在老年人活动中容易出现心悸、气促，且活动后体力的恢复时间也延长。

（五）老年人消化功能的改变

1. 牙齿　老年人因牙周病、龋齿、牙齿的萎缩性变化，而出现牙齿脱落或明显的磨损，以致影响对食物的咀嚼和消化。

2. 舌　舌乳头上的味蕾数目减少，味觉和嗅觉降低，而影响食欲。每个舌乳头含味蕾平均数，儿童为248个，75岁以上老人减少至30～40个，其中大部分人同时出现味觉、嗅觉异常。

3. 胃、肠黏膜　黏膜萎缩、运动功能减退。年逾60岁者，其中50%可发生胃黏膜萎缩性变化，胃黏膜变薄、肌纤维萎缩，胃排空时间延长，消化道运动能力降低，尤其是肠蠕动减弱易导致消化不良及便秘。

4. 消化腺　消化腺体萎缩，消化液分泌量减少，消化能力下降。口腔腺体萎缩使唾液分泌减少，唾液稀薄、淀粉酶含量降低；胃液量和胃酸度下降，胃蛋白酶不足，不仅影响食物消化，也是老年人缺铁性贫血的原因之一；胰蛋白酶、脂肪酶、淀粉酶分泌减少、活性下降，对食物的消化能力明显减退。

5. 肝脏　肝细胞数目减少、纤维组织增多，故解毒能力和合成蛋白的能力下降，致使血浆白蛋白减少，而球蛋白相对增加，进而影响血浆胶体渗透压，导致组织液的生成及回流障碍，易出现浮肿。

（六）脑功能的改变

1. 脑细胞数量　脑细胞数量逐渐减少，脑质量减轻。脑细胞数自30岁以后呈减少趋势，60岁以上减少尤其显著，到75岁以上时可降至年青时的60%左右。

2. 脑血管　脑血管硬化，脑血流阻力加大，氧及营养素的利用率下降，致使脑功能逐渐衰退并出现某些神经系统症状，如记忆力减退、健忘、失眠，甚至产生情绪变化及某些精神症状。

（七）心血管功能的改变

1. 心脏 心肌萎缩，发生纤维样变化，致心肌硬化及心内膜硬化，心脏泵效率下降，使每分钟有效循环血量减少。心脏冠状动脉的生理性和病理性硬化，使心肌本身供应血流减少，耗氧量下降，对心功能产生进一步影响，甚至出现心绞痛等心肌供血不足的临床症状。

2. 血管 50岁以后血管壁生理性硬化渐趋明显，管壁弹性减退，而且许多老年人伴有血管壁脂质沉积，使血管壁弹性更差、脆性增加。结果使老年人血管对血压的调节作用下降，血管外周阻力增大，血压升高；脏器组织中毛细血管的有效数量减少及阻力增大，使组织血流量减少，易发生组织器官的营养障碍；血管脆性增加，血流速度减慢，使老年人发生心血管意外的机会明显增加，如脑溢血、脑血栓的发病率明显高于年青人。

（八）呼吸功能的改变

老年人由于呼吸肌及胸廓骨骼、韧带萎缩，肺泡弹性下降，气管及支气管弹性下降，易发生肺泡经常性扩大而出现肺气肿，使肺活量及肺通气量明显下降，肺泡数量减少，有效气体交换面积减少，静脉血在肺部氧气更新和二氧化碳排出效率下降。同时，血流速度减慢，毛细血管数量减少，组织细胞功能减退及膜通透性的改变，使细胞呼吸作用下降，对氧的利用率下降。

（九）其他方面的改变

1. 皮肤及毛发 因皮下血管发生营养不良性改变，毛发髓质和角质退化，可发生毛发变细及脱发；黑色素合成障碍可出现毛发及胡须变白；皮肤弹性减退，皮下脂肪量减少，细胞内水分减少，可导致皮肤松弛并出现皱纹。

2. 骨骼 随着年龄增加，骨骼中无机盐含量增加，而钙含量减少；骨骼的弹性和韧性减低，脆性增加。故老年人易出现骨质疏松症，极易发生骨折。

3. 泌尿系统 肾脏萎缩变小，肾血流量减少，肾小球滤过率及肾小管重吸收能力下降，导致肾功能减退。加上膀胱逼尿肌萎缩，括约肌松弛，老年人常有多尿现象。

4. 生殖系统 性激素的分泌自40岁以后逐渐降低，性功能减退。老年男性前列腺多有增生性改变，前列腺肥大可致排尿发生困难。女性45～55岁出现绝经，卵巢停止排卵。

5. 内分泌系统 内分泌功能下降，机体代谢活动减弱，生物转化过程减慢，解毒能力下降。机体免疫功能减退，易患感染性疾病。

6. 五官 晶状体弹力下降，睫状肌调节能力减退，多出现老花眼，近距离视物模糊。同时听力下降，嗅觉、味觉功能减退。

7. 能量代谢 往往分解代谢大于合成代谢，若不注意营养及合理安排膳食，易发生代谢负平衡。

8. 性格及精神 老年人行动举止逐渐缓慢，反应迟缓，适应能力较差，言语重复，性情改变，或烦躁而易怒，或孤僻而寡言。如遇丧偶或家庭不和，更会对情绪产生不良影响。

二、老年人心理的变化

（一）老年人感知觉的变化

人的心理活动是外界刺激通过感觉器官作用于大脑的结果，如果没有感知觉接受外界的各种刺激，心理活动就成了无源之水。因此，感知觉是所有心理活动的出发点。老年期的心理变化也是从感知觉的渐变开始的。老年期感知觉变化的一般特征是：各感觉系统出现普遍的退行性变化，对外界刺激反应的敏锐度下降，感知时间延长。

1. 视觉 老年人的视力水平，在60岁以后急剧衰退，据统计，70岁健康老人的视力超过0.6的只有51.4%，其中近距离视力比远距离视力减退得更为明显，出现所谓的"老花眼"，老人们读书看报时常常要将书报拿得远远的，或者需佩带老花镜（凸透镜）来纠正。

2. 听觉 老年人的高音听力比低音听力衰退得更显著，这就是为什么老人更喜欢听中音和低音音乐的原因；而且，老人对声音的辨别能力也在减弱，特别是在不良听觉条件下或有噪音背景的情况下，因此，在日常生活中会发现，与家人一起坐在客厅里看电视时，若旁边有人闲谈，老人对电视情节的理解能力往往会下降。

3. 味觉 人到老年，往往抱怨现在的食品食之无味。事实上，食品的味道并没有变，而是老人对甜、酸、苦、辣、咸五种味觉要素的敏感程度减退了。老人对食物的抱怨还有一个原因就是嗅觉功能的衰退，老人对食物散发出来的香气的感受性变差了。

4. 皮肤感觉 老年人的皮肤感觉也逐渐衰退。比如触觉，老年人的眼角膜与鼻部的触觉降低得较为明显，所以，对流眼泪或流鼻涕常常毫无知觉，需要别人加以提醒才知。在温度觉方面，老人对低温的感觉变得迟钝，因此有些老人在室温降低时虽然不觉得冷却容易感冒。

（二）老年人记忆的变化

记忆是指人们将感知过、思考过、体验过、操作过的事物的印象保持在头脑中，以后又在一定的条件下以再认、再现的方式表现出来或者回忆起来的心理过程。心理学家的研究认定了记忆和年龄之间存在这样的一种关系：假定18～35岁的人的记忆成绩为100，那么，36～60岁的人的记忆成绩就为80～85，61～85岁的人仅为65。可见，人的记忆随着年龄增加而下降。

1. 记忆过程 瞬时记忆（保持1～2秒的记忆）随年老而减退，短时记忆（保持1分钟以内的记忆）变化较小，老年人的记忆衰退主要是长时记忆（所记内容在头脑中保持超过1分钟直至终生的记忆）。实验研究发现，老人对年轻时发生的事往往记忆犹新，对中年之事的回忆能力也较好，而仅对进入老年后发生的事遗忘较快，经常记忆事实混乱，情节支离破碎，甚至张冠李戴。

2. 记忆内容 老年人的意义识记（在理解基础上的记忆）保持较好，而机械识记（靠死记硬背的记忆）减退较快。例如，老人对于地名、人名、数字等属于机械识记的内容的记忆效果就不佳。

3. 再认活动 老年人的再认活动（当所记对象再次出现时能够认出来的记忆）保持较好，而再现活动（让所记对象在头脑中呈现出来的记忆）则明显减退。

由此可见，老年人的记忆衰退并不是全面的，而是部分衰退，主要是长时记忆、机械记忆和再现记忆衰退得较快。以美国前总统里根为例，他在晚年时患有严重的阿尔茨海默病（俗称"老年痴呆症"），记忆力急剧下降。当里根的养子去探望他时，里根常想不起养子的名字，只当他知道他是谁时，才紧紧地拥抱他。里根对他的护士说，他觉得前来探望他的前国务卿舒尔茨好像是一个大名鼎鼎的人物，但又记不起他叫什么名字。里根的这一系列表现说明，老年人记忆力的减退主要是信息提取过程和再现能力的减弱，而识记的信息事实上仍然可以很好地保持或储存在大脑中。根据以上生理规律，如果能够经常提醒老人回忆往事，是有助于减缓记忆力的衰退速度的。

记忆力的下降确给老人的生活带来了许多的不方便。例如，有的时候眼镜明明架在鼻梁上却到处找眼镜，出门经常忘带钥匙，烧开水不记得关火，饭煮熟了却忘了关煤气，记忆不好在无形中甚至增加了老人的危险。

（三）老年人智力的变化

智力是大脑的功能，由人们认识和改造客观事物的各种能力有机组合而成，主要包括注意、观察、想象、思维、实际操作和适应等能力，其中以思维能力为核心，它保证了人们有效地进行认识和实践活动。智力是一种稳定的心理特点，它是在人们具体的行为活动中显示出来的。

老年人的智力是否衰退，也是老年人十分关心的问题。科学研究发现，人出生时的大脑细胞有 140 亿个左右，随年龄增长，脑细胞不断死亡，进入老年期后，脑功能逐渐衰退，但由于生存着的其他脑细胞的代偿作用，大脑的活动功能仍能维持，以保持正常的智力。

老年人的智力并非如人们以往所认为的那样会全面退化，而只是在某些方面有所衰减。有学者认为，智力是一种综合能力，可以分为"晶态智力"和"液态智力"两种。晶态智力主要是后天获得的，与知识、文化、经验积累和领悟能力有关，由于老年人阅历广、经验多，知识、理解力等智力将保持（甚至会增长），只在 80 岁以后才有明显减退。液态智力主要与大脑、神经系统、感觉和运动器官的生理结构和功能有关，例如记忆、注意、思维敏捷性和反应速度等，这种智力减退得较早，也较快，一般在 50 岁以后就开始下降，60 岁以后减退明显。以上两种智力的变化并不是平行的，也就不能笼统地说智力随年龄增长而减退。

老年人的智力是部分衰退而非全面衰退，还体现在老人的动作性智力下降得较为显著，60 岁就开始衰退，而语言性智力则保持较好，80 岁以后才明显下降。例如，在舞台上看到许多老的相声表演艺术家，他们的口头语言表达能力仍然"宝刀未老"，但动作表演能力就难免有些"力不从心"了。

俗话说："家有一老，如有一宝。"我们不能否认，老年人一生阅历广博，经验累积，具有丰富的智慧。老年人的分析能力、判断能力和思维能力的精细程度，对复杂事物的高度洞察力，与中、青年人相比并不逊色，很多人在晚年依然保持着旺盛的创造力。著名经济学家马寅初在古稀之年创立了"新人口论"，美国发明大王爱迪生在81岁时获得了他的第1033项发明专利，世界著名画家毕加索90岁时还在绘画雕刻，孙思邈在百岁高龄完成了他的第2部医学巨著《千金翼方》等等，不胜枚举。

有人对自然科学、社会科学等各个领域内的名人进行过年龄统计分析，结果显示，60岁以后出成果的人数比例从高至低依次为：哲学、医学、美术、文学、自然科学等。可见，凡与人生阅历和实践经验（即晶态智力）关系密切的领域较多出现"大器晚成"的学者和科学家。换句话说，老年人的智能有着很大的可塑性和提升的空间，"活到老，学到老"，是可以增进老年人的智力水平的，通过持之不懈的学习、锻炼和积累，往往可以使老年人的智力水平发挥得更好、更充分。

（四）老年人情绪、情感的变化

情绪、情感是人对客观事物是否符合自己的需要而产生的态度和体验。人在认识世界和改造世界的过程中，与周围环境不断互动，与现实事物发生多种多样的关系，对现实事物也会产生一定的态度，这些态度总是以带有某些特殊色彩的体验的形式表现出来的，如喜、怒、哀、乐、惧、爱、恨等，情绪、情感指的就是这种内心的主观体验。

1. 老年人情绪、情感的特点　进入老年期后，随着老年人生理功能的老化和健康状况的衰退，离退休后脱离了原有的工作岗位，家中子女又逐渐独立并成家立业，老年人的生活环境和角色地位发生了较大改变，因此，老年人的情绪和情感也呈现出新的特点：

（1）老年人关切自身健康状况的情绪活动增强。随着年龄增长，健康状况日益下降，老年人变得更加关注自己的身体，对于疾病较为重视。尤其是老年女性，怀疑自己患病和有失眠现象的显著多于男性。

（2）老年人对于自己的情绪表现和情感流露更倾向于控制。老人在日常生活中常常会掩饰自己的真实情感，如遇喜事，他们不再欢呼雀跃；如遇悲事，也不易痛苦流涕。

（3）消极悲观的负性情绪逐渐开始占上风。例如，提及社会中的腐败和不道德现象，老人就常抱怨世风日下，今不如昔；谈到舒适享受，老人往往会感叹"只是近黄昏"。一项调查显示，在描述自己情感的用词中，老年人用以表达喜悦情绪的用词明显少于中青年人。

2. 老年人消极的情绪和情感

（1）失落感：失落感即心理上若有所失、遭受冷漠的感觉。离退休后，老年人的主导活动和社会角色发生了改变，从工作单位转向家庭，其社会关系和生活环境较之以前显得陌生，加上子女"离巢"，过去那种热情、热闹的氛围一去不复返，对新的生活规律往往又不能很快适应，一种被冷落的心理感受便会油然而生。

（2）孤独感：从客观上讲，由于子女逐渐独立，老年人又远离社会生活，自己体力渐衰，行动不便，与亲朋好友的来往频率下降，信息交流不畅，因此容易产生孤独感。在主观方面，老年人具有自己既定的人际交往模式，不易结交新朋友，人际关系范围逐渐缩小，从而引发封闭性的心理状态，这是老年人孤独情绪形成的重要原因。有专家曾对13693名城市老年人调查，发现40%的老人有孤独、压抑、有事无人诉说之感。

（3）疑虑感：尽管年岁日增，但老年人常常自觉经验丰富、才能不凡，一旦退休就无从发挥，自尊心受挫，大有"英雄无用武之地"的感叹，于是空虚、寂寞、受冷落之感袭上心头，往往误以为自身价值不复存在，久而久之就会低估自己甚至看不起自己，这种自卑感一旦形成，老年人就会经常对自己产生怀疑，忧心忡忡，表现出过分的焦虑。

（4）抑郁感：以上失落、孤独、自卑、疑虑的情绪情感对于老年人的心理都会产生负面的影响，而且老年人在现实生活中容易遭受挫折，不顺心、不如意之事时有发生，例如，遇到家庭内部出现矛盾和纠纷，子女在升学、就业、婚姻等方面有困难，自己的身体又日趋衰落，疾病缠身，许多老人就会变得长吁短叹、烦躁不安、情绪低落或者郁郁寡欢，这些都是抑郁的表现。

（5）恐惧感：随着身体的老化，老年人变得越发害怕生病，一方面是担心生病后自己生活难以自理，给家人和晚辈带来麻烦，变成家庭的累赘；另一方面，一旦生病，特别是重病，老年人就感觉似乎离死神不远了，因此，老年人对疾病和死亡通常会产生恐惧感。

（五）老年人需要的变化

人的需要可以分为生物性的需要和社会性的需要两种。一般来说，进入老年期以后，人的生物性需要降低，表现在老年人对衣、食、住、行等方面的物质需求缩减，性欲也有所减弱，但在社会性需要或心理需要方面，却出现了一些新的特点。

1. 老有所养 《论语》有云："老者安之，朋友信之，少者怀之"。"老者安之"即让老人过上安定的生活，使之老有所养，老有所养是指人年老后丧失全部或部分劳动能力和经济来源时有子女等后代赡养和照顾，具体来说就是无衣食之忧、无住行之虑，生活上有人给予照顾和扶助。老有所养是老年人最基本、最低层的心理需求。

2. 后继有人 在中国人的传统观念中，儿孙满堂被认为是老人幸福的标志之一，即所谓"多子多福"，相反，"无后为大"，无后为不孝之最。在当代老人中，仍有不少人希望家庭人丁兴旺、枝繁叶茂，而且，随着年龄的增大，越接近生命历程的尾声，这种愿望就越强烈。这种愿望常常反映在许多民俗之中，例如，在儿孙结婚时必备红枣、花生、桂圆、莲子，取其"早生贵子"的谐音。自从计划生育政策实施以后，"多子多福"的传统观念已在逐渐改变，许多老人更注重于后代的素质，而不再是数量的多少。因此，不少老人在退休后甘当"研究孙"，为儿孙辈充当家庭教师和保姆的角色，虽操劳辛苦，但乐在其中，他们希望能给儿孙以最好的照顾和教育，希望他们长大后能有出息，以实现其后继有人的心愿。

3. 老有所归 按照马斯洛的需要层次理论，人作为一个社会性的存在，有归属的心理需求。青少年时，家庭完整，父母在世，这种需求表现为对家庭的依恋和对父母的依赖；而进入老年期后，子女纷纷"离巢"，家庭的完整性被分割，老人的孤独感油然而起，这时的老人需要的是一种精神上的归属感以排解孤独。正所谓"少小离家老大回，乡音无改鬓毛衰。儿童相见不相识，笑问客从何处来"，许多老人在退休后都渴望回到自己的家乡，安度晚年，这体现的就是老年人"叶落归根"的心理。

4. 老而有爱 爱是人与人之间关系的一种重要的表现形式，体现了老年人的一种精神追求。从夫妻关系来看，老年人对爱情的需求并不比年轻人少，只是他们用老年人特有的更深沉的依恋方式取代了年轻人那种轰轰烈烈的热恋。俗话说："少年夫妻老来伴"，对于老年人来说，爱情在老年夫妻之间更多地表现为相互扶持和照顾。当然，老年人不仅需要夫妻之爱，也需要子女的关爱。子女如果过于投入自己的事业和小家庭，疏忽了老人，往往会使老人产生孤独感和失落感。充分享受天伦之乐，拥有亲情的精神支持，是老人最大的幸福和欣慰。

5. 老而受尊 老年人都有受他人尊重的心理需要，但与中青年人那种因能力、业绩、财富而受他人羡慕和认同的心理需要不同，老年人更需要的是别人能够听取他的意见、看重他的经验、肯定他的过去。实际上，这种尊重经常反映在日常生活的各种礼仪中。例如，出门让老人先行，坐车为老人让坐，赴宴时让老人上座等，对于这些照顾，老人可能并不真正在乎，重要的是从这些细节中老年人获得了一种受人尊重的心理满足。当然，老人也应该正确对待自己和尊重年轻人，不能倚老卖老。

（六）老年人兴趣的变化

兴趣是人们对事物、特别是新事物表现出的热情探究的一种心理倾向。老年人兴趣方面的心理变化主要表现为对事物的淡化、对事物的关注面趋于狭窄、对新事物缺少激情。由于老年人见多识广、经历复杂，加之高级神经活动反应的减慢，一般来说，老年人的兴趣范围随年龄增长而逐渐缩小，好奇心逐渐减弱，对各种事物的态度变得冷淡，对新鲜事物的探索欲望也逐渐下降，表现出心理上的"惰性"。

然而，兴趣是完全可以通过培养而产生的。老年人在离退休以后若能及时培养广泛的、适合自己的兴趣与爱好，如推拿按摩、钓鱼、养花、下棋、旅游、跳舞等，既有利于身体健康，也可以陶冶情操、排解孤独，为老年生活产生积极意义。

（七）老年人性格的变化

性格是一种表现在对现实的态度和相应的行为方式中的一种比较稳定而持久的心理特征。当人到老年，性格会发生较大的变化。例如，有些老人会变得固执、刻板、退缩、墨守成规，对人或事产生明显的偏见，也不听从任何劝说；有些老人会变得自私，出现以自我为中心的倾向，对周围亲友很淡漠，不再体贴关心别人，甚至要求别人服从他，按他的需要行事；还有些老人变得好猜忌、多疑，总怕儿女算计自己，对周围人也不信任。所以，我们经常说一些老人年纪越大，脾气越怪，这实际上就是因年老而出现的性格老化现象。

（八）老年人自我意识的变化

所谓自我意识，就是自己对自己的看法，具体包括自我感觉、自我观察、自我观念、自我分析和自我评价等方面。老年人的自我意识，主要体现在他们如何看待自己和人生，如何正确对待即将走完的人生历程。李白有诗曰："白发三千丈，缘愁似个长。不知明镜里，何处得秋霜？"诗中表达了作者对自己身体容貌的观察和对自己年迈日衰的忧愁情绪的体验，这就是自我意识。

老年人的自我意识，最常表现出来的是老年意识。老年意识指的是一个人自己感到自己的确老了的一种意识状态。当老年人上楼梯时气喘吁吁、穿针引线时找不见针孔、照镜子时发现皱纹爬满脸，他的意识反应就是感叹"我老了！"而回顾自己的一生，悲喜交织，有些老人非常自豪，有些老人却万分悔恨。一方面，经过长时间的磨练和洗礼，老年人对社会、对人生和对自己的认识逐渐丰富和深刻，对事物的看法往往入木三分，可以说，一个老人就是一部活的历史书；但是，另一方面，老年人的自我意识中也有明显的丧失感，不管过去拥有过多少财富或荣耀，生命的老化却毫不留情，年轻与风光不再，"夕阳无限好，只是近黄昏"，表达的就是这种矛盾复杂的心绪。

第二节　老年人患病的特点

一、临床表现不典型

老年人反应性降低，常自觉症状轻微，加之个体差异性大，绝大多数老年患者的起病多隐匿、临床表现不典型，容易造成漏诊、误诊，临床工作中必须予以高度重视。

老年人即使严重感染时也常仅有低热，甚至不发热，出现高热者很少见；老年人对寒冷刺激的反应也较差，容易发生低温组织损伤且不能自知；老年人感受性差，尤其是对痛觉的敏感性减退，心肌梗死时可以无痛，胆石症和阑尾炎的疼痛也可以感觉很轻；老年人发生严重肺炎时常无肺部症状或仅表现为食欲减退、全身无力、脱水或突然出现休克、意识障碍，往往造成临床误诊。此外，无症状菌尿、无腹肌紧张的内脏穿孔等，也多见于老年患者，容易造成漏诊、误诊；老年甲状腺功能亢进患者仅少数人出现激动、烦躁不安、食欲亢进等兴奋性、代谢性增高的表现，有眼部症状、体征者则不足半数；老年甲状腺功能减退患者中，有许多人以心包积液为首发表现，容易造成误诊。众所周知，老年人肿瘤性疾病的发病率随年龄增大而增高，但其症状极不典型而常被延误诊断直至晚期。

二、多种疾病同时并存

老年人多同时患有多种疾病。比如既有冠心病又有原发性高血压病，或另外患有慢性支气管炎、胆石症、糖尿病、良性前列腺增生等。一个脏器易发生多种疾病的侵害，如冠心病、高心病、肺心病或瓣膜的退行病变。由于同一老年人患有多种疾病，累及多个脏器，使临床表现变得更为复杂而且不典型，很容易造成临床漏诊、误诊。

（1）各个系统的生理功能相互联系较密切，一个系统发生异常，可导致另一个系统异常。

（2）很多疾病都为连锁过程，当某一器官发生急性改变时，其他器官也随之发生改变。

（3）各种症状的出现率及损伤的累计效应随年龄增加而增加，造成多种疾病集于老年人之一身。

（4）老年人的免疫功能障碍明显，造成免疫障碍性疾病同时或相继发生于同一个体。

（5）老年患者因同时使用多种药物及老年人特殊的药物动力学原因，可导致所谓的医源性疾病，造成多种疾病并存。老年人就诊时常因一种疾病改变或掩盖、或干扰另一种疾病的临床表现，而使老年病的诊断和鉴别诊断变得十分困难。

三、容易发生并发症

（1）老年患者易发生各种并发症，其中以神经、精神系统的并发症最为常见，如各种程度的意识障碍，包括淡漠、抑郁、痴呆、昏迷或精神错乱、谵语、狂躁等。

（2）老年人口渴中枢敏感性降低，常处于潜在性脱水状态，极容易并发水与电解质平衡失调。

（3）老年人常因卧床时间过长，易并发坠积性肺部感染、血栓形成、栓塞、关节挛缩与运动障碍、骨骼肌肉失用性萎缩、直立性低血压、尿潴留或大小便失禁、褥疮、出血倾向等。

（4）严重时常并发多脏器功能衰竭及死亡。

四、病情进展快

老年人各脏器功能及内环境稳定性减退，一旦发病则病情进展迅速、易于恶化，时常使临床医师措手不及。因此，对老年人患者必须给予及时、全面、准确的诊断和及时有效的合理治疗，以阻止病情的进展和恶化。由于老年人抵抗力减弱，老年人患病易反复发作，对于肺部等同一部位长期反复发作的感染，应及时排除肺部肿瘤、阻塞性病变的可能。

五、药物不良反应多

随着老年人药物和自购药品应用的不断增多，药物不良反应也增多，造成药源性疾病增加，并且还影响原发疾病病情的诊断。此外，老年人的不良生活习惯，也将造成疾病治疗的困难和预后不理想，如老年人味觉减退而喜食咸、甜，易加重高血压与糖尿病病情，将使血压、血糖难以控制；老年人的久坐习惯常引起足部与胫部水肿；老年人多静少动也可导致运动耐力降低，有时可掩盖心脏疾病所致的气短、心悸、胸闷等。

六、正确采集病史困难

老年人由于体力不支、听力减退、记忆力降低、语言困难，常常造成医师采集客观病史的困难。老年人由于对疾病表现的敏感性差，或因家庭成员、亲友及邻居提供的情况不够全面和客观，所以采集来的病史参考价值较小。此时，医务人员要表现出极大耐心，通过所掌握的扎实的老年医学的理论和经验进行全面的综合分析，同时要求在临床上积极治疗、重点观察。

第三节　老年人用药特点

我国卫生服务研究报告指出，在 60 岁以上老年人群中，慢性病人的总患病率和死亡率上升明显，其患病率为全人群的 2.5 ~ 3 倍，如城市全人群患病率为285.5‰，60 岁以上的老年人则为 789.3‰；农村全人群患病率为 130.7‰，老年人则为 398.2‰。在北京市的一组 3000 名老年人队列前瞻性研究中，注意到身患两种以上疾病者为 410‰，因此老年人每天服用 5 ~ 6 种药物是很常见的，有的老年人甚至每次服一大把药。根据北京市的相关统计，老年人医疗费用远大于职工平均医疗费用，离退休人员占公费医疗对象的 18.3%，而医疗费用则占 41.2%，为在职人员的 3 倍。但老年人由于各重要器官功能逐渐衰退，对药物的吸收、排泄、代谢、分布及其作用与年轻人有较大差异，又往往患有多种疾病，用药种类多，药物的不良反应比青壮年高 2 ~ 3 倍。

一、老年人的用药原则

1. 严格掌握用药指征　在医生指导下准确选用药物，不要滥用。

2. 掌握好用药的最佳剂量　老年人的耐受能力差，个体差异大，必须掌握好用药剂量。对年龄大、体重轻、一般情况差的老年人，应从"最小剂量"开始。

3. 掌握好用药的最佳时间　健胃药、抗酸药、胃肠解痉药、利胆药宜在饭前服；抗生素类宜在饭后服；泻药宜空腹服；降压药在一天中两次血压高峰的前半小时服用为宜。

二、预防老年人用药不良反应

"是药三分毒"，药物能治病，同时也有或多或少的毒副作用，必须慎重使用。

1. 正确的诊断和治疗 避免不必要的治疗，如盲目地应用抗生素或一开始就用等级高的抗生素。用抗生素类药物时，应确定细菌感染是否存在，然后选用合适的抗生素；还应注意抗生素用量要足，持续用药 5~7 天，在体温正常 3 天后停药。

2. 科学指导下的用药减量 用解热镇痛药物为高烧的老年人退热时，以缓慢退热为宜，为防止大汗虚脱，应将药物剂量减至成人量的 1/3~1/2；用安眠类药物应注意，老年人尽量不用或慎用，尤其对患有慢支、肺气肿的老年人，更应小心应用，以免加剧脑缺氧，可首选硝基安定、舒乐安定等；用镇痛类药物应注意，对患有慢支、肺气肿、肺心病的老年人应慎用吗啡、杜冷丁。

3. 特别注意心血管疾病药物的应用 应用血管扩张剂、抗高血压药物、β受体阻滞剂、抗心律失常药、降糖药均从小剂量开始。如抗高血压药从小剂量开始，逐渐加量，缓慢降压，然后调至合适量，将血压控制在理想水平，长期维持；应用β受体阻滞剂氨酰心安、美多心安时，应注意配伍禁忌；抗心律失常药，如慢心律、心律平、胺碘酮、氨酰心安等都有减慢心率的作用，如某些患有阵发性快速心律失常的老年人，可能是由于病态窦房节综合征所致，这类病人在用上述药物时可能出现过长的窦性停搏，甚至晕厥，必须慎用。

4. 注意药物的相互作用 如用激素抗过敏反而会引起过敏反应；治疗心律失常的药，反而加重心律失常，甚至诱发猝死。

5. 最大限度地减少用药品种 老年人用药要少而精，尽量减少用药的种类，一般应控制在 4 种以内，减少合并使用类型、作用、不良反应相似的药物，适当使用长效制剂，以减少用药次数。药物治疗要适可而止，不必苛求痊愈。

总之，老年人用药必须十分谨慎，用药后仔细观察，如果发生不良反应，应立即减量或停药。

第四节　亚健康状态

亚健康状态是健康与疾病的中间状态，此时无论是身体还是心理均处于一种非健康的状态。亚健康状态容易导致肿瘤、心血管疾病、呼吸系统及消化系统疾病和代谢性疾病，这些疾病均有一个缓慢发展的过程，开始时表现为亚健康，此时不注意很容易就会发展为真正的疾病，这就是常说的"积劳成疾"。治疗亚健康的关键在于"早发现、早预防、早治疗"，学习正确的健康知识，养成良好的生活习惯，并定期参加健康体检活动。

一、亚健康状态的预防

亚健康尚属于非疾病状态，要摆脱亚健康状态，主要不是靠医生的诊治、药物的疗效，而是要靠自己主动自觉地去预防，进行自身生活规律调节。

1. 均衡营养　没有任何一种食物能全面包含人体所需的营养，因此，既要吃精粮、喝牛奶，更要吃粗粮、杂粮、蔬菜、水果，这样才符合科学合理、均衡营养观念。饮食合理，疾病必少发生。

2. 保障睡眠　睡眠和身体健康密切相关。科学研究证实，睡眠应占人类生活1/3 左右的时间。而当今因工作或娱乐造成的睡眠不足已成为影响健康最普遍而严重的问题，值得引起高度警觉。

3. 善待压力　人之所以感到疲劳，首先是情绪使人的身体紧张。因此要学会放松，让自我从紧张疲劳中解脱出来。要确立切实可行的目标定向，切忌由于自我的期望值过高无法实现而导致的心理压力。人在社会上生存，难免有很多烦恼和曲折，必须学会应付各种挑战，通过心理调节维护心理平衡。

4. 培养兴趣　兴趣爱好可以增加活力和情趣，使生活更加充实，生机勃勃，丰富多彩。健康有益的文化娱乐体育活动，不仅可以修身养性，陶冶情操，而且能够辅助治疗一些心理疾病，防止亚健康的转化。

5. 户外活动　现代高度发达的物质文化生活，使一些人在室内有空调、电视、电脑，出门坐汽车，远离阳光和新鲜空气，经常处于萎靡不振、忧郁烦闷状态。因此，要每天抽出一定时间进行户外活动。

二、"潜临床"状态

现代人工作忙，竞争激烈，下班后回了家又有孩子、老人、家务。工作与生活的双重压力，常常把身体逼得"无路可退""无处可息"，而疯狂工作不注意休息的人真是太多了，这种不尊重健康的现象不仅在中国，在全球都是如此。如果这种失调持续发展，可进入"潜临床"状态，在 35 岁以上的人群中比例陡增。他们的表现比较错综复杂，可表现为慢性疲劳或持续的心身失调，各种相关症状持续 2 个月以上，且常伴有慢性咽痛、反复感冒、精力不支等。有专家将此错综复杂的表现归纳为 3 种减退：活力减退、反应能力减退和适应能力减退。从临床检测来看，城市里的这类群体比较集中地表现为"三高一低"倾向，即存在着接近临界水平的高血脂、高血糖、高血黏度和免疫功能偏低。

三、过劳死

"过劳死"一词缘自日本，最早出现在日本 20 世纪 70、80 年代经济繁荣时期，它并不是临床医学病名，而是属于社会医学范畴。在日本它被定义为：由于过度的工作生活负担（诱因），导致高血压等基础性疾病恶化，进而引起脑血管或心血管疾病等急性循环器官障碍，使患者死亡。在过去的 5 年，日本有几位市长因严重的疲劳而"过劳死"。有人统计，日本每年有 1 万人因过劳而猝死。目前"过劳死"正向中国蔓延，"过劳死"就在我们身边，为我们敲响了警钟。

造成"过劳死"的根本原因是长期的高强度、超负荷的劳心劳力，加上缺乏及时的恢复和足够的营养补充，导致机体细胞的超前老化，这种老化一旦超过一定的限度就会爆发"过劳死"。

（一）"过劳死"的信号

日本"过劳死"预防协会列出了以下 20 条"过劳死"的信号，提请人们注意。

（1）"将军肚"早现：30 ～ 50 岁的人，大腹便便，是成熟的标志，也是高血脂、脂肪肝、高血压、冠心病的伴侣。

（2）脱发、斑秃、早秃：每次洗发都有一大堆头发脱落，这是工作压力大、精神紧张所致。

（3）频频去洗手间：如果你的年龄在 30 ～ 40 岁之间，排泄次数超过正常人，说明消化系统和泌尿系统开始衰退。

（4）性能力下降：中年人过早地出现腰酸腿痛，性欲减退或男子阳痿、女子过早闭经，都是身体整体衰退的第一信号。

（5）记忆力减退，开始忘记熟人的名字。

（6）心算能力越来越差。

（7）做事经常后悔、易怒、烦躁、悲观，难以控制自己的情绪。

（8）注意力不集中，集中精力的能力越来越差。

（9）睡觉时间越来越短，醒来也不解乏。

（10）想做事时，不明原因地走神，脑子里想东想西，精神难以集中。

（11）看什么都不顺眼，烦躁，动辄发火。

（12）处于敏感紧张状态，惧怕并回避某人、某地、某物或某事。

（13）为自己的生命常规被扰乱而不高兴，总想恢复原状。对已做完的事、已想明白的问题，反复思考和检查，而自己又为这种反复苦恼。

（14）身上有某种不适或疼痛，但医生查不出问题，而仍不放心，总想着这件事。

（15）很恼烦，但不一定知道为何烦恼；做其他事常常不能分散对烦恼的注意，也就是说好像摆脱不了烦恼。

（16）情绪低落、心情沉重，整天不快乐，工作、学习、娱乐、生活都提不起精神和兴趣。

（17）易于疲乏，或无明显原因感到精力不足、体力不支。

（18）怕与人交往，厌恶人多，在他人面前无自信心，感到紧张或不自在。

（19）心情不好时就晕倒，控制不住情绪和行为，甚至突然说不出话、看不见东西、憋气、肌肉抽搐等。

（20）觉得别人都不好，别人都不理解你，都在嘲笑你或在和你作对。事过之后能有所察觉，似乎自己太多事了，钻了牛角尖。

（二）"过劳死"的自我检查

我们可以对照以上"信号"自我检查，具有上述 2 项或 2 项以下者，则为"黄灯"警告期，目前尚无需担心，具有上述 3 ~ 5 项者，则为一次"红灯"预报期，说明已经具备"过劳死"的征兆；6 项以上者，为二次"红灯"危险期，可定为"疲劳综合征"——"过劳死"的"预备军"。

另有三种人易"过劳死"：一是有钱（有势）的人，特别是只知道消费不知道保养的人；二是有事业心的人，特别是称得上"工作狂"的人；三是有遗传早亡家族史又自以为身体健康的人。

四、推拿按摩防治方法

亚健康状态用自我按摩成套手法有很好的效果，特别对于某些症状比较突出者，用如下按摩方法可明显缓解。

（一）周身乏力

周身乏力是指浑身疲困，行动无力，四肢酸懒。导致周身乏力的原因很多，营养不良、睡眠不足、过度用脑、运动过量、各种疾病临发病前和病后的恢复期。

【施术手法】

（1）受术者取俯卧位。术者施抚摩法，从背部脊柱两侧，由上向下推摩至足跟部，反复操作 5 ~ 10 次。

（2）受术者取仰卧位，术者双掌心相搓至热，在腹部脐周围，沿顺时针方向，推摩 5 分钟。

（3）对四肢施用循经按摩，用推、捏、搓手法。

（4）术者用双手拇指点按大椎、中脘、足三里、三阴交、内关、神门等穴，最后以双手掌重拍足三里而结束治疗。

（二）头昏背痛

头昏多指头晕眼花，轻者闭目即可减轻，重者可有站立不稳、恶心、呕吐等症状。背痛是指背部板滞疼痛，牵连后项，肩胛不舒，兼有恶寒者为风冷乘袭足太阳膀胱经，经脉涩滞，常见于伏案工作者的慢性劳损。头昏、背痛二者从表面上看互不相干，但在临床上二者常同时出现。

【施术手法】

（1）受术者取俯卧位。术者以双手掌自太阳穴至风池穴，反复推揉 3 ~ 5 次。

（2）术者以双手五指交替抓拿头顶及侧头 3 ~ 5 次。

（3）术者以双手置背部脊柱两侧足太阳膀胱经自上而下，反复推揉 5 ~ 10 次。

（4）术者以双手握拳叩击背部疼痛部位数次，再以拇指拨弹背部痛点数次。

（5）点按太阳、百会、风池、肩井、大椎、曲池、内关、足三里、太冲穴，每穴点按 1 分钟。

（6）术者以揉搓法，反复揉搓背部足太阳膀胱经而结束本手法治疗。

（三）精神疲劳

精神疲劳多因工作繁忙，精神紧张，用脑过度及睡眠不足等所致。其表现为头昏脑胀，头痛，精神不能集中，全身酸软等。

精神疲劳的按摩施术以头部及相关穴位为主，手法宜轻、缓、稳，不宜经常变换体位，环境要安静，以能使受术者入睡为佳。

【施术手法】

（1）受术者仰卧位，全身放松。

（2）术者用双手大鱼际轻轻缓推印堂至发际，再向两侧分开推摩至太阳穴 8～10 次，每次之间停顿 5～10 秒，然后术者五指分开，由发际推擦至百会 5～6 次，每次间隔同样为 5～10 秒种，反复操作数次。

（3）点按神门、内关、上脘、中脘、下脘、三阴交等穴，用力由轻到重，以受术者不感觉到疼痛为宜，停顿片刻后再慢慢抬手松开，每穴之间停顿 5～10 秒钟，如此时受术者已入睡即可停止操作，如仍未入睡，可采用俯卧位，轻摩背部或小腿后部肌肉，力度逐渐减轻，间隔时间逐渐延长，至入睡为止。

（四）运动疲劳

运动疲劳多发于运动后几小时至 1～2 天。表现为全身肌肉酸痛，僵硬无力，工作能力下降，个别人还会出现肌肉痉挛，俗称"抽筋"。

运动疲劳的按摩可在休息或浴后进行，以全身按摩为主，结合局部重点施术，以四肢、项背为主，头部、胸腹为辅。

【施术手法】

（1）受术者仰卧位。术者立于头前，双手拇指从印堂穴向左右分推至太阳穴，反复数次。再从印堂经神庭直推至风府穴，反复数次。

（2）术者单手从上而下依次按揉璇玑、华盖、膻中、气海、俞府穴至腹股沟的中点，反复多次。

（3）术者双手在大腿的前内侧、前外侧，由上至下反复推拿，使僵硬的肌肉得以松解。

（4）受术者俯卧位。术者用双手提拿两侧肩井 4～5 次，然后用双手掌在背腰施揉搓法，由上至下，力量适中，力达肌肉，反复数次，注意勿搓伤皮肤。再用双手掌在大椎至八髎穴之间的棘骶中及两侧，依次稳力下按 2 遍。

（5）术者双手推拿大腿后侧，从上到下反复推拿。

（6）术者用手或拍打棒，由背部经腰部至双下肢，从上至下，以轻快柔和的手法反复拍打。背部宜轻，下肢宜重。

（7）术者用双手握住受术者的足踝部抖动。

此套手法在施术中，要根据被施术者的体质、年龄而有所不同，采用"虚则补之，实则泻之"的原则，轻缓为补，重快为泻，辨证施治，才能达到较佳的效果。

（五）肢节疲劳

肢节疲劳是指四肢的关节及其周围软组织的疲劳。本症多由运动量过大，工作时间过长或长时间固定一个姿势所造成。其症状是局部关节的酸、胀、痛、软、无力等。施术部位以其症状明显的关节部位为主，施术手法以放松关节软组织为主，结合关节的被动活动。

【施术手法】（以膝关节为例）

（1）受术者取仰卧位，腘窝处可置一枕头。先施推拿，按摩髌骨周围及大腿部肌肉处，反复操作数次，力量逐渐加大。

（2）术者手掌半握空拳，从大腿内、外侧，稳力挤压肌肉，以疏通髌骨及周围的气血，此法约5分钟。

（3）点按双侧膝眼、血海、阳陵泉、足三里，力量宜大。

（4）受术者被动屈伸膝关节，使股四头肌被动拉长，以利于膝部疲劳的恢复。

（5）最后施叩击法、大腿抖动法而结束治疗。

（钟红卫）

第二章 中医辨证论治

第一节 医院就诊流程

一、临床基本流程

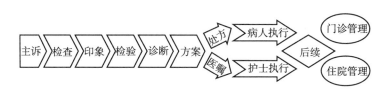

临床基本流程

二、临床医生看病的实际过程

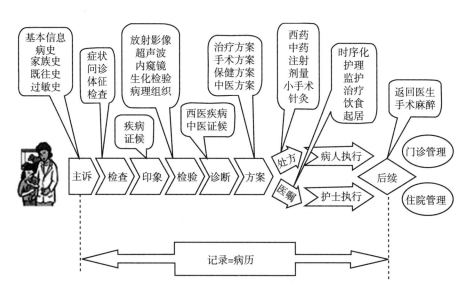

临床医生看病的实际过程

三、中西医结合医院诊疗系统

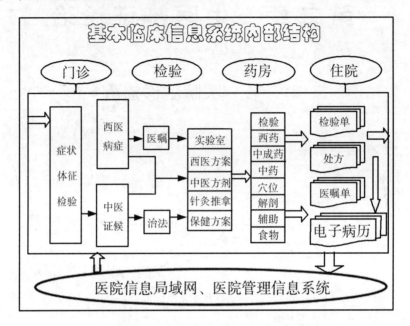

第二节　中医四诊

四诊，也叫诊法，是诊察疾病的四种基本方法，包括望诊、闻诊、问诊、切诊。望诊，是对患者全身或局部进行有目的观察以了解病情，测知脏腑病变；闻诊，是通过听声音、嗅气味以辨别患者内在的病情；问诊，是通过对患者或陪诊者的询问以了解病情及有关情况；切诊，是诊察患者的脉候和身体其他部位，以测知体内、体外一切变化的情况。根据四诊合参的原则，不能以一诊代四诊，同时症状、体征与病史的收集，一定要审察准确，不能草率从事。

一、望诊

医者运用视觉，对人体全身和局部的一切可见征象以及排出物等进行有目的的观察，以了解健康或疾病状态，称为望诊。

望诊的内容主要包括：观察人的神、色、形、态、舌象、络脉、皮肤、五官九窍等情况以及排泄物、分泌物的形、色、质量等，此处仅选介舌诊。

舌诊以望舌为主，还包括舌觉（味觉）诊法之问诊与扪擦揩刮之切诊。望舌是通过观察舌象进行诊断的一种望诊方法之一。舌象是由舌质和舌苔两部分的色泽形态所构成的征象，所以望舌主要是望舌质和望舌苔。

（一）舌与脏腑经络的关系

舌与内脏的联系，主要是通过经脉的循行来实现的。据《内经》记载，心、肝、脾、肾等脏及膀胱、三焦、胃等腑均通过经脉、经别或经筋与舌直接联系。至于肺、小肠、大肠、胆等，虽与舌无直接联系，但手足太阴相配、手足太阳相配、手足少阳相配、手足阳明相配，故肺、小肠、胆、大肠之经气，亦可间接通于舌。

所以说，舌不仅是心之苗窍，脾之外候，而且是五脏六腑之外候。在生理上，脏腑的精气可通过经脉联系上达于舌，营养舌体并维持舌的正常功能活动；在病理上，脏腑的病变，也必然影响精气的变化而反映于舌。

从生物全息律的观点来看，任何局部都近似于整体的缩影，舌也不例外，故前人有"舌体应内脏部位"之说。其基本规律是：上以候上，中以候中，下以候下。具体划分法有下列 3 种。

1. 以脏腑分属诊舌部位 心肺居上，放以舌尖主心肺；脾胃居中，故以舌中部主脾胃；肾位于下，故以舌根部来主肾；肝胆居躯体之侧，故以舌边主肝胆，左边属肝，右边属胆。这种说法，一般用于内伤杂病。

2. 以三焦分属诊舌部位 以三焦位置上下次序来分属诊舌部位，舌尖主上焦，舌中部主中焦，舌根部主下焦。这种分法多用于外感病变。

3. 以胃脘分属诊舌部位 以舌尖部主上脘，舌中部主中脘，舌根部主下脘。这种分法，常用于胃肠病变。

以舌的各部分候脏腑，这是目前研究生物全息律的课题之一，虽说法不一，但都有参考价值，临床诊断上，可结合舌质舌苔的诊察加以验证，但必四诊合参，综合判断，不可过于机械拘泥。

（二）望舌的内容

望舌内容可分为望舌质和望舌苔两部分。舌质又称舌体，是舌的肌肉和脉络等组织。望舌质又分为望神、色、形、态四方面。舌苔是舌体上附着的一层苔状物，望舌苔可分望苔色、望苔质两方面。

正常舌象，简称"淡红舌、薄白苔"，具体说，为舌体柔软，运动灵活自如，颜色淡红而红活鲜明；胖瘦老嫩大小适中，无异常形态；舌苔薄白润泽，颗粒均匀，薄薄地铺于舌面，揩之不去，其下有根与舌质如同一体，干湿适中，不黏不腻等。总之，将舌质、舌苔各基本因素的正常表现综合起来，便是正常舌象。

1. 望舌质

（1）舌神：舌神主要表现在舌质的荣润和灵动方面。

（2）舌色：色，即舌质的颜色。一般可分为淡白、淡红、红、绛、紫、青几种。除淡红色为正常舌色外，其余都是主病之色。

（3）舌形：是指舌体的形状，包括老嫩、胖瘦、胀瘪、裂纹、芒刺、齿痕等异常变化。

（4）舌态：指舌体运动时的状态。正常舌态是舌体活动灵敏，伸缩自如。病理舌态有强硬、痿软、短缩、麻痹、颤动、歪斜、吐弄等。

2. 望舌苔

正常的舌苔是由胃气上蒸所生，故胃气的盛衰，可从舌苔的变化上反映出来。病理舌苔的形成，一是胃气夹饮食积滞之浊气上升而生；一是邪气上升而形成。望舌苔，应注意苔质和苔色两方面的变化。

（1）苔质：指舌苔的性质。包括舌苔的厚薄、润燥、腐腻、剥落、有根无根等变化。

（2）苔色：即舌苔之颜色。一般分为白苔、黄苔、灰苔、黑苔四类及兼色变化。由于苔色与病邪性质有关，所以观察苔色可以了解疾病的性质。

3. 舌质与舌苔的综合诊察

疾病的发展过程，是一个复杂的整体性变化过程，因此在分别掌握舌质、舌苔的基本变化及其主病时，还应同时分析舌质和舌苔的相互关系。一般认为，察舌质重在辨正气的虚实，当然也包括邪气的性质；察舌苔重在辨邪气的浅深与性质，当然也包括胃气之存亡。从二者的联系而言，必须合参才能认识全面，无论二者单独变化还是同时变化，都应综合诊察。在一般情况下，舌质与舌苔变化是一致的，其主病往往是各自主病的综合，如里实热证，多见舌红苔黄而干；里虚寒证多舌淡苔白而润，这是学习舌诊的执简驭繁的要领，但是也有二者变化不一致的时候，故更需四诊合参，综合评判，如苔白虽主寒主湿，但若红绛舌兼白干苔，则属燥热伤津，由于燥气化火迅速，苔色尚未转黄，便已入营；再如白厚积粉苔，亦主邪热炽盛，并不主寒；灰黑苔可属热证，亦可属寒证，须结合舌质润燥来辨。有时二者主病是矛盾的，但亦需合看，如红绛色白滑腻苔，在外感属营分有热，气分有湿；在内伤为阴虚火旺，又有痰浊食积。可见学习时虽可分别掌握，运用时必综合诊察。

（三）望舌方法与注意事项

望舌要获得准确的结果，必须讲究方式方法，注意一些问题。

1. 伸舌姿势　望舌时要求患者把舌伸出口外，充分暴露舌体。口要尽量张开，伸舌要自然放松，毫不用力，舌面应平展舒张，舌尖自然垂向下唇。

2. 顺序　望舌应循一定顺序进行，一般先看舌苔，后看舌质，按舌尖、舌边、舌中、舌根的顺序进行。

3. 光线　望舌应以充足而柔和的自然光线为好，面向光亮处，使光线直射口内，要避开有色门窗和周围反光较强的有色物体，以免舌苔颜色产生假象。

4. 饮食　饮食对舌象影响也很大，常使舌苔形、色发生变化。由于咀嚼食物反复磨擦，可使厚苔转薄；刚刚饮水，则使舌面湿润；过冷、过热的饮食以及辛辣等刺激性食物，常使舌色改变。此外，某些食物或药物会使舌苔染色，出现假象，称为"染苔"。这些都是因外界干扰导致的一时性虚假舌质或舌苔，与患者就诊时的病变并无直接联系，不能反映病变的本质。因此，临床遇到舌的苔质与病情不符，或舌苔突然发生变化时，应注意询问患者近期尤其是就诊前一段时间内的饮食、服药等情况。

二、闻诊

闻诊包括听声音和嗅气味两个方面的内容，是医者通过听觉和嗅觉了解由病体发出的各种异常声音和气味，以诊察病情。闻诊也是一种不可缺少的诊察方法，是医者获得客观体征的一个重要途径。

（一）听声音

听声音，主要是听患者言语气息的高低、强弱、清浊、缓急等变化，以及咳嗽、呕吐、呃逆、嗳气等声响的异常，以分辨病情的寒热虚实。

（二）嗅气味

嗅气味，主要是嗅患者病体、排出物、病室等的异常气味，以了解病情，判断疾病的寒热虚实。

三、问诊

问诊，是医者通过询问患者或陪诊者，了解疾病的发生、发展、治疗经过、现在症状和其他与疾病有关的情况，以诊察疾病的方法。

（一）问诊的目的

问诊的目的在于充分收集其他三诊无法取得的与辨证关系密切的资料。如疾病发生的时间、地点、原因或诱因以及治疗的经过、自觉症状、既往健康情况等。这些常是辨证中不可缺少的重要证据之一，掌握了这些情况有利于对疾病的病因、病位、病性做出正确的判断。

因而问诊在疾病的诊察中具有重要意义。问诊是诊察疾病的重要方法，是临床诊察疾病的第一步，它可以弥补其他三种诊察方法之不足。在疾病的早期或某些情志致病，病人只有自觉症状，如头痛、失眠等，而无明显客观体征，问诊就尤为重要。它能提示病变的重点，有利于疾病的早期诊断。正确的问诊往往能把医生的思维判断引入正确的轨道，有利于对疾病做出迅速准确的诊断。对复杂的疾病，也可通过问诊为下一步继续诊察提供线索。一般说来，病人的主观感觉最真切，某些病理信息，目前还不能用仪器测定，只有通过问诊才能获得真实的病情，在辨证中，问诊获得的资料所占比重较大，其资料最全面、最广泛。

（二）问诊的原则

问诊时要做到恰当准确，简要而无遗漏。

1. 确定主诉 围绕主诉进行询问。问诊时，应首先明确病人的主诉是什么。因为主诉反映的多是疾病的主要矛盾。抓住了主诉，就是抓住了主要矛盾，然后围绕主要矛盾进行分析归纳，初步得出所有可能出现的疾病诊断，再进一步围绕可能的疾病诊断询问，以便最终得出确定的临床诊断或印象诊断。

2. 问辨结合 边问边辨。门诊时，不是全部问完之后再综合分析的，而是一边问，一边对病人或陪诊者的回答加以分析辨证，采取类比的方法，与相似证中的各个方面加以对比，缺少哪些情况的证据就再进一步询问那些方面，可以使问诊的目的明确，做到详而不繁，简而不漏，搜集的资料全面准确。问诊结束时，医生的头脑中就可形成一个清晰的印象诊断或结论。

3. 其他 临床问诊时，为了达到预期的目的，还应注意：医生要注意力集中，抛去其他杂念，认真询问，不可敷衍了事；医生态度要和蔼可亲，语言要通俗易懂，不用医学术语去问，以取得患者的信任和合作，必要时启发患者回答，但要避免暗示，以求病情真实；医生要注意患者的心理活动，帮助患者解除精神负担，树立起战胜疾病的信心，不要给患者的精神带来不良影响；对于危重病人，要以抢救为先，急则治标，对症治疗，不要先求确诊再行治疗，以免贻误时机，造成医疗事故。

（三）问诊的内容

问诊的内容主要包括：一般项目、主诉和病史、现在症状。

1. 问一般项目 包括姓名、性别、年龄、民族、职业、婚否、籍贯、现单位、现住址等。

2. 问主诉和病史

（1）主诉：是患者就诊时陈述其感受最明显或最痛苦的主要症状及其持续的时间。

（2）现病史：包括疾病（主诉所述的疾病）从起病之初到就诊时病情演变与诊察治疗的全部过程，以及就诊时的全部自觉症状。

（3）既往史、生活史、药物过敏、家族史。

3. 问现在症状　是指询问患者就诊时的全部症状。症状是疾病的反映，是临床辨证的主要根据。通过问诊掌握患者的现在症状，可以了解疾病目前的主要矛盾，并围绕主要矛盾进行辨证，从而揭示疾病的本质，对疾病做出确切的判断。因此，问现在症状是问诊中重要的一环。为求问得全面准确，无遗漏，一般是以张景岳"十问歌"为顺序。

> 一问寒热二问汗，三问头身四问便。
> 五问饮食六胸腹，七聋八渴俱当辨。
> 九问旧病十问因，再兼服药参机变。
> 妇女尤必问经期，迟速闭崩皆可见。
> 再添片语告儿科，外感伤食最常见。

四、切诊

切诊包括脉诊和按诊两部分内容，脉诊是按脉搏；按诊是在患者身躯上一定的部位进行触、摸、按压，以了解疾病的内在变化或体表反应，从而获得辨证资料的一种诊断方法。下面仅介绍脉诊。

脉诊，是医者以指腹按一定部位的脉搏诊察脉象。通过诊脉，体察患者不同的脉象，以了解病情，诊断疾病。它是中医学一种独特的诊断疾病的方法。

（一）脉象形成的原理

脉象即脉动应指的形象。心主血脉，包括血和脉两个方面，脉为血之府，心与脉相连，心脏有规律的搏动，推动血液在脉管内运行，脉管也随之产生有节律的搏动，而形成脉搏，故能心动应指、脉动应指。心脏有规律的搏动和血液在血管内运行均由宗气所推动。

血液循行脉管之中，流布全身，环周不息，除心脏的主导作用外，还必须有各脏器的协调配合：肺朝百脉，即循行全身的血脉，均汇聚于肺，且肺主气，通过肺气的敷布，血液才能布散全身；脾胃为气血生化之源，脾主统血；肝藏血，主疏泄，调节循环血量；肾藏精，精化气，是人体阳气的根本，各脏腑组织功能活动的原动力，且精可以化生血，是生成血液的物质基础之一。因此脉象的形成，与脏腑气血密切相关。

（二）脉诊的临床意义

脉象的形成，既然和脏腑气血关系十分密切，那么，气血脏腑发生病变，血脉运行受到影响，脉象就有变化，故通过诊察脉象的变化，可以判断疾病的病位、性质、邪正盛衰，推断疾病的进退预后。

1. 判断疾病的病位、性质和邪正盛衰　疾病的表现尽管极其复杂，但从病位的浅深来说，不在表便在里，而脉象的浮沉，常足以反映病位的浅深。脉浮，病位多在表；脉沉，病位多在里。疾病的性质可分寒证与热证，脉象的迟数，可反映疾病的性质，如迟脉多主寒证，数脉多主热证。邪正斗争的消长，产生虚实的病理变化，而脉象的有力无力，能反映疾病的虚实证候，脉虚弱无力，是正气不足的虚证；脉实有力，是邪气亢盛的实证。

2. 推断疾病的进退预后 脉诊对于推断疾病的进退预后，有一定的临床意义。如久病脉见缓和，是胃气渐复，病退向愈之兆；久病气虚，虚劳、失血，久泄久痢而见洪脉，则多属邪盛正衰危候。外感热病，热势渐退，脉象出现缓和，是将愈之候；若脉急疾、烦躁则病进也。如战汗，汗出脉静，热退身凉，为病退向愈；若脉急疾、烦躁为病进危候。

（三）诊脉的部位

历史上诊脉曾经有过多种方法。《素问·三部九候论》有"三部九候诊法"的记载；《素问·五脏别论》提出"独取寸口"可以诊察全身状况的观点；《灵枢·终始》提出"人迎寸口相参合"的诊法；汉代张仲景吸取人迎、寸口脉相比较的思路，在《伤寒杂病论》中常用"寸口、趺阳、太溪"三部来诊察脉象。然而，《内经》"诊脉独取寸口"的理论，不仅方便易行，而且，经《难经》的阐发，到晋代王叔和的《脉经》，理论上已趋完善，方法亦已成熟，故得到普遍推广和运用，一直沿用至今。

寸口又称气口，也称脉口。是单独切按桡骨茎突内侧的一段桡动脉的搏动形象，以推测人体生理病理状况的一种诊察方法。

1. 分部 寸口脉在手腕后一寸的部位，分寸、关、尺三部。通常以腕后高骨（桡骨茎突）为标记，高骨内侧的部位为关位，关前腕端为寸位，关后肘端为尺位。两手各有寸、关、尺三部，共为六部脉。寸、关、尺三部可分别施行浮、中、沉三候，三部共为九候，故寸口诊法也称三部九候法，与遍诊法之三部九候名同而实异。

2. 分候脏腑 寸、关、尺分候脏腑的理论，历代医家说法不一，目前普遍认为以下比较切合实际。

寸口脉分候脏腑

	寸	关	尺
左	心、膻中	肝胆	肾、膀胱
右	肺、胸中	脾胃	肾、命门

3. 诊脉独取寸口的原理

（1）寸口脉乃肺经之动脉，而肺主气、朝百脉，全身气血皆会聚于此，故诊寸口脉可以了解全身脏腑气血的变化。

（2）足太阴脾经与手太阴肺经同属太阴经，二经之气相通，脾胃为气血之化源、后天之根本，故气血化源情况及宗气之盛衰可以反映于寸口脉。

（3）寸口部位固定且脉位显著，诊脉方便、易行。

（四）诊脉注意事项

1. 时间 诊脉的时间最好是清晨，因为清晨患者不受饮食、活动等各种因素的影响，体内外环境都比较安静，气血经脉处于少受干扰的状态，故容易鉴别病脉。但也不是说其他时间不能诊脉。

总的来说，诊脉时要求有一个安静的内外环境。诊脉之前，先让患者休息片刻，使气血平静，医生也要平心静气，然后开始诊脉。诊室也要保持安静。在特殊的情况下应随时随地诊察患者，不必拘泥于这些条件。

2. 体位 患者取坐位或正卧位，手臂平放和心脏近于同一水平，直腕仰掌，并在腕关节背垫上布枕，这样可使气血运行无阻，以反映机体的真正脉象。

3. 指法 医者和患者侧向坐，用左手按诊患者的右手，用右手按诊患者的左手。诊脉下指时，首先用中指按在掌后高骨内侧关脉位置，接着用食指按在关前的寸脉位置，无名指按在关后尺脉位置。位置放准之后，三指应呈弓形，指头平齐，以指腹接触脉体。布指的疏密要和患者的身长相适应，身高臂长者，布指宜疏，身矮臂短者，布指宜密，总以适度为宜。三指平布同时用力按脉，称为总按；为了重点地体会某一部脉象，也可用一指单按其中一部脉象，如要重点体会寸脉时，微微提起中指和无名指，诊关脉则微提食指和无名指，诊尺脉则微提食指和中指。临床上总按、单按常配合使用，这样对比的诊脉方法，颇为实用。单按分候寸口三部，以察病在何经何脏，总按以审五脏六腑的病变。

诊小儿脉可用"一指（拇指）定关法"，而不细分三部，因小儿寸口部短，不容三指定寸关尺。

4. 举按寻 这是诊脉时运用指力的轻重和挪移，以探索脉象的一种手法。持脉之要有三，就是举、按、寻。用轻指力按在皮肤上叫举，又叫浮取或轻取；用重指力按在筋骨间，叫按，又称沉取或重取；指力不轻不重，还可亦轻亦重，以委曲求之叫寻。因此诊脉必须注意举、按、寻之间的脉象变化。此外，当三部脉有独异时，还必须逐渐挪移指位，内外推寻。寻者寻找之意，不是中取。

5. 平息 一呼一吸称一息。诊脉时，医者的呼吸要自然均匀，用一呼一吸的时间去计算患者脉搏的至数，如正常脉象及病理性脉象之迟、数、缓、疾等脉，均以息计，今天有秒表对诊脉有一定的帮助。但平息的意义还不止如此。平是平调的意思，要求医者在诊脉时，思想集中，全神贯注。因此，平息除了以"息"计脉之外，还要做到虚心而静，全神贯注。

6. 五十动 每次诊脉，必满五十动。即每次按脉时间，每侧脉搏跳动不应少于50次。其意义有二：①为了解五十动中有无促、结、代脉，防止漏诊；②为说明诊脉不能草率从事，必须以辨清脉象为目的。如果第一个五十动仍辨不清楚，可延至第二个或第三个五十动。总之，每次诊脉时间，以2～3分钟为宜。

（五）正常脉象

正常脉象古称平脉，是健康无病之人的脉象。正常脉象的形态是三部有脉，一息四至（闰以太息五至，相当72～80次/分），不浮不沉，不大不小，从容和缓，柔和有力，节律一致，尺脉沉取有一定力量，并随生理活动和气候环境的不同而有相应的正常变化。正常脉象有胃、神、根3个特点，随人体内外因素的影响而有相应的生理性变化。

1. 有胃　有胃气的脉象，古人说法很多，总的来说，正常脉象不浮不沉，不快不慢，从容和缓，节律一致便是有胃气。即使是病脉，无论浮沉迟数，但有徐和之象者，便是有胃气。

脉有胃气，则为平脉；脉少胃气，则为病脉；脉无胃气，则属真脏脉，或为难治或不治之征象，故脉有无胃气对判断疾病凶吉预后有重要的意义。

2. 有神　有神的脉象形态，即脉来柔和。如见弦实之脉，弦实之中仍带有柔和之象；微弱之脉，微弱之中不至于完全无力者都叫有神。神之盛衰，对判断疾病的预后有一定的意义。

但必须结合声、色、形三者，才能做出正确的结论。脉之有胃、有神，都是具有冲和之象，有胃即有神，所以在临床上胃与神的诊法一样。

3. 有根　三部脉沉取有力，或尺脉沉取有力，就是有根的脉象形态。或病中肾气犹存，先天之本未绝，尺脉沉取尚可见，便是有生机。若脉浮大散乱，按之则无，则为无根之脉，为元气离散，标志病情危笃。

（六）病理性脉象

疾病反映于脉象的变化，叫做病脉。一般来说，除了正常生理变化范围以及个体生理特异之外的脉象，均属于病脉。不同的病理脉象，反映了不同的病证，我国最早的脉学专书《脉经》提出二十四种脉象，《景岳全书》提出十六种，《濒湖脉学》提出二十七种，李士材的《诊家正眼》又增加疾脉，故近代多从二十八脉论述。临床常见病脉有浮、沉，迟、数，虚、实，滑、涩、洪、细、弦、结等十二种。切脉是实践性极强的指上功夫，"纸上得来终觉浅，绝知此事要躬行"，必须经过长期大量临床实践才能有所体会，否则"心中了了，指下难明"，故对病脉不作具体介绍。

复习思考题

1. 正常的舌象是什么，望舌包括哪些内容？
2. 正常的脉象包括哪些内容？
3. 简述十问歌的内容。

第三节　中药学简介

中药是在中医药基本理论指导下，用于预防和治疗疾病的药物。它主要来源于天然的植物、动物和矿物，以及部分人工制品。在中药中，因以植物药占大多数，所以古来相沿，常称中药为"草药"、"中草药"；将《中药学》称为"本草"、"本草学"。中药的认识和使用是以中医理论为基础，具有独特的理论体系和应用形式。《中药学》是专门研究中药的基本理论和各种中药的来源、采制、性能、功效、临床应用及用量用法等知识的一门学科。是中医学的一个重要组成部分。

一、解表药

发散风寒药

药名	要点	功用	主治	用量（g）	备注
生姜（辛微温，归肺、脾经）	为"呕家圣药"，胃寒呕吐尤宜	发汗解表，温中止呕，温肺止咳	（1）外感风寒表证（2）多种呕吐证，胃寒呕吐尤宜（3）风寒客肺咳嗽（4）解半夏、南星及食鱼虾中毒	3～10	阴虚内热及热盛者慎用
荆芥（辛微温，归肺、肝经）	药性和缓，为发表散风通用	祛风解表，透疹止痒，止血	（1）风寒、风热表证（2）麻疹透发不畅，风疹瘙痒（3）疮疡初起兼有表证（4）吐衄下血（炒炭）（5）外治手足癣较效	3～10	（1）发表透疹消疮宜生用，止血宜炒炭（2）荆芥、防风温性不大，善祛风，故用时可不辨寒热而取其疏风之性（3）不宜久煎
防风（辛甘、微温，归膀胱、肝、脾经）	治风通用之品，为风药之润剂（微温不燥）	祛风解表，胜湿止痛，止痉	（1）风寒、风热表证，表证夹湿（2）风寒湿痹证（3）破伤风，小儿惊风（4）煎汤送服蜈蚣散，治面神经麻痹有良效	3～10	（1）燥热、阴虚血亏、热病动风者慎用或忌用（2）其性兼甘，故为"风药中之润剂"（3）祛风而不燥
羌活（辛苦温，归膀胱、肾经）	气味烈雄，升浮发散，偏上偏表；擅治外感风寒夹湿表证，风寒头痛	发散风寒，胜湿止痛	（1）外感风寒夹湿表证，风寒头痛（2）风寒湿痹证	3～10	（1）阴虚燥热证忌用（2）治痹常用药，尤以肩背肢节疼痛者为佳（3）脾胃虚弱者用量过大易致呕吐

二、清热药

（一）清热泻火药

药名	要点	功用	主治	用量（g）	备注
决明子（甘苦咸微寒，归肝、肾、大肠经）	既清肝热，又益肾阴，治目疾无论肝热或阴亏皆宜	清肝明目，润肠通便	（1）目赤肿痛，目暗不明（2）头痛眩晕（配桑寄生治高血压）（3）肠燥便秘	10～15	气虚大便溏泄者慎用

（二）清热燥湿药

药名	要点	功用	主治	用量（g）	备注
黄连 （苦寒，归心、肝、胃、大肠经）	善清中焦湿热及心火，既为湿热泻痢及胃热呕吐要药，又为心热烦躁失眠之良品	清热燥湿，泻火解毒	（1）湿热中阻，脘痞呕恶，泻痢腹痛 （2）心烦失眠，胃热呕吐，肝胃失和，呕吐吞酸 （3）痈肿疮毒，皮肤湿疮，目赤肿痛 （4）血热出血证	2～5	（1）清热燥湿、泻火生用 （2）姜汁炙用清胃止呕，酒炙清上焦火，猪胆汁炒清肝胆火，炒用降低寒性 （3）上以清风火之目病，中以平肝胃之呕吐，下以通腹痛之滞下

（三）清热解毒药

药名	要点	功用	主治	用量（g）	备注
金银花 （甘寒，归肺、心、胃经）	清热解毒通用药，治疮痈要药	清热解毒，疏散风热	（1）疮痈疔肿 （2）外感风热，温病初起 （3）热毒血痢	10～15	（1）脾胃虚寒或气虚疮疡脓稀者慎用 （2）金银花露内服治肿瘤化疗口干
连翘 （苦微寒，归肺、心、胆经）	为表里气血两清之品。"疮家圣药"	清热解毒，消痈散结，疏散风热	（1）疮痈肿毒，瘰疬结核 （2）外感风热，温病初起	6～15	脾胃虚寒或气虚疮疡、脓稀者慎用
鱼腥草 （辛微寒，归肺经）	专入肺经，治肺痈吐脓、肺热咳嗽要药	清热解毒，消痈排脓，利尿通淋	（1）肺痈，肺热咳嗽 （2）热毒疮痈 （3）热淋	15～30	不宜久煎
马齿苋 （酸寒，归肝、大肠经）	热毒血痢常品	清热解毒，凉血止痢，通淋	（1）热毒血痢，崩漏便血 （2）疮痈肿毒 （3）热淋血淋 （4）鲜品取汁或煎水外用治急性荨麻疹、白癜风；或以本品制成霜型面膜药，治黄褐斑，良效	15～30	肠胃虚寒者及孕妇慎用

（四）清热凉血药

药名	要点	功用	主治	用量（g）	备注
生地黄 （甘苦寒，归心、肝、肾经）	入心肝血分，清热凉血要药	清热凉血，养阴生津	（1）热入营血证 （2）吐血衄血，便血崩漏，热毒斑疹 （3）热病口渴，内伤消渴，肠燥便秘	10～30	（1）鲜品养阴力弱，清热生津力强，脾虚便溏者不宜 （2）干生地煎服治席汉综合征。生地配黄芩、苦参煎服治红斑狼疮性肢痛。生地配黄酒煮成药液内服，治功能性子宫出血

三、泻下药

攻下药

药名	要点	功用	主治	用量（g）	备注
大黄 （苦寒，归脾、胃、大肠、肝、心经）	力猛善行，有"将军"之称，治大便秘结、胃肠积滞之要药	泻下攻积，清热泻火止血，解毒，活血祛瘀，清泄湿热	（1）胃肠积滞，大便秘结 （2）血热妄行之出血，火邪上炎之目赤、咽痛、牙龈肿痛 （3）热毒疮痈，丹毒及烧烫伤 （4）瘀血证 （5）黄疸，淋证	5～10	（1）脾胃虚弱者慎用，妇女妊娠、月经、哺乳期忌服 （2）生用泻下力强，宜后下或泡服，酒制活血力较强，炒炭多用于出血证 （3）煎服治急性胰腺炎；生品末冲服治肠梗阻

四、祛风湿药

药名	要点	功用	主治	用量（g）	备注
独活 （辛苦温，归肾、膀胱经）	性善下行入里，主散在里伏风及寒湿而通痹止痛	祛风湿，止痹痛，解表	（1）风寒湿痹痛 （2）头风头痛，风寒表证及表证夹湿	5～15	（1）以下部寒湿之腰膝酸痛为宜 （2）独活羌活古时不分，本经只有独活，并谓独活一名羌活 （3）气血亏虚者慎用

五、化湿药

药名	要点	功用	主治	用量（g）	备注
广藿香 （辛微温，归脾胃肺经）	化湿和中要药	化湿，解暑，止呕	（1）湿滞中焦证 （2）暑湿证及湿温初起证 （3）湿阻呕吐 （4）表证夹湿	5～10	（1）叶长于发表，梗善和中 （2）阴虚火旺者忌用
苍术 （辛苦温，归脾胃经）	可祛上下表里之湿邪，长于内化湿浊，燥湿健脾之功较强	燥湿健脾，祛风湿，发表	（1）湿滞中焦证 （2）风湿痹痛 （3）外感表证夹湿之证	5～10	（1）生用燥性强，炒稍弱 （2）阴虚内热，气虚多汗者忌用 （3）煎服治胃下垂、痛风

六、利水渗湿药

（一）利水消肿药

药名	要点	功用	主治	用量（g）	备注
茯苓 （甘淡平，归心、脾、肾经）	利水渗湿之要药，健脾安神之常品。勿论寒热，诸湿水患皆可用之	利水渗湿，健脾安神	（1）水肿，小便不利 （2）脾虚诸证 （3）心悸失眠	10~15	（1）煎服（60g/次，日1剂），治精神分裂症 （2）烘干，细末，内服（6g/次，日2次）治斑秃
薏苡仁 （甘淡微寒，归脾、胃、肺经）	利水不伤正，补脾不滋腻，尤宜于脾虚湿滞	利水渗湿，健脾止泻，清热排脓，除痹	（1）水肿，小便不利 （2）脾虚泄泻 （3）肺痈，肠痈 （4）湿痹筋脉拘挛	10~30	（1）清热利湿宜生，健脾止泻宜炒 （2）食疗佳品 （3）内服治扁平疣、坐骨结节滑囊炎、消化道肿瘤，配萹蓄治鞘膜积液

（二）利水退黄药

药名	要点	功用	主治	用量（g）	备注
茵陈 （苦寒，归脾、胃、肝、胆经）	治黄疸要药，最宜湿热阳黄	清热利湿，利胆退黄	（1）黄疸 （2）湿温，湿疮，湿疹。（配桑白皮、丹参等煎服治痤疮）	10~30	（1）血虚萎黄慎用 （2）水煎代茶治高脂血症；配土茯苓、桃仁治前列腺炎
金钱草 （甘淡微寒，归肝、胆、肾、膀胱经）	治石淋要药，治湿热黄疸佳品	除湿退黄，利尿通淋，解毒消肿	（1）湿热黄疸 （2）石淋（胆结石），热淋 （3）痈，恶疮肿毒，毒蛇咬伤	30~60	（1）鲜品捣汁涂患处治烧烫伤 （2）以之为主救治雷公藤中毒；配薏仁、淮山煎服治乳糜尿；或配紫草，制成浓缩液外用，治瘢痕疙瘩

七、温里药

药名	要点	功用	主治	用量（g）	备注
附子 （辛甘大热，有毒，归心、肾、脾经）	上助心阳、中温脾阳、下补肾阳，为回阳救逆之要药	回阳救逆，补火助阳，散寒止痛	（1）亡阳证 （2）阳虚证（配生地、淫羊藿、补骨脂等制成温阳片内服，治支气管哮喘） （3）寒痹证	3~15	（1）有大毒，宜先煎30~60分钟去毒，以患者舌尝无麻感为度 （2）阴虚阳亢及孕妇忌用 （3）反半夏、瓜蒌、贝母、白蔹、白及

续表

药名	要点	功用	主治	用量（g）	备注
肉桂（辛甘热，归肾、脾、心、肝经）	为治命门火衰及虚阳上浮诸证之要药、脾肾阳虚之常用品	补火助阳，散寒止痛，温经通脉	（1）肾阳虚证 （2）寒凝血滞的脘腹冷痛，寒湿痹痛，胸痹，寒疝腹痛 （3）寒凝血滞的痛经闭经 （4）阴疽 （5）解马钱子毒	煎服2～5g；研末1～2g	（1）畏赤石脂 （2）入汤剂后下
干姜（辛热，归脾、胃、心、肺经）	为温中散寒之要药，治寒饮伏肺喘咳之常品	温中散寒，回阳通脉，温肺化饮	（1）脾胃寒证 （2）亡阳证 （3）寒饮伏肺喘咳	3～10	干姜粉（高压灭菌），用鲜蛋清调敷，治褥疮有良效

八、理气药

药名	要点	功用	主治	用量（g）	备注
木香（辛苦温，归脾、胃、大肠、胆经）	为行气止痛要药	行气，调中，止痛	（1）脾胃气滞诸证 （2）大肠气滞，泻下后重 （3）肝胆气滞证	3～10	（1）生用行气力强；煨用行气力缓而多用于止泻 （2）若在滋补剂中稍加之可使补而不腻
香附（辛微苦微甘平，归肝、三焦经）	疏肝理气解郁之要药，调经止痛之主药	疏肝理气，调经止痛	（1）肝郁气滞诸痛证 （2）月经不调诸证	6～12	"气病之总司，女科之主帅"（李时珍）

九、消食药

药名	要点	功用	主治	用量（g）	备注
山楂（酸甘微温，归脾、胃、肝经）	为消油腻肉积之要药，近年来用治冠心病、高血脂	消食化积，行气散瘀	（1）肉食积滞证 （2）泻痢腹痛（研细粉加糖冲服） （3）瘀阻肿痛（单味煎服，或配归、芎、益母等）	10～15，大剂量可30g	（1）生用消食散瘀，焦山楂用于止泻止痢 （2）近年治冠心病、高脂血症也取得较好疗效

十、止血药

（一）化瘀止血

药名	要点	功用	主治	用量	备注
三七（甘微苦温，归肝、胃经）	止血而不留瘀，化瘀而不伤正，血证良药与伤科要药	化瘀止血，消肿定痛	（1）体内外各种出血证（2）跌仆瘀肿疼痛（3）胸痹心痛，癥瘕，血瘀经闭，痛经，产后瘀阻腹痛等	煎用3~10g；研末1.5~3g	（1）或入丸散；外用适量（2）现代用于冠心病心绞痛、脑卒中后遗症等良效

（二）活血化瘀药

药名	要点	功用	主治	用量（g）	备注
川芎（辛温，归肝、胆、心包经）	善走窜，上行巅顶，下走血海，旁通四肢，为"血中气药"	活血行气，祛风止痛	（1）血瘀气滞诸证（川芎注射液静滴治冠心病心绞痛、脑血栓形成和脑栓塞、缺血性中风、慢性肺源性心脏病；川芎红花注射液静滴，治慢性肾炎氮质血症）（2）头痛（3）风湿痹痛，肢体麻木	3~10 入丸用1~1.5	（1）妇科活血调经之要药（2）善"上行头目"，为头痛要药（3）祛瘀生新，补而不滞
延胡索（辛苦温，归心、肝、脾经）	能行血中气滞、气中血滞，故专治一身上下诸痛	活血，行气，止痛	血瘀气滞诸痛；冠心病心绞痛及心率失常	3~10 研末1.5~3	（1）醋制力捷（2）延胡索粉口服，治各种心律失常
丹参（苦微寒，归心、肝经）	重通不重补，为活血化瘀之要药，活血而不伤正。妇科调经之要药（一味丹参散，功同四物汤）	活血调经，凉血消痈，清心安神	（1）血瘀经闭，经痛，月经不调及产后瘀滞腹痛（2）血瘀之心腹疼痛，癥瘕积聚（3）温热病热入营血，烦躁不安，惊悸失眠、斑疹（4）疮疡痈肿	5~15	（1）反藜芦（2）酒炒增强活血之功（3）丹参注射液肌注或静滴，对慢性肾功能不全、青光眼、急慢性肝炎、子宫内膜异位症等，均有良效

续表

药名	要点	功用	主治	用量（g）	备注
红花 （辛温，归心、肝经）	善活血调经。治癥瘕积聚、跌打损伤、心腹瘀阻疼痛之常品	活血通经，祛瘀止痛	（1）血瘀痛经、经闭及产后瘀滞腹痛 （2）癥瘕积聚，跌打损伤，心腹瘀阻疼痛 （3）血热瘀滞，斑疹紫暗	3～10	（1）孕妇及月经过多者忌用 （2）善活血通经，有活血化斑之功 （3）红花油不宜涂出血伤口
牛膝 （苦酸甘平，归肝、肾经）	引药下行，引火（血）下行。怀牛膝偏于补肝肾、强筋骨；川牛膝（甜牛膝）偏于活血化瘀	活血通经，补肝肾，强筋骨，引火下行，利尿通淋	（1）血瘀之痛经，经闭，产后腹痛，胞衣不下及跌打损伤 （2）肝肾不足，腰膝酸软无力 （3）上部火热证 （4）淋证，水肿，小便不利	6～15	（1）孕妇及月经多者慎用 （2）补肝肾强筋骨宜酒制用，余皆宜生用
鸡血藤 （苦甘温，归肝经）	祛瘀血，生新血，为治血瘀或兼血虚之常用药	活血补血，疏筋活络	（1）血瘀或血虚之月经不调、经闭、经痛 （2）风湿痹痛，肢体麻木，半身不遂	10～15	大剂量可至30g

十一、化痰止咳平喘药

（一）温化寒痰药

药名	要点	功用	主治	用量（g）	备注
半夏 （辛温，有毒，归脾、胃、肺经）	治湿痰、寒痰及呕吐要药，尤善治脏腑湿痰	燥湿化痰，降逆止呕，消痞散结，消肿止痛	（1）湿痰，寒痰 （2）胃气上逆呕吐 （3）胸痹，结胸，心下痞满，梅核气 （4）瘰疬瘿瘤，痈疽肿痛及毒蛇咬伤	3～10	（1）法半夏长于燥湿且温性较弱，姜半夏长于降逆止呕，清半夏长于化痰，半夏曲功能消食化痰，竹沥半夏性寒凉善清热化痰熄风 （2）反乌头 （3）阴虚燥咳、血证、热痰、燥痰慎用

（二）清化热痰

药名	要点	功用	主治	用量（g）	备注
桔梗 （苦辛平，归肺经）	为肺经气分开提肺气之要药，载药上行之舟楫	开宣肺气，祛痰排脓，利咽	（1）肺气不宣之咳嗽痰多，胸闷不畅 （2）热毒壅盛之肺痈 （3）咽喉肿痛，失音	3～10	凡气机上逆之证不宜；过量易致呕吐

续表

药名	要点	功用	主治	用量（g）	备注
川贝母 （苦甘微寒，归肺、心经）	甘寒质润，尤宜肺虚久咳、肺热燥咳	清热化痰，润肺止咳，散结消肿	（1）肺热、肺燥及阴虚咳嗽 （2）瘰疬及乳痈，肺痈，疮痈	3～10	（1）寒痰、湿痰不宜用 （2）反乌头
浙贝母 （苦寒，归肺心经）	苦寒清泻，长于清热化痰、开郁散结	清热散结，化痰止咳	（1）风热、痰热咳嗽 （2）瘰疬，瘿瘤，疮痈，肺痈	3～10	（1）寒痰、湿痰不宜用 （2）反乌头
瓜蒌 （甘微苦寒，归肺、胃、大肠经）	善宽胸利气以开痹，为治胸痹要药	清热化痰，利气宽胸，散结消肿，润燥滑肠	（1）痰热咳喘 （2）胸痹，结胸 （3）肺痈、肠痈、乳痈 （4）肠燥便秘	全果用10～12；用皮6～12用仁10～15	（1）脾虚便溏及湿痰、寒痰者忌用 （2）反乌头 （3）瓜蒌仁功偏润肺滑肠；栝楼皮功偏利气宽胸
竹茹 （甘微寒，归肺、胃经）	为治痰热咳嗽、心烦及胃热呕吐佳品	清化热痰，开郁除烦，清胃止呕	（1）肺热咳嗽 （2）痰火内扰之心烦失眠 （3）胃热呕吐	6～10	生用清化热痰，姜汁炙止呕力强

（三）止咳平喘药

药名	要点	功用	主治	用量	备注
苦杏仁 （苦微温，小毒，归肺、大肠经）	苦温润降，为治咳喘要药	止咳平喘，润肠通便	（1）咳喘诸证 （2）肠燥便秘	5～10	（1）宜打碎入煎，生用宜后下 （2）婴儿慎用，阴虚咳嗽、大便溏泄忌用

十二、安神药

药名	要点	功用	主治	用量	备注
酸枣仁 （甘酸平，归心、肝、胆经）	为滋养阴血、养心安神之要药	养心益肝，安神敛汗	（1）心悸失眠 （2）体虚多汗	入煎剂10～20g；入丸散1.5～3	1. 煎服或研末吞服 2. 炒酸枣仁粉6g，睡前服，治失眠。大剂量应用酸枣仁（20g以上），有镇痛作用，对虚证痛的作用优于实证
灵芝 （甘平，归心、肾、肺经）	补虚安神佳品	安神补虚，祛痰止咳	（1）惊悸、失眠、健忘、多梦 （2）痰多咳嗽、喘促 （3）虚劳、久病体虚、年老体衰	入煎剂3～15g；入丸散1.5～3g	治心气虚、心脾两虚、气血不足，等心神失养之心神不宁

十三、熄风止痉

药名	要点	功用	主治	用量	备注
天麻 （甘平，归肝经）	平肝定眩要品；治风动眩晕之良药。风药之润剂	熄风止痉，平抑肝阳，祛风通络	（1）肝风内动，惊痫抽搐 （2）肝阳上亢，头痛眩晕 （3）肢麻痉挛抽搐，风湿痹痛	入煎剂3～10g；生末用1～1.5g	必须与密环菌共生

十四、补虚药

（一）补气药

药名	要点	功用	主治	用量（g）	备注
人参 （甘微苦微温，归心、肺、脾经）	大补元气，为救脱扶危之良剂，虚劳内伤之第一要药。又为治脾肺气虚诸证之主药	大补元气，补脾益肺，生津止渴，安神益智	（1）气虚欲脱，脉微欲绝的危重证候 （2）肺气虚弱的短气喘促，懒言声微，脉虚自汗等证 （3）脾气不足的倦怠乏力，食少便溏 （4）热病气津两伤之身热口渴及消渴证 （5）气血亏虚的心悸失眠健忘等	5～10	（1）急重证用加至15～30g，宜文火另煎兑服 （2）反藜芦，畏五灵脂。不宜与莱菔子同用，不宜同吃白萝卜或喝茶 （3）人参注射液静滴，治病毒性心肌炎有效
西洋参 （苦微甘寒，归心、肺、胃经）	似人参而偏寒，为治气阴不足而火盛之佳品	补气养阴，清火生津	（1）阴虚火旺、肺失清肃的咳喘痰血证 （2）热病气阴两伤之烦倦，口渴	3～6，宜另煎兑服	中阳衰微、胃有寒湿者忌用，忌铁器
党参 （苦平，归脾、肺经）	为治脾肺气虚证之常品，除大补元气外，余均可作人参的代用品	补中益气，生津养血	（1）中气不足的食少便溏、四肢倦怠等证 （2）肺气亏虚的气喘咳短，言语无力，声音低弱等证 （3）热伤气津，气短口渴之证 （4）气血两亏的面色萎黄、头晕心悸等	10～30	（1）气滞，肝火盛者忌用；邪盛而正不虚者不宜 （2）健脾运而不燥，滋胃阴而不湿，润肺而不犯寒凉，养血而不偏滋腻 （3）30～60g煎服，治功能性子宫出血

续表

药名	要点	功用	主治	用量（g）	备注
黄芪 （甘微温，归脾、肺经）	具较强的生发升举外达之性 补气升阳（"补气之长"，兼善升举阳气）； 为"疮痈圣药"； 气虚浮肿尿少之要药	补气升阳，益卫固表，利水消肿，托疮生肌	（1）脾胃气虚及中气下陷诸证 （2）肺气虚及表虚自汗，气虚外感等 （3）气虚水湿失运的水肿及小便不利 （4）气血不足，疮疡内陷的脓成不溃或溃久不敛 （5）气虚血亏的面色萎黄、神倦脉虚 （6）气虚不能摄血的便血、崩漏等 （7）气虚血滞不行的关节痹痛、肢体麻木或半身不遂等 （8）气虚阴亏的消渴证	10～15	（1）大剂量：30～60g （2）益气、补中、升阳、止血宜蜜炙用，余宜生用 （3）表实邪盛、内有积滞、阴虚阳亢、疮疡阳证等均忌用 （4）30～90g，煎服，治系统性红斑狼疮、血管炎；黄芪注射液肌注或静滴，治冠心病、病毒性心肌炎、慢性肾炎、胃及十二指肠溃疡、萎缩性胃炎等
白术 （苦甘温，归脾、胃经）	为健脾要药，适用于脾胃虚弱诸证 为治痰饮、水肿之良药	补气健脾，燥湿利水，固表止汗，安胎	（1）脾胃气虚、运化不力的食少便溏，脘腹胀满，肢软神疲 （2）脾虚失运、水湿内停之痰饮、水肿、小便不利等 （3）脾虚气弱、肌表不固的自汗 （4）脾虚气弱，胎动不安之证	10～15	（1）燥湿利水宜生用；补气健脾宜炒用；健脾止泻宜炒焦用 （2）阴虚内热或津液亏耗燥渴者慎用；气滞胀闷者忌用 3. 大剂量（30～60g），治肝硬化腹水。本品配泽泻、薏仁煎服，治梅尼埃病等
山药 （甘平，归脾、肺、肾经）	为平补肺脾肾气阴之良药	益气养阴，补脾肺肾，固精止带	（1）脾胃虚弱证 （2）肺肾虚弱证 （3）阴虚内热，口渴多饮，小便频数的消渴证	10～30，大剂量可用60～250	（1）研末吞服：6～10g/次 （2）湿盛中满而积滞者忌用 （3）配车前子煎服治小儿消化不良。配孩儿参研末服用，治小儿遗尿

续表

药名	要点	功用	主治	用量（g）	备注
蜂蜜 （甘平，归肺脾大肠经）	生用性凉，清热润肺；熟用性温，补中益气，缓急止痛。甘以解毒，调和药性，"与甘草同功"	补中，缓急，润燥，解毒	（1）中虚脘腹疼痛 （2）肺虚燥咳及肠燥便秘 （3）解乌头类之毒	15～30	（1）忌用热开水冲服（引起咽喉不适） （2）凡湿阻中满，湿热痰滞，便溏或泄泻者慎用

（二）补阳药

药名	要点	功用	主治	用量（g）	备注
鹿茸 （甘咸温，归肾、肝经）	峻补元阳，为治元阳不足、精血亏虚之要药	壮肾阳，益精血，强筋骨，调冲任，固带脉，托疮毒	（1）肾阳不足、精血亏虚的阳痿早泄，宫寒不孕，尿频不禁，头晕耳鸣，腰膝酸痛，肢冷神疲等 （2）肝肾不足的筋骨痿软，小儿发育不良，囟门过期不合，齿迟，行迟等 （3）冲任虚寒，带脉不固的崩漏不止，带下过多等 （4）疮疡久溃不敛，脓出清稀，或阴疽内陷不起等	研细末，日3次分服，1～3g。	（1）服用本品宜小量开始，以免阳动升风，头晕目赤，或助火动血，而致鼻衄 （2）阴虚阳亢、血分有热、胃火亢盛或肺有痰热以及外感热病者均忌用 （3）鹿茸注射液肌注治乳腺增生、房室传导阻滞等
冬虫夏草 （甘平，归肺、肾经）	既补肺肾之阳气，又益肺肾之阴，是平补肺肾的食疗佳品	益肾壮阳，补肺平喘，止血化痰	（1）肾虚腰痛，阳痿遗精 （2）肺虚及肺肾两虚的久咳虚喘、劳嗽痰血 （3）病后体虚不复，自汗畏寒等	5～15	阴虚火旺者不宜单独服用。本品为平补之药，久服方效
紫河车 （甘咸温，归心、肺、肾经）	气血阴阳并补，是久用的扶正要药	温肾补精，益气养血	（1）肾气不足、精血亏虚的不孕遗精、腰酸头晕耳鸣等。 （2）肺肾两虚的喘嗽等证。 （3）气血不足，萎黄消瘦，产后乳少等。	1.5～3，研末或入胶囊吞服，日2～3次	可鲜品煨食，每次半个或一个，一周2～3次。药力和缓，温而不燥，久服方效
杜仲 （甘温，归肝、肾经）	为治肝肾不足，腰膝酸痛、筋骨痿软的要药，胎动不安的良药	补肝肾，强筋骨，安胎	（1）肝肾不足的腰膝酸软，下肢痿软及阳痿、尿频等 （2）肝肾亏虚，下元虚冷的妊娠下血，胎动不安，或习惯性流产等	10～15	（1）炒用疗效更佳 （2）阴虚火旺者慎用

续表

药名	要点	功用	主治	用量（g）	备注
核桃仁（甘温，归肾、肺、大肠经）	甘温质润，治肺肾两虚之虚寒咳喘所常用	补肾益精，纳气定喘，润肠通便	（1）肺肾两虚的咳喘证 （2）肾阳不足的腰膝酸软痛，遗精尿频 （3）肠燥便秘	10~30	（1）定喘宜连皮用；润肠通便宜去皮；排石宜食油炸酥，捣如膏状 （2）阴虚火旺、痰热咳嗽及便溏者忌用

（三）补血药

药名	要点	功用	主治	用量（g）	备注
当归（甘辛温，归心、脾经）	血中气药（血中圣药）补血，活血，止痛效佳，为补血要药、妇科要药、外伤科良药	补血，活血，调经，止痛，润肠	（1）血虚证 （2）血虚或血虚兼有瘀滞的月经不调、痛经、经闭等证 （3）血虚，血滞或寒凝，以及跌打损伤、风湿痹阻的疼痛证 （4）痈疽疮疡 （5）血虚肠燥便秘	5~15	（1）一般生用，加强活血则酒炒用；补血用当归身；活血用当归尾；和血（补血活血）用全当归 （2）湿盛中满、大便溏泄者忌用 （3）月经过多或崩漏，用之可加重出血。倘属阳气不足之虚寒体质当别论，但仍以配伍参、术、芪等为佳（罗元恺）
熟地黄（甘微温，归肝、肾经）	善补血滋阴、益精填髓，为滋补肝肾阴血之要药	补血滋阴，益精填髓	（1）血虚萎黄，眩晕，惊悸失眠，月经不调、崩漏等 （2）肾阴不足的骨蒸潮热、盗汗、遗精、消渴等。 （3）肝肾精血亏虚的腰膝酸软、眩晕耳鸣、须发早白等	10~30；大剂量可用30~60g	1脾胃虚弱，中满痰盛及食少便溏者慎用。
白芍（苦酸甘微寒，归肝、脾经）	善养血柔肝、益阴抑阳，是治阴血亏虚、肝阳偏亢、肝失柔和而致诸证之要品	养血调经，平肝止痛，敛阴止汗	（1）血虚或阴虚有热的月经不调、崩漏等证 （2）肝阴不足，肝气不舒或肝阳偏亢的头痛、眩晕、胁肋疼痛、脘腹四肢拘挛作痛 （3）阴虚盗汗及营卫不和的表虚自汗证	10~15；大剂量可用15~30g	（1）平肝敛阴多生用；补血调经多炒用或酒炒用 （2）阳衰虚寒之证不宜单用 （3）反藜芦 （4）白敛阴益营，赤散邪行血；白于土中泻木，赤于血中活滞 （5）现代以生白芍配生甘草，煎服，治便秘、面肌抽搐；以杭白芍、炙甘草，煎服，治肌肉性痉挛；芍药注射液肌注治各种痛证；白芍总苷片内服，治类风湿性关节炎等

续表

药名	要点	功用	主治	用量（g）	备注
制首乌（甘涩微温，归肝肾经）	补肝肾、益精血、敛精气。为治须发早白、早衰之要药	补益精血，固肾乌须	血虚而头晕目眩，惊悸失眠，萎黄乏力及肝肾精血亏虚的眩晕耳鸣、腰膝酸软、遗精崩带、须发早白等证	10～30	（1）大便溏泄及湿痰盛者不宜服（2）配夜交藤、红枣，治精神分裂症；赤首乌软膏外敷治带状疱疹
阿胶（甘平，归肺、肝、肾经）	为补血、止血、滋阴要药，且具清肺润燥之功	补血，止血，滋阴润燥	（1）血虚萎黄，眩晕，惊悸等（2）多种出血证（3）阴虚证及燥证	5～15	（1）止血常用阿胶珠或蒲黄炒；润肺用蛤粉炒阿胶（2）胃弱便溏者忌服（3）烊化兑服
龙眼肉（甘温，归心、脾经）	平和滋补良药，药食两用佳品	补益心脾，养血安神	心脾虚损、气血不足的惊悸失眠健忘等	10～15；大剂量可用30～60g	内有郁火、痰饮气滞、湿阻中满者忌用

（四）补阴药

药名	要点	功用	主治	用量（g）	备注
北沙参（甘微苦微寒，归肺、胃经）	既养肺胃之阴，又能清肺胃之热	养阴清肺，益胃生津	（1）肺阴虚的肺热燥咳、干咳少痰或喘嗽久咳、咽干音哑等（2）胃阴虚或热伤胃阴、津液不足的口渴咽干、舌质红绛或胃脘隐痛、嘈杂、干呕等	10～15；鲜品15～30g	（1）感受风寒而致咳嗽及肺胃虚寒者忌用（2）反藜芦
麦冬（甘微苦微寒，归心、肺、胃经）	既能养肺胃之阴，又能清心而除烦热。对心、肺、胃经，无论阴虚有热或温病热邪伤及其阴所致之证，皆为常用要药。尤以养胃阴、生津液之功长	养阴润燥，益胃生津，清心除烦	（1）肺阴不足，而有燥热的干咳痰黏、劳咳咯血等（2）胃阴虚或热伤胃阴、口渴咽干、大便燥结等（3）心阴虚及温病热邪扰及心营，心烦不眠、舌绛而干等	10～15	外感风寒或痰饮湿浊的咳嗽，以及脾胃虚寒泄泻者均忌用
百合（甘微寒，归肺、心经）	长于润肺止咳，又善清心安神	养阴润肺止咳，清心安神	（1）肺阴虚的燥热咳嗽及劳嗽久咳，痰中带血等（2）热病有余热未清之虚烦惊悸，失眠多梦等	10～30	（1）清心宜生用；润肺宜蜜炙用（2）风寒咳嗽及中寒便溏者忌用

续表

药名	要点	功用	主治	用量（g）	备注
石斛 （甘微寒，归胃、肾经）	善养胃阴、生津液、退虚热，治胃阴不足之佳品，兼血热证尤宜	养阴清热，益胃生津	（1）热病伤津之低热烦渴、阴虚虚热不退等证 （2）胃阴不足等证	10~15	温热病不宜早用；湿热尚未化燥者忌服
枸杞子 （甘平，归肝、肾经）	为滋补肝肾、益阴养血补精、明目之良药	补肝肾，明目润肺	（1）肝肾不足的腰酸遗精及头晕目眩，视力减退，内障目昏，消渴等 （2）阴虚劳嗽	10~15	
银耳 （甘平，归肺、胃经）	治肺胃阴虚之良药，食疗保健佳品	滋阴润燥，养胃生津	（1）阴虚肺燥或虚劳久咳，干咳痰少，痰中带血等 （2）热病伤津或素体虚弱、胃阴不足、口渴咽干等	3~10	外感风寒咳嗽，湿阻痰滞而中满者均不宜用 变质银耳切忌食用，以免发生中毒
黑芝麻 （甘平，归肝、肾、大肠经）		补肝肾，益精血，润肠燥	（1）肝肾精血不足的头晕眼花须发早白等 （2）血虚津亏的肠燥便秘	10~30	大便溏泄者忌服

第四节　方剂学简介

方剂是在中医辨证审因、确定治法的基础上，按照组方原则，选择恰当的药物合理配伍并酌定剂量、剂型、用法而成。是中医用于防治疾病的方法之一。药物是方剂的基础，方剂是药物治病的进一步发展。

方剂学，是研究和阐明中医治法和方剂理论及其临床运用规律的一门学科，与中医临床各科有着广泛而密切的联系，是中医学的基础学科之一。它不仅涵盖了历代医家的不同学术思想和中医防治疾病的各种治法，同时也整合了古今医家在方剂理论和运用研究方面所取得的大量成果，反映了学科知识在历史与逻辑、理论与经验方面的统一。

方剂学的基本理论和知识是在中医理论指导下运用中药防治疾病的经验总结，所以它起着沟通基础课与临床课的桥梁作用。

一、解表剂

1. 麻黄汤

（1）主效：发汗解表，宣肺平喘。

（2）主治：风寒表实证。

（3）方歌：麻黄汤中用桂枝，杏仁甘草四般施，发热恶寒头项痛，喘而无汗服之宜。

（4）组成：麻黄、桂枝、杏仁、甘草。

2. 桂枝汤

（1）主效：解肌发表，调和营卫。

（2）主治：风寒表虚证。

（3）方歌：桂枝汤治太阳风，芍药甘草姜枣同，解肌发表调营卫，表虚有汗此为功。

（4）组成：桂枝、芍药、生姜、大枣、炙甘草。

3. 九味羌活汤

（1）主效：发汗祛湿，兼清里热。

（2）主治：外感风寒湿兼里热。

（3）方歌：九味羌活与防风，细辛苍芷与川芎，黄芩生地同甘草，分经论治宜变通。

（4）组成：羌活、防风、苍术、细辛、白芷、川芎、黄芩、生地、甘草。

4. 止嗽散

（1）主效：宣利肺气，疏风止咳。

（2）主治：风邪犯肺（外邪将尽，咳嗽不止）。

（3）方歌：止嗽散内用桔梗，紫菀荆芥百部陈，白前甘草共为末，姜汤调服止嗽频。

（4）组成：百部、紫菀、白前、桔梗、荆芥、陈皮、甘草。

5. 银翘散

（1）主效：辛凉透表，清热解毒。

（2）主治：温病初起（邪在卫分）。

（3）方歌：银翘散主上焦疴，竹叶荆牛豉薄荷，甘桔芦根凉解法，清疏风热煮勿过。

（4）组成：金银花、连翘、薄荷、牛蒡子、荆芥穗、豆豉、淡竹叶、芦根、桔梗、甘草。

6. 桑菊饮

（1）主效：疏风清热，宣肺止咳。

（2）主治：风温初起（邪在肺卫）。

（3）方歌：桑菊饮中桔杏翘，芦根甘草薄荷绕，清疏肺卫轻宣剂，风温咳嗽服之消。

（4）组成：桑叶、菊花、杏仁、桔梗、连翘、薄荷、芦根、甘草。

7. 小青龙汤

（1）主效：解表蠲饮，止咳平喘。

（2）主治：风寒客表，水饮内停之喘咳证。

（3）方歌：解表蠲饮小青龙，麻桂姜辛夏草从，芍药五味敛气阴，表寒内饮最有功。

（4）组成：麻黄、芍药、细辛、干姜、炙甘草、桂枝、半夏、五味子。

二、和解剂

1. 小柴胡汤

（1）主效：和解少阳。

（2）主治：少阳证。

（3）方歌：小柴胡汤和解功，半夏人参甘草从，更加黄芩生姜枣，少阳为病此方宗。

（4）组成：柴胡、黄芩、半夏、人参、炙甘草、生姜、大枣。

2. 蒿芩清胆汤

（1）主效：清胆利湿，化痰和胃。

（2）主治：少阳湿热痰浊证。

（3）方歌：蒿芩清胆枳竹茹，陈夏茯苓加碧玉，热重寒轻夹痰湿，少阳如疟呕能除。

（4）组成：青蒿、淡竹茹、制半夏、赤茯苓、黄芩、枳壳、陈皮、碧玉散（滑石、甘草、青黛）。

3. 四逆散

（1）主效：透邪解郁，疏肝理脾。

（2）主治：阳郁厥逆（四肢厥逆）或肝脾不和（胁胀腹痛）。

（3）方歌：四逆散里用柴胡，芍药枳实甘草须，此是阳郁成厥逆，疏和抑郁厥自除。

（4）组成：柴胡、芍药、枳实、甘草。

附：柴胡疏肝散

（1）主效：疏肝解郁，行气止痛。

（2）主治：肝气郁滞。

（3）方歌：柴胡疏肝芍川芎，枳壳陈皮草香附，疏肝行气兼活血，胁肋疼痛皆能除。

（4）组成：柴胡、香附、川芎、枳壳、陈皮、芍药、甘草。

4. 逍遥散

（1）主效：疏肝解郁，养血健脾。

（2）主治：肝郁血虚脾弱。

（3）方歌：逍遥散用归芍柴，苓术甘草姜薄偕，疏肝养血兼理脾，丹栀加入热能排。

（4）组成：柴胡、芍药、当归、白术、茯苓、甘草、薄荷、烧生姜。

5. 半夏泻心汤

（1）主效：寒热平调，消痞散结。

（2）主治：寒热错杂之痞证。

（3）方歌：半夏泻心黄芩连，干姜人参枣草全，辛开苦降除痞满，寒热错杂诸证蠲。

（4）组成：半夏、人参、黄芩、干姜、黄连、炙甘草、大枣。

三、清热剂

1. 龙胆泻肝汤

（1）主效：清泻肝胆实火，清利下焦湿热。

（2）主治：肝胆实火上炎证，肝经湿热下注证。

（3）方歌：龙胆泻肝栀芩柴，生地车前泽泻偕，木通甘草当归合，肝经湿热力能排。

（4）组成：龙胆草、柴胡、泽泻、车前子、川木通、生地黄、当归、栀子、黄芩、甘草。

2. 仙方活命饮

（1）主效：清热解毒，消肿溃坚，活血止痛。

（2）主治：痈疡肿毒初起。

（3）方歌：仙方活命金银花，防芷归陈草芍加，贝母花粉兼乳没，穿山皂刺酒煎佳，一切痈疽能溃破，溃后忌服用勿差。

（4）组成：金银花、当归尾、赤芍药、乳香、没药、陈皮、防风、白芷、穿山甲、皂刺、天花粉、贝母、甘草。

3. 清胃散

（1）主效：清胃凉血。

（2）主治：胃火牙痛。

（3）方歌：清胃散用升麻连，当归生地牡丹全，或加石膏清胃热，口疮吐衄与牙宣。

（4）组成：黄连、升麻、生地、丹皮、当归。

四、温里剂

1. 理中丸

（1）主效：温中散寒，补气健脾。

（2）主治：脾胃虚寒。

（3）方歌：理中丸主理中乡，甘草人参术干姜，呕利腹痛阴寒盛，或加附子总扶阳。

（4）组成：干姜、人参、白术、甘草。

2. 小建中汤

（1）主效：温中补虚，和里缓急。

（2）主治：中焦虚寒，肝脾不和证。

（3）方歌：小建中汤芍药多，桂枝甘草姜枣和，更加饴糖补中脏，虚劳腹冷服之瘥。

（4）组成：桂枝、芍药、炙甘草、生姜、大枣、饴糖。

3. 当归四逆汤

（1）主效：温经散寒，养血通脉。

（2）主治：血虚寒厥证。

（3）方歌：当归四逆用桂芍，细辛通草甘大枣，养血温经通脉剂，血虚寒厥服之效。

（4）组成：当归、桂枝、芍药、细辛、炙甘草、通草、大枣。

4. 阳和汤

（1）主效：温阳补血，散寒通滞。

（2）主治：阴疽。

（3）方歌：阳和熟地鹿角胶，姜炭肉桂麻芥草，温阳补血散寒滞，阳虚寒凝阴疽疗。

（4）组成：熟地、麻黄、鹿角胶、白芥子、肉桂、生甘草、炮姜炭。

五、补益剂

1. 参苓白术散

（1）主效：益气健脾，渗湿止泻。

（2）主治：脾虚夹湿。

（3）方歌：参苓白术扁豆陈，山药甘莲砂薏仁，桔梗上浮兼保肺，枣汤调服益脾神。

（4）组成：人参、白术、茯苓、山药、白扁豆、薏苡仁、莲子、桔梗、砂仁、甘草。

2. 补中益气汤

（1）主效：补中益气，升阳举陷。

（2）主治：脾胃气虚，气陷或发热。

（3）方歌：补中益气芪术陈，升柴参草当归身，虚劳内伤功独擅，亦治阳虚外感因。

（4）组成：黄芪、白术、人参、炙甘草、陈皮、当归、升麻、柴胡。

3. 玉屏风散

（1）主效：益气固表止汗。

（2）主治：表虚自汗。

（3）方歌：玉屏风散最有灵，芪术防风鼎足形，表虚汗多易感冒，药虽相畏效相成。

（4）组成：黄芪、白术、防风。

4. 生脉散

（1）主效：益气生津，敛阴止汗。

（2）主治：暑热或久咳致气阴两伤。

（3）方歌：生脉麦味与人参，保肺生津又提神，气少汗多兼口渴，病危脉绝急煎斟。

（4）组成：人参、麦冬、五味子。

5. 四物汤

（1）主效：补血和血。

（2）主治：营血虚滞。

（3）方歌：四物地芍与归芎，血家百病此方通，经带胎产俱可治，加减运用在胸中。

（4）组成：熟地、当归、川芎、芍药。

6. 六君子汤

（1）主效：益气健脾，燥湿化痰。

（2）主治：脾胃气虚兼痰湿。

（3）方歌：四君子汤中和义，参术茯苓甘草比，益以夏陈名六君，祛痰补益气虚饵。

（4）组成：人参、甘草、茯苓、白术、陈皮、半夏、生姜、大枣。

附：异功散

（1）主效：益气健脾，行气化滞。

（2）主治：脾胃气虚、气滞。

（3）方歌：六君子汤除却半夏。

（4）组成：人参、茯苓、白术、陈皮、甘草、生姜、大枣。

香砂六君子汤

（1）主效：益气化痰，行气温中。

（2）主治：脾胃气虚，痰阻气滞。

（3）方歌：六君子汤加香砂。

（4）组成：木香、砂仁、陈皮、半夏、党参、白术、茯苓、甘草、生姜、大枣。

7. 归脾汤

（1）主效：益气补血，健脾养心。

（2）主治：心脾气血两虚，或脾不统血。

（3）方歌：归脾汤用参术芪，归草茯神远志齐，酸枣木香龙眼肉，煎加姜枣益心脾，怔忡健忘俱可却，肠风崩漏总能医。

（4）组成：黄芪、龙眼肉、人参、白术、当归、酸枣仁、茯神、木香、远志、炙甘草、生姜、大枣。

8. 八珍汤

（1）主效：益气补血。

（2）主治：气血两虚。

（3）方歌：双补气血八珍汤，四君四物合成方，煎加姜枣调营卫，气血亏虚服之康。

（4）组成：人参、白术、茯苓、炙甘草、熟地、当归、川芎、芍药。

附：十全大补汤

（1）主效：温补气血。

（2）主治：气血两虚。

（3）方歌：八珍汤加肉桂、黄芪。

（4）组成：人参、白术、茯苓、炙甘草、熟地、当归、川芎、芍药、肉桂、黄芪。

9. 炙甘草汤（复脉汤）

（1）主效：益气滋阴，通阳复脉。

（2）主治：①阴血阳气虚弱，心脉失养证。②虚劳肺痿。

（3）方歌：炙甘草汤参桂姜，麦地胶枣麻仁襄，心动悸合脉结代，虚劳肺痿俱可尝。

（4）组成：炙甘草、生姜、桂枝、人参、生地黄、阿胶、麦门冬、麻仁、大枣。

10. 六味地黄丸

（1）主效：滋阴补肾。

（2）主治：肾阴虚。

（3）方歌：六味地黄益肾肝，茱薯丹泽地苓专，更加知柏成八味，阴虚火旺自可煎。

养阴明目加杞菊，滋阴都气五味先，肺肾两调金水生，麦冬加入长寿丸。

（4）组成：熟地、山药、山茱萸、泽泻、茯苓、丹皮。

附：知柏地黄丸（知柏八味丸）

（1）主效：滋阴降火。

（2）主治：阴虚火旺。

（3）方歌：六味地黄益肾肝，茱薯丹泽地苓专，更加知柏成八味，阴虚火旺自可煎。

（4）组成：熟地、山药、山茱萸、泽泻、茯苓、丹皮、知母、黄柏。

杞菊地黄丸

（1）主效：滋肾养肝明目。

（2）主治：肝肾阴虚。

（3）方歌：六味地黄加杞菊。

（4）组成：熟地、山药、山茱萸、泽泻、茯苓、丹皮、枸杞、菊花。

都气丸

（1）主效：滋肾纳气。

（2）主治：肾虚气喘。

（3）方歌：六味地黄加五味子。

（4）组成：熟地、山药、山茱萸、泽泻、茯苓、丹皮、五味子。

麦味地黄丸（八仙长寿丸）

（1）主效：滋补肺肾。

（2）主治：肺肾阴虚，或喘或咳。

（3）方歌：六味地黄加麦冬、五味子。

（4）组成：熟地、山药、山茱萸、泽泻、茯苓、丹皮、五味子、麦冬。

11. 肾气丸

（1）主效：补肾助阳。

（2）主治：肾阳不足。

（3）方歌：金匮肾气治肾虚，熟地淮药及山萸，丹皮苓泽加桂附，引火归元热下趋。

（4）组成：干地黄、山药、山茱萸、附子、桂枝、泽泻、茯苓、丹皮。

六、理血剂

1. 血府逐瘀汤

（1）主效：活血祛瘀，行气止痛。

（2）主治：胸中血瘀。

（3）方歌：血府当归生地桃，红花甘草壳赤芍，柴胡芎桔牛膝等，血化下行不作劳。

（4）组成：熟地、当归、川芎、赤芍药、桃仁、红花、柴胡、枳壳、甘草、牛膝、桔梗。

附：通窍活血汤

（1）主效：活血通窍。

（2）主治：瘀阻头面。

（3）方歌：通窍全凭好麝香，桃花大枣老葱姜，川芎黄酒赤芍药，表里通经第一方。

（4）组成：赤芍、川芎、桃仁、红花、老葱、生姜、大枣、麝香、黄酒。

膈下逐瘀汤

（1）主效：活血祛瘀，行气止痛。

（2）主治：瘀阻膈下，肝郁气滞。

（3）方歌：膈下逐瘀桃牡丹，赤芍乌药元胡甘，归芎灵脂红花壳，香附开郁血亦安。

（4）组成：五灵脂、当归、川芎、桃仁、丹皮、赤芍、乌药、延胡索、甘草、香附、红花、枳壳。

少腹逐瘀汤

（1）主效：活血祛瘀，温经止痛。

（2）主治：血瘀少腹，月经不调、痛经。

（3）方歌：少腹茴香与炒姜，元胡灵脂没芎当，蒲黄官桂赤芍药，调经种子第一方。

（4）组成：小茴香、干姜、延胡索、没药、当归、川芎、官桂、赤芍、蒲黄、五灵脂。

身痛逐瘀汤

（1）主效：行气活血，祛瘀通络，温痹止痛。

（2）主治：气血闭阻经络的肢体或周身疼痛。

（3）方歌：身痛逐瘀膝地龙，香附羌秦草归芎，黄芪苍柏量加减，要紧五灵桃没红。

（4）组成：秦艽、川芎、桃仁、红花、甘草、羌活、没药、当归、五灵脂、香附、牛膝、地龙。

2. 补阳还五汤

（1）主效：补气，活血，通络。

（2）主治：中风之气虚血瘀证。

（3）方歌：补阳还五赤芍药，归尾通经佐地龙，四两黄芪为主药，血中瘀滞用桃红。

（4）组成：黄芪、当归尾、赤芍、地龙、川芎、红花、桃仁。

3. 温经汤

（1）主效：温经散寒，养血祛瘀。

（2）主治：冲任虚寒，瘀血阻滞证。

（3）方歌：温经汤用萸桂芎，归芍丹皮姜夏冬；参草益脾胶养血，调经重在暖胞宫。

（4）组成：吴茱萸、当归、芍药、川芎、人参、桂枝、阿胶、牡丹皮、生姜、半夏、麦冬、甘草。

4. 小蓟饮子

（1）主效：凉血止血，利水通淋。

（2）主治：热结下焦之血淋、尿血。

（3）方歌：小蓟生地藕蒲黄，滑竹通栀归草襄，凉血止血利通淋，下焦瘀热血淋康。

（4）组成：生地黄、小蓟、滑石、川木通、蒲黄、藕节、淡竹叶、当归、山栀子、甘草。

七、治风剂

1. 川芎茶调散

（1）主效：祛风止痛。

（2）主治：外感风邪头痛。

（3）方歌：川芎茶调散荆防，辛芷薄荷甘草羌，目昏鼻塞风攻上，正偏头痛悉能康。

（4）组成：川芎、荆芥、白芷、羌活、防风、炙甘草、细辛、薄荷。

2. 大秦艽汤

（1）主效：祛风清热，养血活血。

（2）主治：风邪初中经络证。

（3）方歌：大秦艽汤羌独防，芎芷辛芩二地黄，石膏归芍苓甘术，风中经络可煎尝。

（4）组成：秦艽、甘草、川芎、当归、石膏、独活、白芍、羌活、防风、黄芩、白芷、白术、生地、熟地、白茯苓、细辛。

3. 独活寄生汤

（1）主效：祛风湿，止痹痛，益肝肾，补气血。

（2）主治：痹证日久，肝肾两虚，气血不足。

（3）方歌：独活寄生艽防辛，归芎地芍桂苓均，杜仲牛膝人参草，冷风顽痹屈能伸。

（4）组成：独活、防风、细辛、肉桂、秦艽、牛膝、桑寄生、杜仲、地黄、当归、川芎、芍药、人参、茯苓、甘草。

4. 镇肝息风汤

（1）主效：镇肝息风，滋阴潜阳。

（2）主治：阴虚阳亢，肝风内动证。

（3）方歌：镇肝息风芍天冬，元参龟板赭茵供，龙牡麦芽甘膝楝，肝阳上亢有奇功。

（4）组成：怀牛膝、生赭石、生龙骨、生牡蛎、生龟板、生杭芍、玄参、冬川楝子、生麦芽、茵陈、甘草。

八、治燥剂

1. 杏苏散

（1）主效：清宣凉燥，理肺化痰。

（2）主治：外感凉燥。

（3）方歌：杏苏散内夏陈前，枳桔苓草姜枣研，轻宣温润治凉燥，咳止痰化病自痊。

（4）组成：杏仁、苏叶、枳壳、桔梗、前胡、茯苓、甘草、半夏、陈皮、生姜、大枣。

2. 桑杏汤

（1）主效：清宣温燥。

（2）主治：外感温燥。

（3）方歌：桑杏汤中浙贝宜，沙参栀豉与梨皮，干咳鼻涸又身热，清宣凉润燥能祛。

（4）组成：桑叶、杏仁、豆豉、贝母、沙参、栀子、梨皮。

九、祛湿剂

1. 平胃散

（1）主效：燥湿运脾，行气和胃。

（2）主治：湿滞脾胃。

（3）方歌：平胃散用朴陈皮，苍术甘草四味齐，燥湿宽胸消胀满，调胃和中此方宜。

（4）组成：苍术、厚朴、陈皮、甘草（或加姜枣）。

2. 藿香正气散

（1）主效：解表化湿，理气和中。

（2）主治：外感风寒，内伤湿滞。

（3）方歌：藿香正气大腹苏，甘桔陈苓术朴俱，夏曲白芷加姜枣，风寒暑湿并能除。

（4）组成：藿香、苏叶、白芷、桔梗、厚朴、腹皮、白术、茯苓、半夏曲、陈皮、生姜、大枣、甘草。

3. 五苓散

（1）主效：利水渗湿，温阳化气。

（2）主治：水湿内停，膀胱气化不利。

（3）方歌：五苓散治太阳腑，泽泻白术与二苓，温阳化气添桂枝，利水渗湿治水停。

（4）组成：猪苓、白术、茯苓、泽泻、桂枝。

附：茵陈五苓散

（1）主效：利湿退黄。

（2）主治：湿热黄疸。

（3）方歌：五苓散加倍量茵陈。

（4）组成：白术、茯苓、猪苓、泽泻、桂枝、茵陈。

4. 真武汤

（1）主效：温阳利水。

（2）主治：脾肾阳虚，水饮内停证。

（3）方歌：真武汤壮肾中阳，茯苓术芍附生姜，阳虚水饮停为患，悸眩瞤惕保安康。

（4）组成：茯苓、芍药、白术、生姜、制附子。

十、祛痰剂

1. 二陈汤

（1）主效：燥湿化痰，理气和中。

（2）主治：湿痰咳嗽。

（3）方歌：二陈汤用半夏陈，益以茯苓甘草臣，利气和中燥湿痰，煎加生姜与乌梅。

（4）组成：半夏、陈皮、生姜、茯苓、乌梅、甘草。

2. 温胆汤

（1）主效：理气化痰，清胆和胃。

（2）主治：胆热痰扰（胆胃不和，痰热内扰）。

（3）方歌：温胆汤中苓半草，枳竹陈皮加姜枣，虚烦不眠证多端，此系胆虚痰上扰。

（4）组成：半夏、竹茹、陈皮、枳实、茯苓、生姜、大枣、甘草。

3. 半夏白术天麻汤

（1）主效：燥湿化痰，平肝息风。

（2）主治：风痰眩晕。

（3）方歌：半夏白术天麻汤，苓草橘红枣生姜，眩晕头痛风痰盛，化痰息风是效方。

（4）组成：半夏、天麻、茯苓、橘红、白术、甘草。

十一、消食剂

保和丸

（1）主效：消食和胃。

（2）主治：食积。

（3）方歌：保和神曲与山楂，陈翘莱菔苓半夏，消食化滞和胃气，煎服亦可加麦芽。

（4）组成：山楂、神曲、莱菔子、半夏、陈皮、茯苓、连翘。

十二、理气剂

苏子降气汤

（1）主效：降气平喘，祛痰止咳。

（2）主治：上实下虚喘咳证。

（3）方歌：苏子降气半夏归，橘前桂朴草姜随，上实下虚痰嗽喘，或加沉香去肉桂。

（4）组成：苏子、半夏、厚朴、前胡、炙甘草、肉桂、当归、陈皮、生姜片。

第五节　辨证服用补益药

服用补药的目的，是为了增强体质、恢复元气，提高机体免疫功能；或是为了防治老年病，以便健身养生、延年益寿。"补"是针对"虚"而言的，就是说，当人体在正气不足、虚象迭起的情况下，才能进服补药。"虚象"，中医叫做"虚证"。

一、辨证施补

因老年人体质有阴阳虚实之分，滋补药有寒热温凉之别。所以，服用补药应辨证进补，即俗话说的"缺什么补什么"。老年人的虚证，主要分为气虚、血虚、阴虚、阳虚和气血阴阳俱虚5个方面。

1. 气虚　可见面色㿠白、气短，懒于言语、动则喘促、四肢困倦、大便溏泄等症状。应服补气药，如人参、黄芪、白术、山药、大枣等，成药可选用补中益气丸、四君子丸、人参健脾丸等。

2. 血虚　可见面色萎黄、口唇指甲苍白、心悸失眠、头晕目花等症状。应服补血药，如当归、阿胶、首乌、桑椹子、紫河车等，成药可选用人参养荣丸、归脾丸、养血安神片等。

3. 阴虚　可见形瘦色悴、口干咽燥、手足心热，或潮热盗汗、虚烦不寐等症状。应服养阴药，如西洋参、燕窝、沙参、石斛、银耳、龟板、鳖甲、黑芝麻、枸杞等，成药可选用杞菊地黄丸、六味地黄丸、银耳晶、二至膏、大补阴丸等。

4. 阳虚　可见畏寒肢冷、腰膝酸软、大便泄泻、小便频数及阳痿早泄等症状。应服助阳药，如鹿茸、菟丝子、核桃、冬虫草、蛤蚧、羊肉等，成药可选用全鹿丸、参茸补膏、补肾强身片等。

5. 气血阴阳俱虚　可以有所侧重地选用上述各类药物，如十全大补丸（酒）、八珍丸、河车大造丸、人参养荣丸、乌鸡白凤丸等中成药。人体气血阴阳的生理、病理关系极为密切，助阳药大多有补气的作用，养阴药大多有补血的功效，服用时不要单纯局限一类。进补要有的放矢，切忌盲目滥补。

专家建议在服补品前，先请中医辨清虚弱类型，到底是气虚、血虚，还是阳虚、阴虚等。只有选用与虚弱类型相适应的补药，才能达到补虚目的。在价格上，则应根据经济状况选择合适的，不盲目攀比。另外，在服用人参等时，不能与茶、咖啡、可乐等同服。

二、顾护脾胃

根据中医学理论，脾主运化，胃司受纳，脾胃是后天之本，人体的生长发育和维持生命的一切营养物质都要靠脾胃供给。老年人脾胃虚弱，消化吸收功能减退，对药性黏腻难化的滋补药，如熟地、阿胶、龟板胶、大枣等，用量不宜过大，时间不宜太长。有胃脘痞闷、不思饮食、舌苔厚腻的人要禁服。

老年人进服补药，贵在平和，每次剂量宜小，必要时可以增加用药次数。如人参研成粉，少量冲服，每次 1g，每日 2 次。西洋参可以切成薄片，慢慢咀嚼含服。药酒、药茶也是非常平和的剂型。目前，市场上销售量很大的各种补药口服液，药量小，有效成分高，作用专一，不伤胃气，服用方便，比较适合于老年人。

三、顺应自然

中医治病十分重视气候、地域等因素对人体的影响，进服补药也应根据四季气候变化，合理选用，才能发挥更好的补益作用。

四、常用补品适用范围与禁忌症

1. 红参（高丽参） 红参性温，南方人体质热性偏多，并不适合吃红参；东北人生活环境较冷，适合吃红参。不加辨证乱用红参后，甚至会出现亢奋、睡不好，产生饱胀感、吃不下东西等不良反应。

2. 西洋参 与红参相比，西洋参性偏凉，更适合南方人热性体质。西洋参除了能补气外，还能补阴，对内热人群，最合适不过。但市场上西洋参质量鱼龙混杂，只能起到普通人参补气效果，补阴不明显。如果西洋参补得过量，可能拉肚子。

3. 山参 好的山参补气作用很强，但价格较高。一般山参在 300 ~ 400 元/g，个别甚至超过 500 ~ 600 元/g。对普通市民而言，山参进补，性价比不高。

4. 鹿茸 鹿茸可用于男女肾虚、性欲减退、性激素下降、女性月经少、浑身怕冷等，都很见效，也适合再生障碍性贫血等人群。

但鹿茸温热作用非常强，如自行乱用、过量用，可能会流鼻血。最好请医生指导，控制用量。在制作上，由于鹿茸买来时是一片片的，一般用来泡酒，方便、易操作。

5. 虫草 近年来，虫草价格"水涨船高"。普通市民用虫草进补，性价比并不高。一般中等质量的虫草在 60 ~ 80 元/g，偶尔进补一两次，没有明显效果。

虫草对补肾、补肺效果较明显，但过量用虫草，可能会过热。把虫草单纯当补品使用，并不合算。但对手术后接受放化疗的肿瘤病人，如家庭经济条件好，能长期食用，则效果很不错。

6. 阿胶 阿胶不温不凉，能补肝养血。新阿胶偏热性，建议可将刚买来的优质新阿胶，储存 1.5 ~ 2.5kg 放置于家中阴凉处。等 3 ~ 5 年后，变成陈阿胶，再自行熬制药膏。由于阿胶是胶体，肠胃道不好的人不可随意服用，否则可能伤胃。在膏方里，约 70% 至 80% 的成分都是阿胶。

7. 枫斗 枫斗是补阴的药品，品质价格差异很大。好的枫斗可达上万元，差的枫斗才几十元，一般市场上普通枫斗大约在几百元。

由于枫斗有生津作用，能治津亏，适合口干病人；对鼻咽癌患者放化疗后，可缓解、治疗口干、咽燥等；肺癌病人可以此治阴虚；长期放疗病人也适合使用。

但肠胃癌病人并不适合吃，因枫斗过凉，反而会拉肚子。

8. 燕窝 燕窝具有养阳润肺作用，但性价比很不高。最好品质的燕窝，平均每吃一个月就要花费 1500 元左右。只有坚持每天吃，长期吃，才能见效。如果只是偶尔吃一两次燕窝，根本不见效。

9. 三七 三七的主要作用是活血。但三七也可能有副作用，过量使用可能伤胃，甚至引起胃出血。消化病病人在使用三七时，需合理使用；冠心病等心脏病病人也不能长期滥用。

10. 蛤士蟆 蛤士蟆有补阴、补肺作用，适合肺结核病人使用。性价比较高。

11. 银杏叶 银杏叶敛肺、平喘、活血化瘀、止痛。用于肺虚咳喘、冠心病、心绞痛、高血脂、抗凝血，有一定提高记忆力的作用。

过多服用银杏叶会中毒，引发肌肉抽搐、瞳孔放大。孕妇与儿童更要谨慎。

银杏叶内含有大量有毒的银杏酸，未经过深加工和提取的银杏叶，里面的银杏酸含量高达 3000 ~ 4000ppm，银杏酸是水溶性的，经水泡后不但没有吃到里面的银杏黄酮和银杏内酯等有效物质，反而服下了有毒成分！

12. 天麻 天麻润而不燥，主入肝经，长于平肝息风，凡肝风内动、头目眩晕、偏正头痛、肢体麻木、半身不遂之症，不论虚实，均为要药。

凡病人见津液衰少，血虚、阴虚等，均慎用天麻。天麻不宜久煎。天麻的主要成分为天麻苷，遇热极易挥发。

13. 山楂 山楂能防治心血管疾病，具有扩张血管、强心、增加冠脉血流量、改善心脏活力、兴奋中枢神经系统、降低血压和胆固醇、软化血管及利尿和镇静作用；防治动脉硬化，防衰老、抗癌的作用。山楂酸还有强心作用，对老年性心脏病也有益处。

（1）不能空腹吃：山楂含有大量的有机酸、果酸、山楂酸、枸橼酸等，空腹食用，会使胃酸猛增，对胃黏膜造成不良刺激，使胃胀满、泛酸，若在空腹时食用会增强饥饿感并加重原有的胃痛。

（2）少吃生山楂：生山楂中所含的鞣酸与胃酸结合容易形成胃石，很难消化掉。如果胃石长时间消化不掉就会引起胃溃疡、胃出血甚至胃穿孔。因此，应尽量少吃生的山楂，尤其是胃肠功能弱的人更应该谨慎。医生建议，最好将山楂煮熟后再吃。

（3）宜忌：胃酸过多、消化性溃疡和龋齿者、消化不良者、癌症患者、肠炎患者及服用滋补药品期间忌服用。脾胃虚弱者慎服。孕妇不宜服用。

14. 山药 一般人群均可食用。适宜糖尿病患者、腹胀、病后虚弱者、慢性肾炎患者、长期腹泻者。山药有收涩的作用，故大便燥结者不宜用；另外有实邪者忌食山药。

15. 丹参 丹参有强心、扩张冠脉，增加心肌血流量、抗血栓形成、改善微循环、促进组织的修复与再生、保肝、降血脂作用。用于血瘀所致月经不调、痛经、经闭、产后瘀滞腹痛；冠心病心绞痛、动脉粥样硬化；慢性肝炎、肝硬化，腹腔包块或肿瘤；慢性肺心病，支气管哮喘；血不养心或心火偏亢，心悸不安，心烦失眠。另一方面，丹参活血也会引起大出血，服用抗凝药物的心脏病人，如同时服用丹参，应慎重。

五、其他注意事项

鹿茸、红参是温补药，阴虚火旺者不宜用，否则可致口干舌燥、咽痛便秘、烦躁不安；白木耳、天门冬、女贞子、生地是滋阴的药，但阳虚痰湿重者不宜服用；当归、阿胶、熟地是养血药，对血虚者有补益作用，但服用时间过长会影响食欲，造成腹泻。

患有湿热实证的老年人，如舌苔厚腻、面部浮肿或患有老年性心血管病变（如高血压、高脂血症），不可服用参茸类滋补药品。

复习思考题

1. 如何辨证服补药？
2. 掌握常见气虚、血虚、阴虚、阳虚的补药选择。
3. 熟悉常用补药适用范围与禁忌症。

（胡春申　廖慧玲）

第三章　内科疾病

第一节　心脑血管疾病

一、发病情况

心脑血管病包括高血压、高血脂、动脉粥样硬化、冠心病（心绞痛、心肌梗死、心律失常、心力衰竭、猝（音"醋"）死）等病症。糖尿病与心脑血管病关系密切。

卫生部《中国心血管病报告 2005》提供的数据显示：2005 年，我国死亡总人数为 666 万，其中心血管病就达 300 万，占 45%，其中心血管病和脑血管病各占一半，也就是说每 12 秒钟就有一个中国人死于心脑血管疾病。我国现有高血压病患者 1.6 亿，每年因血压升高而过早死亡者 150 万，另有各种类型的血脂异常患者 1.6 亿，糖尿病患者 2000 多万。另据统计：2005 年全球死亡总人数为 6120 万，其中心血管病患者 1530 万，占 25%。我国每年心脑血管病医疗费用 1300 亿人民币，相当于人均减少 100 元收入。心脑血管病目前已成为人类健康的头号杀手。

心脑血管病非常复杂，但归纳起来不外乎血管的问题和血液（质和量）的问题，最终导致心、脑、肾、眼球（底）等靶器官的病变。

二、基本概念

（一）脑卒中

脑卒中是急性的脑部血液循环障碍造成的局部脑损害，又叫中风或脑血管意外。脑卒中可分缺血性脑梗塞与出血性脑溢血。脑梗塞一般与动脉粥样硬化有关，由于脑血管腔变窄，流往大脑的血被阻塞，造成脑缺氧缺血，引起脑组织的软化、坏死，导致半身不遂等症。脑溢血与高血压有关，当血压突然升高，硬化的脑血管壁经不住高压的冲击而破裂出血。

（二）动脉粥样硬化

动脉粥样硬化是指动脉内膜有局限的损伤后，血液中的脂质就会在内膜上沉积，进而内膜纤维结缔组织增生，引起内膜局部有增厚或隆起，形成斑块，变硬而失去弹性，然后在斑块下面发生坏死、崩溃、软化，动脉内膜表面看上去像泼上一层米粥的样子，故称为粥样硬化。这种硬化的斑块形成局限性的狭窄，造成血管不同程度的阻塞，影响血流通畅，导致机体相应器官缺血，发生功能障碍。最容易产生粥样硬化的部位是冠状动脉、脑动脉，其次是肾动脉、腹主动脉和下肢动脉。

动脉粥样硬化是一种最有临床意义的动脉病变，对人类的威胁最大。肥胖、高脂血症、高血压、糖尿病、吸烟等是动脉粥样硬化形成的危险因素。

（三）高血压

高血压是以收缩压和舒张压升高为特征的一组临床证候群。血压的升高与冠心病、肾功能障碍、高血压心脏病及高血压并发脑卒中的发生存在明显的因果关系。最新的诊断标准是收缩压≥18.7kPa（140mmHg）或舒张压≥12kPa（90mmHg），即在尽量减轻或排除各种干扰因素，非同日3次静息血压（静坐5~15分钟）测量≥140/90mmHg（18.7/12.0kPa）则可诊断为高血压。

我国成人高血压患病率为18.8%，目前全国有高血压患者1.6亿，成为严重威胁我国人民健康的重要疾病。然而我国人群高血压的知晓率、治疗率和控制率仅分别为30.2%、24.7%和6.1%，处于较低水平，这是一组很令人担心的数字。（知晓率30.2%，即100个高血压病人中，只有30个人知道自己患了高血压，而那70个不知道自己患了高血压的人，还在大吃大喝、加班加点拼命挣钱，说不定哪一天就突然中风或者猝死了。）

高血压不仅是一个独立的疾病，也是脑卒中、冠心病、肾功能衰竭和眼底病变的重要危险因素，高血压病患者还常常伴有糖尿病等慢性疾患。

（四）高血脂

血液中的脂肪类物质，统称为血脂。血浆中的脂类包括胆固醇、甘油三酯、磷脂和非游离脂肪酸等，它们在血液中与不同的蛋白质结合在一起，以"脂蛋白"的形式存在。大部分胆固醇是人体自身合成的，少部分是从饮食中获得的。甘油三酯恰恰相反，大部分是从饮食中获得的，少部分是人体自身合成的。高血脂是指血中胆固醇（TC）和/或甘油三酯（TG）过高或高密度脂蛋白胆固醇（HDL－C）过低，现代医学统称之为血脂异常。

	正常	异常
总胆固醇（TC）	< 5.20mmol/L（200mg/dl）	> 5.20mmol /L（200mg/dl）
低密度脂蛋白胆固醇（LDL－C）	<3.12mmol/L（120mg/dl）	>3.12mmol/L（120mg/dl
高密度脂蛋白胆固醇（HDL－C）	<1.04mmol/L（40mg/dl）	>1.04mmol/L（40mg/dl）
甘油三酯（TG）	< 1.70mmol/L（150mg/dl）	>1.70mmol/L（150mg/dl）

（五）冠心病

冠心病是冠状动脉粥样硬化性心脏病的简称。是指供给心脏营养物质的血管——冠状动脉发生严重粥样硬化或痉挛（痉挛即异常收缩），使冠状动脉狭窄或阻塞，以及血栓形成造成管腔闭塞，导致心肌缺血缺氧或梗塞的一种心脏病，亦称缺血性心脏病。

冠心病是动脉粥样硬化导致器官病变的最常见类型，也是危害中老年人健康的常见病。本病的发生与冠状动脉粥样硬化狭窄的程度和支数有密切关系，但少数年轻患者冠状动脉粥样硬化虽不严重，甚至没有发生粥样硬化，也可以发病。

也有一些老年人冠状动脉粥样硬化性狭窄虽较严重，但并不一定都有胸痛、心悸等冠心病临床表现（如同时患有冠心病和糖尿病的病人）。因此，冠心病的发病机理十分复杂，总的来看，以器质性多见，冠状动脉痉挛也多发生于有粥样硬化的冠状动脉。

（六）心绞痛

心绞痛是由于冠状动脉供血不足，导致心肌急剧的、暂时的缺血与缺氧所引起的临床综合征。心绞痛这一术语已不限于仅指由心肌缺血所引起的疼痛表现，而包括了由心肌缺血所引起的诸多其他不适症状，如极度疲乏、胸闷不适和呼吸困难等被视为心绞痛的等同症状。典型心绞痛发作的特点主要包括5个方面。

1. 部位 心绞痛的典型部位是在胸骨体上段或中段之后，疼痛范围常不是很局限的，约有拳头和手掌大小，可波及心前区，甚至横贯前胸，界限不很清楚。常放射至左肩、左臂内侧达无名指和小指；或向上放射至颈、咽、下颌骨、牙齿、面颊，偶见于头部；向下放射至上腹部，少数也可放射至双腿及脚趾；向后放射至左肩胛骨，向右放射至右肩、右臂，甚至右手指内侧，但相对少见。一般而言，每次发作的疼痛部位是相对固定的。

2. 性质 典型症状表现为压榨样或紧缩样疼痛，约占心绞痛患者的60%左右，常伴有焦虑或濒死的恐惧感。不典型的症状是将疼痛描述为烧灼样或钝痛等，但很少形容为针刺样、刀割样疼痛。发作时诉胸憋、胸闷的也不少见。心绞痛发作时，病人往往不自觉地停止原来的活动，直至症状缓解。

3. 诱因 心绞痛最常见的诱发因素是体力活动或情绪激动（如焦急、愤怒、过度兴奋等）。此外，饱餐、便秘、寒冷、吸烟、心动过速或过缓、血压过高或过低、休克等也可诱发。疼痛发生于劳力或激动的当时，而不在一天或一阵劳累之后。典型的心绞痛常在相似的条件下发生，但有时同样的劳力只在早晨而不在下午引起心绞痛，提示与晨间痛阈较低有关。而有些心绞痛常发生于夜间睡眠、午休或白天平卧状态时，此即卧位型心绞痛。

4. 持续时间 心绞痛呈阵发性发作，疼痛出现后常逐步加重，在3~5分钟内逐渐消失，很少超过15分钟，如超过15分钟应考虑急性心肌梗死的可能。

5. 缓解方式 一般在停止诱发症状的活动后即可缓解，舌下含化硝酸甘油也能在3分钟之内缓解。在熟睡中发生的卧位型心绞痛，需立即坐起或站立才可逐渐缓解。

（七）心肌梗死

心肌梗死是指在冠状动脉病变的基础上，冠状动脉的血流中断，使相应的心肌出现严重而持久的急性缺血，最终导致心肌的缺血性坏死。发生急性心肌梗死的病人，在临床上常有持久的胸骨后剧烈疼痛、发热、白细胞计数增高、血清心肌酶升高以及心电图反映心肌急性损伤、缺血和坏死的一系列特征性演变（出现异常、持久的Q波或QS波以及持续1天以上的演进性损伤电流。当心电图出现这些肯定变化时，仅凭心电图即可作出诊断），并可出现心律失常、休克或心力衰竭，属冠心病的严重类型。

（八）猝死

即突然死亡。心源性猝死是指由于心脏病发作而导致的出乎意料的突然死亡。世界卫生组织规定，发病后 6 小时内死亡者为猝死，多数学者主张定为 1 小时，但也有人将发病后 24 小时内死亡者也归入猝死之列。各种心脏病都可导致猝死，但心脏病的猝死中一半以上为冠心病所引起。

（九）心律失常

心脏活动的频率和节律发生紊乱，称为心律失常。频率即每分钟心跳的次数，正常为 60～90 次/分，<60 次叫心动过缓，>100 次为心动过速。节律指每次心跳间隔的时间，正常的间隔时间是相等的，异常则不相等，如心律不齐、早搏等。

正常情况下，心脏的激动起源于窦房结，按一定顺序，及时依次下传至心房、房室连接处、房室束、左右束支及蒲金野氏纤维和心室肌，使全心肌激动。当激动的产生或传导发生异常时，就使心脏活动的频率和节律发生紊乱，称为心律失常。

（十）心衰

心力衰竭简称心衰，是指心脏当时不能搏出同静脉回流及身体组织代谢所需相称的血液供应（"出不敷入"）。往往由各种疾病引起心肌收缩力减弱，从而使心脏的血液输出量减少，不足以满足机体的需要，并由此产生一系列症状和体征。心瓣膜疾病、冠状动脉硬化、高血压、内分泌病、细菌毒素、急性肺梗塞、肺气肿或其他慢性肺脏疾患等均可引起心脏病而产生心力衰竭的表现。妊娠、劳累、静脉内大量补液等均可加重有病心脏的负担，而诱发心力衰竭。

（十一）糖尿病

糖尿病是由于体内胰岛素的问题，而导致葡萄糖、蛋白质及脂质代谢紊乱的一种综合征。最初发现于尿中有糖的病人，故名糖尿病。人体的主要营养物质是糖、脂质和蛋白质，这三大物质不断进行新陈代谢和能量转换。糖尿病恰恰就是这三大物质的新陈代谢和能量转换出了问题而引发，根本原因是体内缺乏胰岛素或拮抗胰岛素的激素增加，或胰岛素在靶细胞内不能发挥正常生理作用。

糖尿病的特征为血液循环中葡萄糖浓度异常升高，当尿糖、血糖过高时可出现典型的"三多一少"症状，即多饮、多尿、多食及体重减轻，且伴有疲乏无力。严重者可发生酮症酸中毒、高渗性糖尿病昏迷，且易合并多种感染。随着病程的延长，其代谢紊乱可导致眼、肾、神经、血管及心脏等组织器官的慢性进行性病变。若得不到及时、恰当的治疗，则可发生心脏病变、脑血管病变、肾功能衰竭、双目失明、下肢坏疽等而成为致死致残的主要原因。胰岛素及抗菌药是控制酮症及感染的有效药物。糖尿病病人 70% 以上死于心血管系统并发症，但如及早预防、病情控制较好，病人寿命可明显延长，劳动力可恢复至接近正常人水平。

三、心脑血管病之间及与糖尿病之间的关系

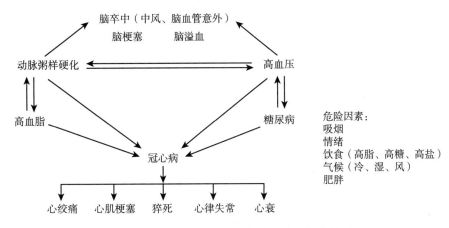

图 3 - 1　心脑血管病之间及与糖尿病之间的关系

第二节　老年高血压病

老年高血压病是老年人常见的疾病，能引起严重的心、脑、肾功能障碍，是脑卒中、冠心病发病的主要危险因素之一，也是老年人致死、致残的首要原因，所以，认识老年高血压病，积极予以干预、治疗，为当务之急。

一、老年高血压病的诊断

老年高血压病是指年龄在 60 岁以上的老年人群中，血压持续或 3 次非同日血压测量收缩压 ≥140mmHg 和（或）舒张压 ≥90mmHg；若收缩压 ≥140mmHg 且舒张压 <90mmHg 则诊断为老年单纯收缩期高血压。

二、老年高血压病的非药物治疗

老年高血压病的非药物治疗包括改善生活方式、消除不利于老年高血压病患者的心理和身体行为和习惯，以达到降低高血压及其心血管病发病率的目的。

（一）合理膳食

概括为 3 个"二"，即二减（减少钠盐与膳食脂肪）、二补（补充钾和钙）和二多（多吃蔬菜与水果）。

1. 减少钠盐　每日应逐渐减至 6g 以下（普通啤酒瓶盖去掉胶垫后，一平盖食盐约为 6g）。此外，我国膳食中约 80% 的钠来自烹调或含盐高的腌制品，因此，应少食各种咸菜及盐腌制品。

2. 减少脂肪的摄入，适量补充优质蛋白质　烹调时选用植物油，每周吃 2～3 次鱼类或禽类等，但高血压合并肾功能不全时，应限制蛋白质的摄入。

3. 补充钾和钙　含钾高的食品：如土豆、茄子、海带、莴笋；含钙高的食品：

牛奶、酸牛奶、虾皮、豆制品。少吃肉汤类，因为肉汤中含氮浸出物增加，能够促进体内尿酸增加，加重心、肝、肾脏的负担。

4. 多吃蔬菜与水果　每天吃新鲜蔬菜不少于8两，水果2～4两。

（二）戒烟

对高血压患者来说，戒烟是重要的。吸烟会导致血压的升高，同时心肌梗死的危害与吸烟指数的平方成正比。也就是说，吸烟量增加1倍，危害为4倍；吸烟量大2倍，危害达9倍。

（三）限酒

限制饮酒量可显著降低高血压的发病风险，每日酒精摄入量男性不应超过25g；女性不应超过15g。高血压患者如饮酒，则应控制白酒、葡萄酒（或米酒）与啤酒的量分别少于50ml、100ml、300ml。

（四）控制体重

最有效的减重措施是控制能量摄入和增加体力活动，通常以每周减重0.5～1kg为宜。

1. 控制能量摄入　在饮食方面，要遵循平衡膳食的原则，控制高热量食物（高脂肪食物、含糖饮料及酒类等）的摄入，适当控制主食（碳水化合物）用量。

2. 增加运动量　在运动方面，通常掌握"三五七"原则："三"是指每天步行3km，时间在30分钟以上；"五"是指每周要运动5次以上；"七"是指运动后的正常心率加年龄约为170，这样的运动属中等强度。

（五）减轻精神压力，保持心理平衡

保持良好的心境，几乎可以拮抗所有的内外不利因素。有研究指出，良好的心境是机体免疫功能处于最佳状态，对抵抗病毒、细菌及肿瘤至关重要。

三、老年高血压病的治疗

（一）降压目标

老年高血压病治疗的目的是最大限度地降低心脑血管病死亡和病残的总危险。因此，应在治疗高血压的同时，积极干预所有其他的可逆性心血管危险因素（如吸烟、血脂异常或肥胖等），《中国高血压防治指南》建议：① 普通高血压患者血压降至140/90mmHg以下；② 65岁及以上老年高血压患者的血压降至150/90mmHg以下；③ 伴有肾脏疾病、糖尿病和稳定性冠心病的高血压患者血压降至130/80mmHg以下；④ 脑卒中后的高血压患者一般血压降至140/90mmHg以下；⑤ 舒张压（低压）低于60mmHg的冠心病患者，应在密切监测血压的前提下逐渐实现收缩压（高压）达标。

（二）降压原则

（1）应根据患者的情况选择不同的药物，坚持以个体化为治疗准则。

（2）从小剂量开始，逐渐增加剂量，当不能控制血压时，换用另一种药物或小剂量联合用药，必须做到缓慢、温和、适度。

（3）老年人最好选用长效降压药，减少血压波动，防止靶器官损害。

（4）降压药通常需长期服用，应定期测量血压，根据自觉症状和血压水平调整用药剂量，血压不宜降得过快、过低。

（5）同时还应考虑到老年人肝、肾功能低下会影响药物的代谢过程。

四、中医穴位按摩控制血压

根据中医"平肝息风"的理论，对太阳、百会、风池等穴位加以按摩，可以调整微血管的舒缩作用，解除小动脉痉挛，从而疏通气血、调和阴阳，对高血压病的预防和治疗有明显作用。

1. 预备动作 坐在椅子或沙发上，姿势自然端正，正视前方。两臂自然下垂，双手手掌放在大腿上，膝关节呈 90 度角，两足分开与肩同宽，全身肌肉放松，呼吸均匀。

2. 按揉太阳穴 顺时针旋转一周为一拍，共做 32 拍。此法可疏风解表、清脑明目、止头痛。

3. 按摩百会穴 百会穴位于头顶正中央。用手掌紧贴百会穴旋转，一周为一拍，共做 32 拍。此法可降血压、宁神清脑。

4. 按揉风池穴 用双手拇指按揉双侧风池穴，顺时针旋转，一周为一拍，共做 32 拍。

5. 摩头清脑 两手五指自然分开，用小鱼际从前额向耳后按摩，从前至后弧线行走一次为一拍，共做 32 拍。此法可疏经通络、平肝息风、降血压、清脑。

6. 擦颈 用左手掌大鱼际擦抹右颈部胸锁乳突肌，再换右手擦左颈，一次为一拍，共做 32 拍。此法可解除胸锁乳突肌痉挛，并降血压。

7. 揉曲池穴 先用右手按揉左肘关节处曲池穴，再换左手按揉右肘，旋一周为一拍，共做 32 拍。此法可清热、降压。

8. 揉内关穴 用大拇指按揉内关穴，先揉左手后揉右手，顺时针方向按揉一周为一拍，共做 32 拍。此法可舒心开胸。

9. 揉足三里穴 分别用左右手拇指同时按揉左右小腿的足三里穴，旋一周为一拍，共做 32 拍。此法可健脾和胃、引血下行。

10. 扩胸调气 两手放松下垂，然后握空拳，屈肘抬至肩高，向后扩胸，最后放松还原。

【注意】 以上 10 节降压操做一遍大约需 10 分钟，简单易学。按摩穴位时要准确，以局部酸胀、皮肤微红为度。

五、健康小贴士

1. 不可以自我感觉来估计血压高低 这种做法往往是不准确的，特别是长期高血压患者，由于对高血压产生"适应性"，所以即使血压明显升高，仍可不出现任何感觉不适。

2. 不要认为患有高血压就不能运动 老年高血压病人可根据季节、气候来选择运动时间和项目，秋冬季节宜将运动时间放在下午，春夏季节则可在上午进行锻炼；运动项目以步行为主，可配合太极拳、体操、健身操、羽毛球、门球等，要注意防止运动量过大和过于剧烈；运动时间一般掌握在每次1小时左右，每周3次．

3. 降压药治疗误区 ① 病情重时才用药，病情轻时不用药；② 用药不规范，断断续续服药；③ 血压一下降，立即停药；④ 长时间服药，而不定期复查血压；⑤ 单纯依赖降压药，不做综合性治疗；⑥ 认为降压药属于"顶药"，服不服药没有多大差别；⑦ 盲目长期服用一种降压药，服药只作为一种"生活习惯"，不讲究实效；⑧ 不求医，自行购买降压药；⑨ 自认为血压只是偏高，不值得治疗；⑩ 不根据具体情况，一味追求血压降到正常水平等。

4. 控制血压"保健三招"

（1）"三个半分钟"：夜间起床醒来睁开眼睛后，继续平卧，半分钟，再在床上坐半分钟，然后双腿下垂床沿半分钟，最后才下地活动。

（2）"三个半小时"：早上走半小时、中午睡半小时、晚上散步半小时。

（3）"三杯水"：晚上睡前饮一杯温开水，半夜醒来饮一杯温开水，早晨起床饮一杯温开水。

5. 家庭护理注意事项

（1）注意早晨血压急剧升高的现象。

（2）注意季节、气候、情绪及体力负荷强弱的变化。

（3）在降压治疗过程中，要注意老年人发生体位性低血压情况，特别是在卧位起床或站立时要加强监护。

（4）注意有的患者到医院就诊时显示高血压，回到家中血压就正常的"白衣高血压"现象。

6. 老年高血压防治口诀

菜中碘盐晚放点，口味别咸清淡点。戒烟限酒自觉点，体重腰围控制点。

身腰腿脚勤快点，鲜菜水果多吃点。五谷大豆杂食点，肥肉荤油少吃点。

开水牛奶多喝点，精神愉快放松点。休息睡眠充足点，每日两便通畅点。

血压心率常测点，勤看医生定期点。治疗达标是要点，吃药按时按量点。

要想活得滋润点，防治知识多懂点。科普讲座多听点，心态平衡多笑点。

思想态度重视点，行动改革紧跟点。养成习惯坚持点，身体健康长寿点。

——卫生部健康中国2020战略规划研究专家　胡卫民教授

第三节　高脂血症

一、概念

脂肪代谢或运转异常使血浆中一种或多种脂质高于正常称为高脂血症。高脂血症是一种全身性疾病，指血中总胆固醇（TC）和/或甘油三酯（TG）过高或高密度脂蛋白胆固醇（HDL－C）过低，现代医学称之为血脂异常。脂质不溶或微溶于水，必须与蛋白质结合以脂蛋白形式存在，因此，高血脂症通常也称为高脂蛋白血症。

二、分类

根据血清总胆固醇、甘油三酯和高密度脂蛋白－胆固醇的测定结果，高脂血症分为以下 4 种类型。

（一）高胆固醇血症

血清总胆固醇含量增高，超过 5.2mmol/L，而甘油三酯含量正常，即甘油三酯 <1.70mmol/L。

（二）高甘油三酯血症

血清甘油三酯含量增高，超过 1.70mmol/L，而总胆固醇含量正常，即总胆固醇 <5.2mmol/L。

（三）混合型高脂血症

血清总胆固醇和甘油三酯含量均增高，即总胆固醇超过 5.2mmol/L，同时甘油三酯超过 1.70mmol/L。

（四）低高密度脂蛋白血症

血清高密度脂蛋白－胆固醇（HDL－C）含量降低，低于 0.91mmol/L。

三、病因

（一）原发性高脂血症

1. 遗传因素 遗传可通过多种机制引起高脂血症，某些可能发生在细胞水平上，主要表现为细胞表面脂蛋白受体缺陷以及细胞内某些酶的缺陷（如脂蛋白酯酶的缺陷或缺乏），也可发生在脂蛋白或载脂蛋白的分子上，多由于基因缺陷引起。

2. 饮食因素 饮食因素作用比较复杂，高脂蛋白血症住院患者中有相当大的比例是与饮食因素密切相关的。

3. 血液中缺乏负离子（负氧离子） 临床实验表明：血液中的正常红细胞、胶体质点等带负电荷，它们之间相互排斥，保持一定的距离，而病变老化的红细胞由于电子被争夺，带正电荷，正负相吸，则将红细胞凝聚成团，造成血液黏稠。

（二）继发性高脂血症

继发性高脂血症是由于其他原发疾病所引起的高脂血症，这些疾病包括糖尿病、肝病、甲状腺疾病、肾脏疾病、胰腺疾病、肥胖症、糖原累积病、痛风、阿狄森病、柯兴综合征、异常球蛋白血症等。

1. 糖尿病与高脂蛋白血症 在人体内，糖代谢与脂肪代谢之间有着密切的联系，临床研究发现，约 40% 的糖尿病患者可继发引起高脂血症。

2. 肝病与高脂蛋白血症 现代医学研究资料证实，许多物质包括脂质和脂蛋白等是在肝脏进行加工、生产和分解、排泄的。一旦肝脏有病变，则脂质和脂蛋白代谢也必将发生紊乱。

3. 肥胖症与高脂蛋白血症 临床医学研究资料表明，肥胖症最常继发引起血甘油三酯含量增高，部分患者首先血胆固醇含量也可能会增高，大多主要表现为Ⅳ型高脂蛋白血症，其次为Ⅱb型高脂蛋白血症。

四、病理生理

血脂主要包括胆固醇（或称总胆固醇，TC）和甘油三酯（TG），在血液循环中以非游离状态存在，和蛋白结合成大分子脂蛋白运输。主要的脂蛋白有4种：乳糜微粒、极低密度（前-β）脂蛋白（VLDL）、低密度（β-）脂蛋白（LDL）和高密度（α-）脂蛋白（HDL），这些蛋白是紧密相联的。

如果脂蛋白所含的脂肪比蛋白质更多的话，他们就会比较大且密度较小。它们是基于电泳以及差速离心数据而分类的。

·乳糜微粒将甘油三酯（脂肪）从肠道带往肝脏、骨骼肌和脂肪组织。
·极低密度脂蛋白（VLDL）将（新合成的）甘油三酯从肝脏带往脂肪组织。
·中间密度脂蛋白（IDL）的密度和大小介于极低密度脂蛋白与低密度脂蛋白之间。在血液中常检测不到它们的存在。
·低密度脂蛋白（LDL）将胆固醇从肝脏带到身体细胞中。低密度脂蛋白有时也叫作"坏胆固醇"脂蛋白。
·高密度脂蛋白（HDL）从身体组织中收集胆固醇并将它们带回肝脏。高密度脂蛋白有时也叫作"好胆固醇"胆蛋白。

五、临床表现

（一）轻度高血脂

通常没有任何不舒服的感觉，但没有症状不等于血脂不高，定期检查血脂至关重要。

（二）一般高血脂

（1）多表现为头晕、神疲乏力、失眠健忘、肢体麻木、胸闷、心悸等，有时会与其他疾病的临床症状相混淆，有的患者血脂高但无症状，常常是在体检化验血液时发现。另外，高脂血症常常伴随着体重超重与肥胖。

（2）高血脂较重时会出现头晕目眩、头痛、胸闷、气短、心慌、胸痛、乏力、口角歪斜、不能说话、肢体麻木等症状，最终会导致冠心病、脑中风等严重疾病，并出现相应表现。

（3）长期血脂高，脂质在血管内皮沉积所引起的动脉粥样硬化，会引起冠心病和周围动脉疾病等，表现为心绞痛、心肌梗死、脑卒中和间歇性跛行（肢体活动后疼痛）。

（4）少数高血脂还可出现角膜弓和高脂血症眼底改变。角膜弓又称老年环，若发生在 40 岁以下，则多伴有高血脂症，以家族性高胆固醇血症多见，但特异性不强。高脂血症眼底改变是由于富含甘油三酯的大颗粒脂蛋白沉积在眼底小动脉上引起光折射所致，常常是严重的高甘油三酯血症并伴有乳糜微粒血症的特征表现。

六、诊断标准

（一）总胆固醇

1. 正常值 成人 2.9~6.0mmol/L。

2. 增高

（1）胆固醇 >6.2mmol/L 为高胆固醇血症，是导致冠心病、心肌梗死、动脉粥样硬化的高度危险因素之一。

（2）高胆固醇饮食、糖尿病、肾病综合征、甲状腺功能减退可见胆固醇升高。

（3）胆总管堵塞，如胆道结石，肝、胆、胰腺肿瘤时，总胆固醇增高伴黄疸。

3. 降低

（1）严重肝脏疾患，如重症肝炎、急性肝坏死、肝硬化等。

（2）严重营养不良。

（3）严重贫血者，如再生障碍性贫血、溶血性贫血。

（二）甘油三酯

1. 正常值 0.56~1.7mmol/L 。国际上推荐，男性：0.45~1.7 mmol/L；女性：0.40~1.53mmol/L。

2. 增高

（1）见于动脉粥样硬化、肾病综合征、原发性高脂血症、糖尿病、胰腺炎、脂肪肝、阻塞性黄疸。

（2）妊娠和口服避孕药也可以引起增高。

（三）高密度脂蛋白胆固醇

1. 正常值 男性：1.14~1.76mmol/L；女性：1.22~1.91mmol/L。

2. 降低

（1）高密度脂蛋白胆固醇 <0.9mmol/L，胆固醇 >6.2mmol/L 是导致冠心病、心肌梗死、动脉粥样硬化的危险因素之一。

（2）患慢性肝病、肝硬化、冠心病、慢性肾功能不全等病时，高密度脂蛋白胆固醇降低。

（四）低密度脂蛋白胆固醇

1. 正常值 0~3.1mmol/L。

2. 增高 患动脉粥样硬化、冠心病、脑血管疾病此项会增高。

（五）载脂蛋白

（1）载脂蛋白 A：男：0.96~1.76g/L；女：1.03~2.03g/L。

（2）载脂蛋白 B：男：0.43~1.28g/L；女：0.42~1.12g/L。

载脂蛋白 A 的水平与冠心病发生呈负相关，冠心病患者载脂蛋白 A 明显低于健康者。A/B < 1 可视为心血管疾病的危险指标，比单独测定载脂蛋白 A 或 B 更有意义。

（3）肾病综合征、活动型肝炎、肝实质损害、糖尿病等也可见载脂蛋白 A 降低、B 增高。

七、化验检查

（一）血脂

	理想水平	临界水平	过高
血浆总胆固醇（mmol/L）	< 5.2	5.2 ~ 6.2	≥6.2
血浆甘油三酯（mmol/L）	< 1.7	1.7 ~ 2.3	≥2.3

（二）脂蛋白

测定 LDL 和 HDL 比总胆固醇更有意义。LDL 水平升高与心血管疾病患病率和病死率升高相关，HDL 水平升高有利于防止动脉粥样硬化发生。

八、药物治疗

目前，对高血脂的治疗大部分还是依靠药物治疗，但是药物的副作用是不言而喻的。应在咨询专业医生之后，由医生根据具体病因、病情做出选择。治疗高脂血症的药物主要有：

（1）羟甲戊二酰辅酶 A 还原酶抑制剂（他汀类）：是目前临床应用最广泛的一类药物。

（2）苯氧乙酸类调脂药（贝特类）。

（3）烟酸类调脂药。

（4）胆汁酸螯合剂。

（5）胆固醇吸收抑制剂。

（6）胆固醇合成抑制剂。

（7）$n-3$ 脂肪酸、$n-3$（$\omega-3$）长链多不饱和脂肪酸。

（8）普罗布考。

九、饮食原则

饮食调理总的原则为：控制总热量，限制脂肪，减轻体重，促使自己动用体内积存的脂肪。

（一）保持每日食物的多样性

每日人体需要的营养素超过 40 种，靠一种或简单的几种食物根本不能满足正常的营养需要。因此，应按照合理比例，广泛摄入各类食物，包括谷类、动物性食物、蔬菜和水果、豆类制品、奶类制品和油脂，以达到平衡膳食，才能满足人体对各种营养的需要。

（二）谷类是每日饮食的基础

随着生活水平的提高，我国很多大城市已经出现动物性食物的消费量超过谷类消费量的倾向，对脂肪肝及其他一些慢性病的预防极为不利。因此，要大力提倡并发扬以"谷类为主"的中国膳食的良好传统，避免"肉类为主"西方膳食的弊端。而在谷类食物中，应提倡选用部分粗杂粮。

（三）适量进食动物性食物

动物性食物是优质蛋白质、脂溶性维生素和矿物质的良好来源。合理适量进食动物性食物，不仅不会导致脂肪肝及其他慢性疾病的发生或加重，相反，由于动物性蛋白质的氨基酸模式更适合人体需要，其赖氨酸含量较高，有利于补充谷类蛋白质中赖氨酸的不足；同时鱼类（特别是海产鱼）所含的不饱和脂肪酸较多，在预防慢性疾病方面有独到的作用。因此，每日进食 1~2 两瘦肉（禁肥肉和荤油），每周进食 2~3 次鱼（特别是海鱼）对防治脂肪肝是适合的。

（四）每日进食适量豆类及其制品

大豆卵磷脂有促进肝中脂肪代谢、防止脂肪肝形成的作用。它所含有的植物固醇不被人体吸收，且能够抑制动物胆固醇的吸收。大豆异黄酮还具有一定的抗氧化作用，这对于脂肪肝患者来说都是必需的。但由于氨基酸不能在体内贮存，过多摄入豆类制品反而无益处。每日进食 2 两左右的豆类制品是适宜的。

（五）每日吃 500g 蔬菜和适量水果

蔬菜和水果含有丰富的维生素、矿物质、膳食纤维和天然抗氧化物。建议在食物多样性的原则指导下，多选用红、黄、深绿的蔬菜和水果，因为它们是胡萝卜素、维生素 B_2、维生素 C 等的重要来源。为预防高血脂的发生，每日进食 500g 蔬菜（正餐）和 2 个水果（加餐）是必需的。应注意的是，水果一般作为加餐食用，也就是在两次正餐中间（如上午 10 点或下午 3 点），不提倡在餐前或餐后立即吃水果，以避免一次性摄入过多的糖类而使胰腺负担过重。

（六）控制能量摄入

对于高血脂患者热能供给不宜过高。从事轻度活动的高血脂病人每日供能 30~35kcal/kg，以避免加重脂肪堆积。对于肥胖或超重者，每日 20~25kcal/kg，控制或减轻体重。

（七）适当提高蛋白质摄入量

可采用高蛋白饮食（1.5~1.8g/kg 体重），以避免体内蛋白质消耗，有利于肝细胞的修复和再生。保持氨基酸的平衡很重要。蛋白质中蛋氨酸、胱氨酸、色氨酸、苏氨酸和赖氨酸等均有抗脂肪肝作用。

（八）减少糖类和甜食

过多的糖类可转变为脂肪，导致肥胖，促使脂肪肝的形成。糖类应主要由谷粮供应，不食精制糖类、蜂蜜、果汁、果酱、蜜饯等甜食和甜点心。

（九）控制脂肪和胆固醇

植物油不含胆固醇，所含谷固醇或豆固醇与必需脂肪酸有较好的趋脂作用，可阻止或消除肝细胞的脂肪变性，对防治脂肪肝有益处。对于脂肪肝患者来说，全日食物和烹调油所供给总量不宜超过40g，对于胆固醇高的食物宜适量控制。

（十）每日补充膳食纤维

饮食应粗细搭配，保证有足够的膳食纤维。增加维生素、矿物质的供给既可补充患病时的缺乏，又有利于代谢废物的排除，对调节血脂、血糖水平也有良好的作用。每日应在膳食中添加燕麦片、荞麦等粗粮，以及海带、魔芋和新鲜蔬菜等富含膳食纤维的食物。

（十一）限制钠盐的摄入

饮食应以清淡为宜，少吃咸食。吃盐过多，会使血管硬化和血压升高。每天吃盐应在5g以下为宜。

（十二）宜多食含钾食物

钾在体内能缓解钠的有害作用，促进钠的排出，可以降压。豆类、番茄、乳品、海带、鲜蘑菇及各种绿叶蔬菜都含较丰富的钾，水果中的橘子、苹果、香蕉、梨、菠萝、猕猴桃、核桃、山楂、西瓜等也富含钾。

（十三）多食含钙食物

美国医学专家认为，高血压患者每天坚持食入高钙食物，能有明显的降压效果。含钙的食物有奶制品、豆制品、花生、红枣、海带、黑木耳、核桃、鱼等。

（十四）适量食用橄榄油

橄榄油中单不饱和脂肪酸的含量高达80%，还含有对心血管健康有益的角鲨烯、谷固醇、维生素A原和维生素E等成分。这些成分使得橄榄油有很强的抗氧化、预防心血管疾病的能力。在大量进食橄榄油的一些地中海国家，心血管疾病的发病率远远低于欧洲其他国家。此外，最新的研究表明，常食用橄榄油还可预防钙质流失、预防胆结石、高血压、减少癌症发病率以及降低胃酸、降低血糖等。因此，橄榄油被誉为"绿色保健食用油"确是实至名归。

（十五）禁止饮酒

酒精对人体的影响是弊多利少。首先，酒精含有高热能，1g酒精可以产生7kcal的热量，是导致肥胖的重要饮食因素。其次，酒精的最大危害是损害肝脏，导致脂肪肝，严重时还会造成酒精性肝硬化。此外，长期饮酒还可能使血脂水平升高、动脉硬化；增加心脑血管病发生的危险；增加患高血压、中风等危险。因此，高血脂患者必须禁酒。

（十六）蛋白质摄入应以植物蛋白为主

植物蛋白以大豆及其制品为好。一方面，其所含蛋白质量多质好；另一方面，不含胆固醇，具有降脂作用，故可代替部分动物性食物，如肉类等。

（十七）脂肪摄入应以不饱和脂肪酸为主

富含饱和脂肪酸的猪油、牛油、羊油、奶油、黄油等应少用，最好不用。可以植物油代替部分动物油。同时，花生、核桃、芝麻、瓜子中含脂肪也相当多，应尽量不吃或少吃以减少油类摄入。

（十八）少喝咖啡

咖啡因会增加体内的胆固醇，因此，应尽量少喝咖啡，并禁服含有咖啡因的药物。

（十九）改变食物的烹调方式

在烹调动物性食品中，绝对避免油炸。较适宜的方法是蒸和烤，这样才能使食物中的油脂滴出。

十、降脂食品

（一）鱼类

鱼类中含的饱和脂肪极少，尤其是来自深海的冷水鱼类，含有大量的 ω-3 脂肪酸。据美国科学家的研究证明，服用 ω-3 脂肪酸（EPA 和 DHA 补充剂）的人，胆固醇和甘油三酯的含量、血液黏稠度均有降低，而且还有降低血压的作用。

（二）水果蔬菜

食用水果、蔬菜、水溶性纤维有利于降低胆固醇。水溶性纤维（如全麦麸）能预防便秘，但对降低胆固醇没有助益。含水溶性纤维的食物有豆子、枣、苹果、无花果、干梅子、花椰菜、燕麦麸等。干梅子内含 60% 属于可溶性的果胶；黄豆及其制品也具有同样的功效；魔芋食品中也含有大量的水溶性纤维。

（三）大蒜

研究人员发现，每天吃半颗蒜头（整颗更好），不仅可帮助降低 10% 的胆固醇，而且还能降低血压。蒜头里有益健康的活性成分是——蒜氨酸。每日服用 900mg 的无味蒜头胶囊和吃大蒜的效果是一样的。

（四）洋葱

洋葱也可以降低胆固醇和血压，并有降低血液黏度的功效，作用和药物阿司匹林颇类似。

（五）银杏

银杏可以降血脂及血胆固醇，减少心肌的耗氧量，预防动脉硬化、心肌梗死，防止形成血栓。

（六）鱼油

鱼油中含有的 EPA 被誉为"血管清道夫"，是合成前列腺素的主要成分。作用为：①调节血脂，降低血液中低密度脂蛋白浓度，升高高密度脂蛋白的浓度；②抗血小板凝集，降低血液黏稠度，增强循环系统的健康，预防血栓形成，改善脑供血不足、头晕头疼等症状，预防脑血栓和脑梗塞；③增强心脑血管的健康及肾脏功能。

十一、食疗药膳

（1）冬青子 1500g，蜂蜜适量。将冬青子加水煎熬 2 次，每次 1 小时，去渣，合并两次药液浓缩成膏状，烤干碾碎，加入适量蜂蜜混匀，贮瓶备用。每日服用量相当于生药冬青子50g，分3次空腹服，1个月为1疗程。主治高脂血症。

（2）大藕4节，绿豆200g，胡萝卜125g。将绿豆洗净水泡半日，滤干，胡萝卜洗净，切碎捣泥，二物加适量白糖调匀待用。将藕洗净，在靠近藕节的一端用刀切下，切下的部分留好。将调匀的绿豆萝卜泥塞入藕洞内，塞满塞实为止。再将切下的藕节部分盖好，用竹签或线绳插牢或绑好，上锅水蒸熟，可当点心吃。经常食用，可降低血脂、软化血管。主治高脂血症。

（3）茵陈20g，生山楂15g，生麦芽15g。将上药放入砂锅内加水适量，煎煮20分钟，过滤留汁，再煎20分钟，去渣取汁，将两煎药汁混匀，每日2次，每次100ml，可连服半月。可清肝利胆，清热化湿，醒脾去脂。主治高血脂早期患者。

（4）经常食用大蒜，对高脂血症和冠心病有良好的防治效果，并可预防中风的发作。每天早晨空腹吃糖醋（腌制）大蒜1~2球，并连带喝一些糖醋汁，连吃10~15天，能使血压比较持久地下降。但是，由于大蒜有刺激作用，眼睛和胃有炎症者特别是溃疡病患者，不宜食用。

十二、睡前五忌

1. 忌枕头过高　头部铺垫过高，致颈部肌肉和韧带过度牵拉，会阻断颈部血管血流，造成脑供血不足，容易导致脑梗塞。

2. 忌吃得过饱　饱餐后血液会向胃肠道集中，心脑的血流就相对减少，易引起脑梗塞、心绞痛、心肌梗死等疾病。

3. 忌服用大剂量安眠药、作用较强的降压药或血管扩张药　这些药物会减缓血流，使血液黏稠度增高，大脑血液灌注障碍，易导致缺血性脑中风。

4. 忌酗酒　酗酒后，血浆及尿中儿茶酚胺含量迅速增加，因儿茶酚胺是升高血压的元凶，加之高血脂病人常合并动脉粥样硬化和高血压，容易导致脑中风和猝死。

5. 忌抽烟　烟草中的有害成分可使血管痉挛收缩、血压升高，还能使血小板聚集形成栓塞，从而导致冠心病、心绞痛甚至心肌梗死的发生。

（廖慧玲）

第四节　冠心病

一、概念

冠心病（"冠状动脉粥样硬化性心脏病"的简称）是指供给心脏营养物质的血管冠状动脉发生严重粥样硬化或痉挛，使冠状动脉狭窄或阻塞，以及血栓形成造成管腔闭塞，导致心肌缺血缺氧或梗塞的一种心脏病，亦称缺血性心脏病。

冠心病心绞痛属于中医"胸痹""真心痛"的范畴。《金匮要略》云："阳微阴弦，即胸痹而痛，所以然者，责其极虚也。"本病多属本虚标实，本为心气虚，标为血瘀、痰浊、气滞所致。

二、概况

冠心病是大多数发达国家的头号死亡原因，占总死亡人数的50%，全球每年有超过1300万人死于心血管疾病，有4500万心肌梗死后患者；有4000万人患有心绞痛。近年来，冠心病的发病率呈逐年上升趋势；急性冠心病发病率1974年为21.6/10万，现在高达47.9/10万，心肌梗死的年平均增长率达到了4.32%。我国冠心病发病率也呈逐年上升趋势。

三、危险因素

（一）年龄和性别

45岁以上的男性，55岁以上或者绝经后的女性。

（二）家族史

父兄在55岁以前，母亲/姐妹在65岁前死于心脏病。

（三）血脂异常

低密度脂蛋白胆固醇LDL – C过高，高密度脂蛋白胆固醇HDL – C过低。

（四）其他

高血压、糖尿病、吸烟、超重、肥胖、痛风、不运动等。

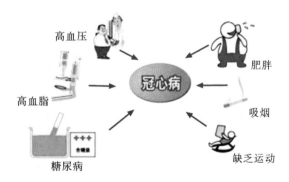

图3 – 2 冠心病发生的危险因素

四、发病机制

由于脂质代谢不正常，血液中的脂质沉着在原本光滑的动脉内膜上，一些粥样的脂类物质在动脉内膜上堆积而成白色斑块，这些斑块渐渐增多造成动脉管腔狭窄，使血流受阻，导致心脏缺血，产生心绞痛。如果动脉壁上的斑块形成溃疡或破裂，就会形成血栓，使整个血管血流完全中断，发生急性心肌梗死，甚至猝死。

冠心病另一少见的发病机制是冠状动脉痉挛（血管可以没有粥样硬化），产生变异性心绞痛，如果痉挛超过30分钟，也会导致急性心肌梗死（甚至猝死）。

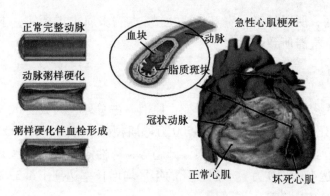

图 3 - 3   冠心病发病机制

五、冠心病临床分型

临床分为隐匿型、心绞痛型、心肌梗死型、心力衰竭型（缺血性心肌病）、猝死型 5 个类型。其中最常见的是心绞痛型，最严重的是心肌梗死和猝死两种类型。

（一）隐匿型

即无症状心肌缺血型，有广泛的冠状动脉阻塞、心肌缺血，却没有心绞痛发作。

（二）心绞痛型

心绞痛是一组由于急性暂时性心肌缺血、缺氧所起的证候群。

（1）胸部压迫窒息感、闷胀感、剧烈的烧灼样疼痛，一般疼痛持续 1～5 分钟，偶有长达 15 分钟，可自行缓解。

（2）疼痛常放射至左肩、左臂前内侧直至小指与无名指。

（3）疼痛在心脏负担加重（例如体力活动增加、过度的精神刺激和受寒）时出现，在休息或舌下含服硝酸甘油数分钟后即可消失。

（4）疼痛发作时，可伴有（也可不伴有）虚脱、出汗、呼吸短促、忧虑、心悸、恶心或头晕症状。

（三）心肌梗死型

心肌梗死时表现为持续的剧烈压迫感、闷塞感，甚至刀割样疼痛，位于胸骨后，常波及整个前胸，以左侧为重。部分病人可向左臂尺侧向下放射，引起左侧腕部、手掌和手指麻木感。有时候可表现为上腹部疼痛，部分病人可放射至上肢、肩部、颈部、下颌，以左侧为甚，休息和含化硝酸甘油不能缓解，伴有烦躁不安、恶心、呕吐、心悸、头晕、极度乏力、呼吸困难、濒死感，持续 30 分钟以上。发现这种情况应立即送医院就诊。

（四）心力衰竭型（缺血性心肌病型）

部分患者原来有心绞痛发作，以后由于病变广泛，心肌广泛纤维化，心绞痛虽然逐渐减少，甚至消失，却出现心力衰竭的表现，如气紧、水肿、乏力等，还有各种心律失常。部分患者可以从来没有心绞痛，而直接表现为心力衰竭或心律失常。

（五）猝死型

是最严重的一种，指由于冠心病引起的不可预测的突然死亡，在急性症状出现以后 6 小时内发生心脏骤停所致。

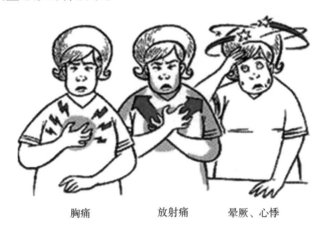

胸痛　　　　　放射痛　　　　晕厥、心悸

六、常用检查方法

（一）心电图

心电图是冠心病诊断中最早、最常用和最基本的诊断方法，与其他诊断方法相比，心电图使用方便，易于普及，当患者病情变化时便可及时捕捉其变化情况，并能连续动态观察和进行各种负荷试验，以提高其诊断敏感性，无论是心绞痛或心肌梗死，都有其典型的心电图变化，特别是对心律失常的诊断更有其临床价值。

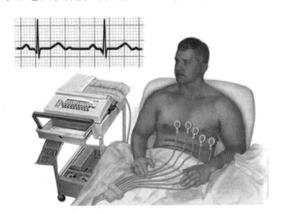

图 3 - 4　心电图检查

（二）心电图负荷试验

主要包括运动负荷试验和药物试验（如潘生丁、异丙肾试验等），心电图是临床观察心肌缺血最常用的简易方法，当心绞痛发作时，心电图可以记录到心肌缺血的心电图异常表现。许多冠心病患者尽管冠状动脉扩张的最大储备能力已经下降，但在静息状态下冠状动脉血流量仍可维持正常，无心肌缺血表现，心电图可以完全正常，为揭示减少或相对固定的血流量，可通过运动或其他方法，给心脏以负荷，诱发心肌缺血，进而证实心绞痛的存在，运动试验对于缺血性心律失常及心肌梗死后的心功能评价也是必不可少的。

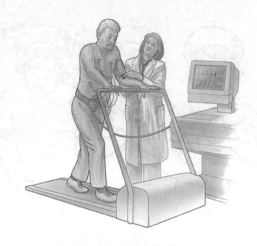

图 3 - 5　运动平板试验示意图

（三）动态心电图

是一种可以长时间连续记录并分析心脏在活动和安静状态下心电图变化的方法，此技术于 1947 年由 Holter 首先运用于监测电活动的研究，所以又称 Holter 监测。常规心电图只能记录静息状态下短暂仅数十次心动周期的波形，而动态心电图于 24 小时内可连续记录多达 10 万次左右的心电信号，可提高对非持续性异位心律，尤其是对一过性心律失常及短暂的心肌缺血发作的检出率，扩大了心电图临床运用的范围，并且出现时间可与病人的活动与症状相对应。

（四）核素心肌显像

根据病史，心电图检查不能排除心绞痛时可做此项检查。核素心肌显像可以显示缺血区，明确缺血的部位和范围大小，结合运动试验再显像，可进一步提高检出率。

（五）冠状动脉造影

是目前冠心病诊断的"金标准"，可以明确冠状动脉有无狭窄，狭窄的部位、程度、范围等，并可据此指导进一步治疗所应采取的措施。同时，进行左心室造影，可以对心功能进行评价，冠状动脉造影的主要指征为：

（1）对内科治疗下心绞痛仍较重者，明确动脉病变情况以考虑旁路移植手术。

（2）胸痛似心绞痛而不能确诊者。

（六）心脏超声和血管内超声

心脏超声可以对心脏形态、室壁运动以及左心室功能进行检查，是目前最常用的检查手段之一，对室壁瘤、心腔内血栓、心脏破裂、乳头肌功能等有重要的诊断价值，血管内超声可以明确冠状动脉内的管壁形态及狭窄程度，是一项很有发展前景的新技术。

（七）心肌酶学检查

用于急性心肌梗死的诊断和鉴别诊断的重要手段之一，临床上根据血清酶浓度的序列变化和特异性同工酶的升高等肯定性酶学改变便可明确诊断是否为急性心肌梗死。

七、鉴别诊断

（一）心肌炎

为心肌中局限性或弥漫性的急性、亚急性或慢性的炎性病变。近年来病毒性心肌炎的发病率不断增加，病情轻重不同，表现差异很大，婴幼儿病情多较重，成年人多较轻，轻者可无明显病状，重者可并发严重心律失常、心功能不全甚至猝死。

急性期或亚急性期心肌炎病的前驱症状为发热、疲乏、多汗、心慌、气急、心前区闷痛等，检查可见期前收缩、传导阻滞等心律失常，谷草转氨酶、肌酸磷酸激酶增高，血沉增快，心电图、X 线检查有助于诊断。治疗包括静养，改进心肌营养，控制心功能不全与纠正心律失常，防止继发感染等。

（二）心包炎

可分为急性心包炎、慢性心包炎、缩窄性心包炎。患者可有发热、盗汗、咳嗽、咽痛，或呕吐、腹泻，心包很快渗出大量积液时可发生急性心脏填塞症状，患者胸痛、呼吸困难、紫绀、面色苍白，甚至休克，还可有腹水、肝肿大等症。

（三）胸膜炎

是胸膜的炎症，炎症消退后，胸膜可恢复至正常，或发生两层胸膜相互粘连。由多种病因引起，如感染、恶性肿瘤、结缔组织病、肺栓塞等，结核性胸膜炎是最常见的一种。干性胸膜炎时，胸膜表面有少量纤维渗出，表现为剧烈胸痛，似针刺状，检查可发现胸膜摩擦音等改变；渗出性胸膜炎时，随着胸膜腔内渗出液的增多，胸痛减弱或消失，病人常有咳嗽，可有呼吸困难，此外常有发热、消瘦、疲乏、食欲不振等全身症状，检查可发现心、肺受压的表现。在大量胸液时，可通过胸部检查和 X 线检查发现。

结核性胸膜炎的治疗主要包括结核药物治疗；加速胸液的吸收，必要时抽液治疗；防止和减少胸膜增厚和粘连，选用肾上腺皮质激素等。

八、治疗方法

目前冠心病的治疗有 3 种方法：药物治疗、介入治疗、外科搭桥手术。冠心病的治疗应以饮食生活习惯的改变及调脂治疗为基础，配合抗血小板药物、硝酸酯类及 β 受体阻滞剂等药物，以减轻病人的症状，提高生活质量，延长寿命。部分病人需要行介入性或外科手术治疗，以改善病人的症状及生存率。但应强调，介入治疗后一定要坚持长期的标准药物治疗。所以说，几乎所有的冠心病病人都应接受药物治疗，也就是说，药物治疗适用于所有冠心病病人。对同一病人来说，处于疾病的某一个阶段时可用药物理想地控制，而在另一阶段时单用药物治疗效果往往不佳，需要将药物与介入治疗或外科搭桥手术合用。一般来说，单纯药物治疗适合于早期临床症状轻微、冠脉造影狭窄小于 50% ~70% 的轻度冠心病病人，或高龄晚期重症冠心病因存在介入或外科搭桥术禁忌证而没有机会接受手术治疗的病人。

（一）药物治疗

是所有治疗的基础，通过增加心肌血流量，增加血氧供应；减低心肌耗氧量；改善血管内皮功能，防止心肌电及结构的重构，保护心肌等作用而缓解症状、减少心绞痛的发作及心肌梗死、突然死亡的发生，延缓冠脉病变的发展。

1. 硝酸酯类药物　作用机理是通过扩张静脉及外周动脉血管及冠状动脉，从而降低心肌氧耗量，增加心脏侧支循环血流，使心绞痛得到缓解。另外，它还有降低血小板黏附等作用。本类药物主要有：硝酸甘油、硝酸异山梨酯（消心痛）、5－单硝酸异山梨酯、长效硝酸甘油制剂（硝酸甘油油膏或橡皮膏贴片）等。硝酸酯类药物是稳定型心绞痛病人的常规一线用药。心绞痛发作时可以舌下含服硝酸甘油或使用硝酸甘油气雾剂。对于急性心肌梗死及不稳定型心绞痛患者，先静脉给药，病情稳定、症状改善后改为口服或皮肤贴剂，疼痛症状完全消失后可以停药。硝酸酯类药物持续使用可发生耐药性，有效性下降，最好间隔 8 ~12 小时服药，以减少耐药性。

2. 抗栓（凝）药物　血液中的凝血酶和血小板的作用是血栓形成中相互促进的 2 个主要环节，因此抗栓治疗主要针对这 2 个环节，分别称为抗凝治疗和抗血小板治疗。

（1）抗血小板药物：主要有阿司匹林、氯吡格雷（波立维）、阿昔单抗、前列环素、前列腺素 E_1 等。主要用于稳定型和不稳定型心绞痛，可以抑制血小板聚集，避免血栓形成而堵塞血管。阿司匹林为首选药物，维持量为每天 50 ~100mg 顿服。阿司匹林的副作用是对胃肠道的刺激，因此需晚餐后立即服下，胃溃疡患者要慎用。冠心病患者应坚持长期服用。介入治疗术后应坚持每日口服氯吡格雷 75mg，至少半年。

（2）抗凝药物：主要有肝素和低分子肝素、水蛭素、华法林等。主要用于不稳定型心绞痛和急性心肌梗死。

（3）溶血栓药：链激酶、尿激酶、组织型纤溶酶原激活剂等，可溶解冠脉闭塞处已形成的血栓，用于急性心肌梗死发作时的对症治疗。

3. β－受体阻滞剂　由于 β 受体阻滞剂能减慢心率，降低血压，减低心肌收缩力，从而降低病人的氧耗量，减少因用力、激动引起的症状性及无症状性心肌缺血的发作，提高病人运动耐量。同时 β 受体阻滞剂具有抑制交感神经过度活动的作用，减少由此引发的严重的甚至致命的心律失常。在无明显禁忌时，β 受体阻滞剂是稳定型心绞痛病人的一线用药。对不稳定型心绞痛的病人，可以降低急性心肌梗死的发生率，是非抗血小板治疗的首选药物，与硝酸酯类药物合用效果更佳。急性心肌梗死病人使用可以降低死亡率，也是心梗后及介入治疗后应长期坚持服用的药物。常用药物有：美托洛尔（50～100mg/日）、阿替洛尔（25～50mg/日）、比索洛尔（康可）（2.5～5mg/日）和兼有α受体阻滞作用的卡维地洛（6.125～12.25mg/日）、阿罗洛尔（10mg/日）等。上述药物可选用其中一种。

4. 钙离子拮抗剂 其作用为抑制或减少冠状动脉血管痉挛，抑制心肌收缩，扩张外周阻力血管及冠状动脉，降低心肌氧耗及增加冠脉血流，某些钙拮抗剂还能减慢心率。一般耐受好，能增加病人耐力及缓解症状，可用于稳定型心绞痛的治疗和冠脉痉挛引起的心绞痛。一般认为它们与β受体阻滞剂具有相同的效果，特别适用于某些有β受体阻滞剂禁忌的情况，例如哮喘、慢性气管炎及外周血管疾病等。常用药物有：维拉帕米（40mg，2次/日）、硝苯地平（10mg，3次/日）、硝苯地平控释剂（拜心同）（30mg/日）、硝苯地平缓释剂（络活喜）（5mg/日）、地尔硫卓（硫氮卓酮、合心爽）（30mg，3次/日）等。

5. 血管紧张素转换酶抑制剂/醛固酮受体拮抗剂 此类药物具有心血管保护作用，能够减轻冠状动脉内皮损伤，具有抗炎，促进血管扩张、抗血栓、抗凝集等作用。对于急性心肌梗死或近期发生心肌梗死合并心功能不全的患者，尤其是那些使用β受体阻滞剂和硝酸甘油不能控制缺血症状的高血压患者，应当使用此类药物。常用药物有：依那普利（10mg/日）、贝那普利（10mg/日）、雷米普利（2.5～5mg/日）、副辛普（10mg/日）等。但用药过程中要注意防止血压偏低。如出现明显的干咳副作用，可改用醛固酮受体拮抗剂（沙坦类）。

6. 调脂治疗 指对高密度脂蛋白、胆固醇、甘油三酯这3个指标进行调节，即提高高密度脂蛋白，降低胆固醇和甘油三酯，从而稳定冠状动脉病变处脂质斑块，防止其破裂及斑块继续增大，甚至使脂质斑消减。因此，适用于所有冠心病患者。冠心病患者应当改变不良的生活习惯，戒烟、低脂饮食、减轻体重、适当运动，常规测血胆固醇水平。对伴有高脂血症的病人，在改变生活习惯基础上给予调脂治疗。目前提倡用他汀类药物，常用药物有：洛伐他汀、普伐他汀、辛伐他汀、氟伐他汀、阿托伐他汀等。最近研究表明，他汀类药物可以降低死亡率及发病率。

（二）介入治疗

介入治疗不是外科手术而是一种心脏导管技术，具体来讲是通过大腿根部的股动脉或手腕上的桡动脉，经过血管穿刺把支架或其他器械放入冠状动脉里面，达到解除冠状动脉狭窄的目的。

介入治疗的创伤小，效果确切，风险小（＜1%）。普通金属裸支架的再狭窄率为15%～30%，药物涂层支架的应用进一步改善了支架术的长期疗效，一般人群再狭窄率仅3%，糖尿病和/或复杂病变再狭窄率约为10%，效果可与冠状动脉搭桥手术相媲美。

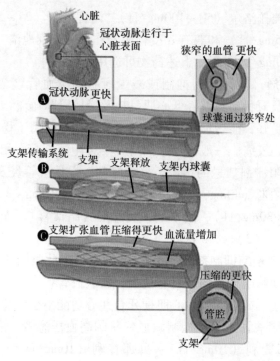

图 3 - 6 支架植入术图例

（三）手术治疗

即冠状动脉搭桥术（主动脉－冠状动脉旁路移植手术）。冠状动脉搭桥术是从患者自身其他部位取一段血管，然后将其分别接在狭窄或堵塞了的冠状动脉的两端，使血流可以通过"桥"绕道而行，从而使缺血的心肌得到氧供，而缓解心肌缺血的症状。

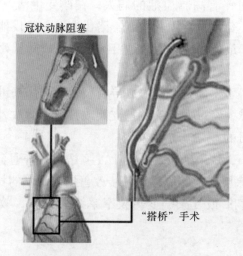

图 3 - 7 冠状动脉搭桥术示意图

此方法属心脏外科手术,创伤较大,但疗效确切。主要用于不适合支架术的严重冠心病患者(左主干病变、慢性闭塞性病变、糖尿病多支血管病变)。

九、中医调治冠心病

冠状动脉粥样硬化性心脏病(冠心病)在中医学属于"胸痹"范畴。中医学认为,本病内因为年老体虚、肾阳虚衰,导致心气不足或心阳不振;肾阴亏虚,则不能滋养五脏之阴,可引起心阴内耗、心阳不振,使气血运行失畅、心脉阻滞。外因为阴寒之邪乘虚侵袭,寒凝气滞,闭阻胸阳;饮食不节,以致脾胃损伤,运化失健,聚湿成痰,痰阻脉络,气滞血瘀,胸阳失展;情志失调,忧思伤脾,脾虚气结成痰,郁怒伤肝,肝郁气滞,灼津成痰,气血失畅,心脉闭阻,不通则痛,而发为胸痹。

(一)辨证分型

1. 实证

(1)心血瘀阻证:胸部刺痛,固定不移,入夜更甚,时有心悸不宁,舌质紫暗,脉象沉涩。治法:活血化瘀,通络止痛。

(2)痰浊壅塞证:胸闷如窒而痛,或痛引肩背,气短喘促,肢体沉重,形体肥胖,痰多,苔浊腻,脉滑。治法:通阳泄浊,豁痰开结。

(3)阴寒凝滞证:胸痛彻背,感寒而痛,胸闷气短,心悸,重则喘息,不能平卧,面色苍白,四肢厥冷,舌苔白,脉沉细。治法:辛温通阳,开痹散寒。

2. 虚证

(1)心肾阴虚证:胸闷且痛,心悸盗汗,心烦不寐,腰膝酸软,耳鸣,头晕,舌红或有紫斑,脉细涩。治法:滋阴益肾,养心安神。

(2)气阴两虚证:胸闷隐痛,时作时止,心悸气短,倦怠懒言,面色少华,头晕目眩,遇劳则甚,舌偏红或有齿印,脉细弱。治法:益气养阴,活血通络。

(3)阳气虚衰证:胸闷气短,甚则胸痛彻背,心悸,汗出,畏寒,肢冷,腰酸,乏力,面色苍白,唇甲淡白或青紫,舌淡白或紫暗,脉沉细。治法:益气温阳,活血通络。

(二)中成药

常用有宽胸气雾剂、麝香保心丸、复方丹参滴丸、冠心苏合香丸、速效救心丸等,疗效可靠。

1. 宽胸气雾剂 由檀香、细辛、荜茇、高良姜、冰片等组成,具有理气止痛,散寒通脉的作用。每次舌下喷雾1~2次,适用于心痛发作时的临时用药。

2. 麝香保心丸 由人工麝香、蟾酥、人参等组成。每次含服或吞服1-2粒,适用于心气虚弱、心脉不通之心痛。

3. 速效救心丸 由川芎、冰片等组成,每日3次,每次4~6粒。

4. 冠心苏合香丸 由冰片、苏合香、木香、檀香等组成,适用于寒凝心脉之心痛。

（三）敷贴疗法

1. 麝香心绞痛膏　将麝香保心丸 6 粒研成细末，用追风膏类贴于心前区痛处、心俞穴，每 3 日更换 1 次。

2. 补气活血软膏　黄芪、丹参、川芎、红花等分，加入少量冰片，研成细末，熬膏，敷于胸骨心跳处，每次 5g，每 3 日更换 1 次。

3. 穴位敷贴

（1）薤白、川芎、当归、石菖蒲、乳香、没药、丁香、冰片各适量，共研细末，麻油调匀成膏。取穴位：内关、心俞、肝俞、膻中等穴，每 3 日更换 1 次。

（2）丹参、三七、檀香、乳香、没药、桃仁、红花、王不留行、血竭、郁金、莪术、冰片等各适量，共研细末，配制成膏。将药膏敷贴于心俞、心前区，每 3 日更换 1 次。

（四）按摩疗法

冠心病除了采用药物、针灸等治疗方法外，按摩治疗也不失为一种有效的治疗手段，医生或患者家属如能正确地施行按、压、揉、推、拿等手法，同样可以取得比较好的治疗效果。

1. 点按内关穴　内关为手厥阴心包经之合穴。手厥阴心包经起于胸中，旁络三焦，其经络循行路线起于乳旁，外走上臂内侧，下行至中指指端。中医学认为，心经为本经，心包络经则与心经互相联络，心脏有邪，心包络直受其过，若心脏有病，可以反映于心包经络，内关是手厥阴心包络经的重要合穴，所以能治冠心病等心脏病。当心绞痛、心律失常发作时，用力不停点按内关穴，每次 3 分钟，间歇 1 分钟，能迅速止痛或调整心律。

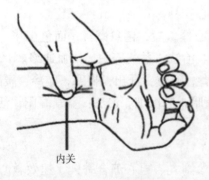

内关

图 3 - 8　点按内关穴

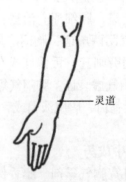

灵道

图 3 - 9　揉灵道穴

2. 揉按灵道穴　灵道为手少阴心经的经穴，位于小指内侧腕关节上 1 寸处。有人发现，约 91% 的冠心病患者，左侧灵道穴有明显的压痛感。冠心病发作时，可用拇指先轻揉灵道穴 1 分钟，然后重压按摩 2 分钟，最后轻揉 1 分钟，每天上下午各揉 1 次，10 天为一疗程，间歇 2～3 天，可进行下一疗程。经观察，揉按灵道穴治疗后心绞痛症状明显减轻，心电图亦有改善。

3. 按摩膻中、肺俞、心俞、厥阴俞　用拇指作按揉法、腕推法、一指禅点按法施力，每次 15 分钟，每天 1 次，15 次为一疗程。中医学认为：人体经络内联脏腑，外络肢节。冠心病患者在手少阴心经、手厥阴心包经的循经穴位，以前胸部的膻中穴、背部的心俞穴，均为较为敏感的压痛点，按摩这些穴位，能起到疏通气血、强心止痛的效果。

（五）饮食疗法

冠心病患者日常生活中应结合病情，有针对性地选用活血止痛、补心养心、安神镇静类的中药。自己配制药茶经常服用，简便易行，可缓解症状，更无副作用，对心血管也能起到良好的保健作用。

1. 三七花参茶 三七花、参三七各 3g，沸水冲泡，温浸片刻，频饮代茶。经药理分析发现，参三七有活血祛瘀止痛功效，对冠心病患者能起到扩张冠状动脉、增加冠状动脉血流量、减少心肌耗氧量的作用。

2. 红花檀香茶 红花 5g，檀香 5g，绿茶 1g，赤砂糖 25g。红花活血祛瘀，檀香功专理气止痛，绿茶可消食化痰，而赤砂糖配伍诸药，则有活血的功效。该茶剂性味偏于甘温，具有较好的活血化瘀止痛作用，可缓解冠心病患者心胸窒闷、隐痛等症状。

3. 麦冬生地茶 麦冬、生地黄各 30g，水煎代茶饮服。不仅有明显的清热养阴生津作用，而且能补气和养心，有助于改善心肌营养，提高心肌耐缺氧能力。药理实验发现，口服麦冬煎剂能缓解心绞痛及胸闷等症状，麦冬所含氨基酸及糖类化合物有显著的增强心肌耐缺氧作用。

十、康复锻炼

运动量宜从轻量级开始，如轮替活动肢体、屈膝、摆动双臂、活动颈肩关节、起坐，然后下床，坐在椅上，自己进餐、洗漱、入厕，逐渐增加活动量，以达到或接近心肌梗死前的活动度为准。

步行是最方便的运动方式。多访友，做消遣活动，尽量避免奔跑、纵跃，因为有时会因此引起体位性低血压等不良反应。太极拳也是冠心病患者的良好锻炼方式。高龄患者出汗反应差，因此散热也慢，故不耐热，所以在气温高时、或湿度高的情况下，应暂停运动锻炼。

十一、心肺耐力训练

1. 训练强度 运动时的心率应保持在储备心率（HRR）的 40% 到 85% 之间。

40% HRR =（220 - 年龄 - 静态心率）×40% + 静态心率

85% HRR =（220 - 年龄 - 静态心率）×85% + 静态心率

另外也可以通过"RPE"（自觉运动强度）来监测运动强度。如果是在健身馆训练，教练必须让客人清楚知道这个表格是用于判断运动时身体感受到的强度、疲劳及不适感觉。12～15 级强度对大部分运动者来说已经足够了，如果客人感到气促、胸口紧缩和疼痛，就要把运动强度降低至 8～9 级。

2. 训练频率　每星期3~5次。

3. 训练的持续时间　20~60分钟，另外必须加入5~10分钟的热身及放松运动。

4. 训练种类　步行、慢跑、固定自行车、有氧健身操或水中运动都可以。

（钟红卫）

第五节　中风及后遗症

中风也叫脑卒中，是中医学对急性脑血管疾病的统称。它是以猝然昏倒、不省人事，伴发口角歪斜、语言不利、半身不遂为主要症状的一类疾病。中风分为缺血性脑卒中和出血性脑卒中两种类型。本病具有发病率高、死亡率高、致残率高、复发率高以及并发症多的特点。

中风后遗症是指在脑中风发病半年后，还存在半身不遂或语言障碍或口眼歪斜等症状。该时期也叫做脑中风后遗症期，与恢复期相比，恢复速度及程度均较缓慢。部分中风病人留有后遗症，如偏瘫、失语等，这与病情轻重、治疗和护理是否及时得当有关。

中医学认为中风是由于患者脏腑功能失调，气血亏虚、痰浊、瘀血内生，加之饮食不节，劳倦内伤，烦劳过度，情志过极等诱发，导致瘀血阻滞、痰热内蕴，或心火亢盛、肝阳暴亢、风火相煽，阳化风动、血随气逆，导致脑脉痹阻或血溢脉外，遂发中风。中风有中经络和中脏腑之分。

西医学将本病主要分为出血性和缺血性两类，高血压、动脉硬化、脑血管畸形、脑动脉瘤常可导致出血性中风；风湿性心脏病、心房颤动、细菌性心内膜炎等常形成缺血性中风。另外高血糖、高血脂、血液流变学异常及情绪的异常波动与本病发生密切相关。头颅CT、核磁共振检查可确诊。

一、中风的危险因素

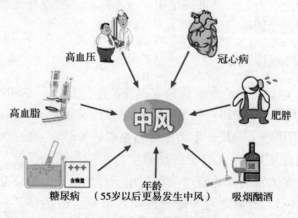

图3-10　中风的危险因素

（一）高血压

血压与中风的发病率和死亡率成正比。

（二）糖尿病

糖尿病属于中风疾病的易患因素之一。

（三）高血脂

血脂是人体中一种重要的物质，有许多非常重要的功能，但是不能超过一定的范围。如果血脂过高，容易造成"血稠"，在血管壁上沉积下来，逐渐形成小斑块（就是我们常说的"动脉粥样硬化"），这些"斑块"增多、增大，逐渐堵塞血管，使血流变慢，严重时血流被中断。这种情况若发生在脑，就会出现缺血性中风。

（四）肥胖

为什么胖人容易发生中风呢？这与肥胖者内分泌和代谢功能的紊乱，血中胆固醇、甘油三酯增高，高密度脂蛋白降低等因素有关。肥胖者与一般人比较，发生中风的机会要高40%。

（五）吸烟、家族卒中史

二、中风的前兆

许多人不了解中风的种种先兆，因此即使中风先兆出现了，他们也不以为然或者无所觉察。从预防中风发生的角度来看，这是一个很大的遗憾。大量临床经验证明只有少数病人在中风之前没有任何征兆，绝大多数病人都有脑部瞬间缺血的表现而发出中风的先兆信号。

（一）头晕

在中风前，会反复出现瞬间眩晕，突然自觉头晕目眩，视物旋转，几秒钟后便恢复常态，可能是短暂性脑缺血发作，常是中风的先兆，应及早诊治，防止中风的发生。

（二）肢体麻木

中老年人出现肢体麻木的异常感觉，除颈椎病、糖尿病外，如伴有头痛、眩晕、头重脚轻、舌头发胀等症状，或有高血压、高血脂、糖尿病或脑动脉硬化等疾病史时，应多加注意，警惕中风发生，或突然发病或单侧肢体乏力，站立不稳，很快缓解后又发作尤要当心。

（三）眼睛突然发黑

单眼突然发黑，看不见东西，几秒钟或几十秒钟后便恢复正常，医学上称单眼一次性黑矇，这是中老年人中风先兆最常见的症状，是因为脑缺血引起视网膜缺血所致。中风的又一信号是反复发作、眩晕欲吐、视野缩小或复视。

（四）原因不明的跌跤

由于脑血管硬化，引起脑缺血，运动神经失灵，可产生共济失调与平衡障碍，而容易发生跌跤，这也是一种中风的先兆症状。

（五）说话吐词不清

脑供血不足时，人体运动神经失灵，常见症状之一是突然说话不灵或吐字不清，甚至不会说话，但持续时间短，最长不超过 24 小时，应引起重视，还有原因不明的口角歪斜、口齿不清或伸舌偏斜都要注意。

（六）哈欠不断

如果无疲倦、睡眠不足等原因，出现连续的打哈欠，这可能是由于脑动脉硬化、缺血，引起脑组织慢性缺血缺氧的表现，是中风病人的先兆。

三、中风的临床表现

主要临床表现为半身不遂、口眼歪斜、言语謇涩、麻木不仁，有或无神志昏愦。

四、药物治疗

（一）中医治疗

1. 辨证论治

中风根据有无神志障碍分为中经络与中脏腑两大类型，中经络者病位浅，病情相对较轻，中脏腑者病位深，病情较重，但两者常可相互转变，临床要特别警惕中经络向中脏腑发展。再者，中脏腑又有闭证、脱证之分。闭证属实，乃邪气内闭清窍，脱证属虚，乃阳气外脱，阴阳即将离绝之候。闭证多见于中风骤起，脱证则多由闭证恶化转变而成，病势笃危，预后凶险。临床用药常根据具体辨证施治。

2. 西医学对中医药治疗脑梗死机理的认识

（1）中医药具有显著改善患者临床症状的作用，明显提高患者生存质量。如中风后大便秘结，服用中药或配合中药灌肠常可取得较好的改善症状的效果。

（2）中医药是通过整体、多靶点调整的综合作用而取得疗效，如既可清除氧自由基，又可保护脑细胞，同时还可调节血脂、抗凝、改善微循环、保护肝肾功能。

（3）中医药具有有效防治脑梗死多种并发症的作用。少数中风患者不同程度地留有后遗症，如半身不遂，言语不利，可配合针灸、推拿、按摩、体育康复锻炼等，以提高疗效。

（二）西医治疗

脑血管病的治疗原则为挽救生命、预防复发和提高生活质量。一般治疗包括生命体征的监测、维持生命功能、防治并发症等。治疗和管理措施包括：溶栓治疗、抗血小板聚集治疗、神经细胞保护剂、卒中单元治疗等。

1. 缺血性脑卒中

（1）溶栓治疗：最容易出现的并发症是引起颅内出血，应注意密切观察。

（2）抗凝治疗：由于机体对抗凝药物的敏感性、耐受性差异较大，应个体化治疗，监测凝血时间和凝血酶原时间。

（3）脑神经保护治疗：神经保护药物是通过对自由基损伤、细胞内钙超载、兴奋性氨基酸毒性、代谢性细胞酸中毒和磷脂代谢障碍而起作用。

（4）降纤治疗：建议在脑梗死早期选用，但应严格掌握适应症和禁忌症。

2. 出血性脑卒中

（1）控制高血压：应考虑患者的年龄、颅内压、出血原因等因素，一般主张维持血压在 150～160/90～100mmHg 时。当血压高于 200/110mmHg 时，必须采取降压治疗。

（2）降低颅内压，减轻脑水肿：脑水肿可使颅内压增高，并导致脑疝形成，是影响脑出血死亡率及出血急性期治疗的重要环节。临床常用甘露醇、甘油果糖等，不建议使用激素治疗减轻脑水肿。

（3）止血治疗：对高血压动脉硬化性出血的治疗作用不大，但若合并消化道出血或凝血功能障碍时，可针对性地予以止血药物治疗。

（4）亚低温治疗：是脑出血的辅助治疗方法，具有一定效果，可在临床中运用。

（5）其他：包括维持水电解质酸碱平衡、防治并发症、手术治疗、卒中单元治疗模式、康复治疗等。

（三）中西医结合治疗

药物治疗脑中风，应该包括中药跟西药的合理并用。西药起效快，药效强劲，但副作用大，抗药性大，这对于脑中风多为中老年患者来讲，应将西药对肝肾的损伤从剂量上、服用时间上降低到一个合理程度；中药起效慢，但具有安全、低毒的优点，适合中老年脑中风患者长期服用。对于脑中风恢复期患者来讲，如以活血化瘀类中药为主，辅以有治疗针对性的一两种西药，则能够达到针对总体病因，增效减毒、标本兼治的治疗目的，能在安全、长效、有针对性地改善脑中风症状的同时降低其高复发率。

五、中风的康复训练

中风康复是漫长而缓慢的，虽然中风病人未必能彻底康复，但康复训练能帮助他们适应新的生活方式，重建新生，再次融入社会。

恢复期治疗对于脑卒中后遗症患者来讲非常重要。目的就是改善肢体麻木障碍、语言不利等症状；并降低脑中风的高复发率。尤其是在恢复肢体运动障碍方面更为突出。

（一）肢体康复

1. 日常生活训练　通过日常生活的训练，使患者尽快能独立生活。训练应由简到繁，由室内到室外，由院内到院外，逐步扩大。

（1）垫操：让患者在垫子上学习如何来去移动、侧卧和坐起，渐延及起床、上下床等。

（2）拐杖平衡练习：学习和应用拐杖技巧，上下轮椅。

（3）自我护理训练：个人卫生、刷牙、洗脸、洗澡等；个人体表修饰、梳头、修面；上厕所或便器，大小便自我处理；就餐，穿、脱衣服；戴手表、开灯、打电话、戴眼镜等。

（4）旅行活动：上下汽车及其他交通工具。

2. 注意事项

（1）目前认为脑卒中引发的肢体运动障碍的患者经过正规的康复训练可以明显减少或减轻瘫痪的后遗症，有人把康复看得特别简单，甚至把其等同于"锻炼"，急于求成，常常事倍功半，且导致关节肌肉损伤、骨折，肩部和髋部疼痛、痉挛加重，异常痉挛模式和异常步态，以及足下垂、内翻等问题，即"误用综合征"。

（2）不适当的肌力训练可以加重痉挛，适当的康复训练可以使这种痉挛得到缓解，从而使肢体运动趋于协调。一旦使用了错误的训练方法，如用患侧的手反复练习用力抓握，则会强化患侧上肢的屈肌协同，使得负责关节屈曲的肌肉痉挛加重，造成屈肘、屈腕旋前、屈指畸形，使得手功能恢复更加困难。其实，肢体运动障碍不仅仅是肌肉无力的问题，肌肉收缩的不协调也是导致运动功能障碍的重要原因。因此，不能误以为康复训练就是力量训练。在对脑卒中后遗症患者运动功能障碍的康复治疗中，传统的理念和方法只是偏重于恢复患者的肌力，忽视了对患者的关节活动度、肌张力及拮抗之间协调性的康复治疗，即使患者肌力恢复正常，也可能遗留下异常运动模式，从而妨碍其日常生活和活动能力的提高。

（3）目前一般建议在日常的家庭护理康复治疗中，使用家用型的肢体运动康复仪来对受损的肢体运动重建。它本身以神经促通技术为核心，使肌肉群受到低频脉冲电刺激后按一定顺序模拟正常运动，除直接锻炼肌力外，通过模拟运动的被动拮抗作用，协调和支配肢体的功能状态，使其恢复动态平衡；同时多次重复的运动可以向大脑反馈促通信息，使其尽快地最大限度地实现功能重建，打破痉挛模式，恢复肢体自主的运动控制，尤其是家用的时候操作简便。这种疗法可使瘫痪的肢体模拟出正常运动，有助于增强患者康复的自信心、恢复患者的肌张力和肢体运动。

（二）语言恢复

半数以上的中风病人不会说话或说话不清楚或虽能自发说话，但答非所问且听不懂别人说话的意思等。这些都是中风引起的语言障碍。医学上将中风病人的语言障碍分为失语症与构音障碍两大类。前者又分为运动性失语、感觉性失语、混合性失语、命名性失语等。

1. 失语症分类

（1）运动性失语又称表达性失语，病人虽能听懂别人的语言（口头的、书面的），但不能用口语或书写来表达自己的意思。如果病人完全不能讲话叫完全性运动性失语症；如果病人只能说简单语句而不会说复杂语句，叫不完全性运动性失语症。

（2）感觉性失语症又称接受性失语症，病人虽有说话能力，但不懂别人的话意和自己的话意，讲话内容杂乱无章或断断续续，经常答非所问，用词错误，无法进行正常交谈。

（3）混合性失语既有运动性失语又有感觉性失语。病人既听不懂别人说话时的意思又不会说。

（4）命名性失语病人虽能说出物品的用途，但不能讲出该物品的名称。有时偶尔说出物品的名称，但瞬间就忘记，故又称健忘性失语。

2. 失语症康复训练　失语症的病变都在大脑皮层的语言中枢。目前尚无特效药物专作用于语言中枢。积极治疗原发病，大多数病人之失语可随原发病变的好转而逐渐恢复。特殊的功能训练对失语症病人的顺利康复十分重要。现在认为语言障碍的康复治疗越早越好，在病后3个月内恢复较快，一年以后则难以再恢复。功能康复训练包括发音训练、短语训练、会话训练、朗读训练、复诵句子训练、文字辨识、指出物品名称、执行命令以及图片、实物配对练习等。

（1）对完全性失语症病人的康复训练要像教小孩学说话一样从学发音开始，如让病人发"啊"音或用嘴吹口哨诱导发音，然后再说常用单字，如"吃""喝""好""行"等，或出示卡片，让病人读出上面的字。再依次教双音词、短语、短句、长句等。训练时说话与视觉刺激结合起来，如说"吃"时与饭菜结合起来，或以看图识字方法，说与看图结合起来。不完全性运动性失语病人，能说出一些单字、词组、句子或说话不流利，病人常常有词汇贫乏、讲话缓慢、重复语言等。对这类病人要耐心地教，反复复述阅读的故事，练习灵活性，锻炼语言的运用技巧。

（2）感觉性失语症病人的训练要比运动性失语困难些。可运用视觉逻辑法、手势方法进行训练，如给病人端上脸盆，放好毛巾，并对病人说"洗脸"，病人虽不理解"洗脸"二字之意，但从逻辑上他会理解你是让他洗脸。如此反复多日进行，久之就会使语言与视觉结合，语言功能得以恢复。手势方法即家属或陪护人用手势与语言结合的方法来训练病人，如让病人"吃饭"，训练者拿筷子以吃饭的动作多次示范，病人很快就会理解，从而主动拿筷子吃饭。

（3）混合性失语症的病人功能训练更困难，必须采取"说、视、听"三结合的方法反复多次进行，如让病人穿毛衣，则必须既说"穿毛衣"让病人听，又要指着准备好的毛衣，并做出手势示意让病人看。

3. 构音障碍的康复训练　中风引起的另一类语言障碍为构音障碍，主要表现为发音不准、吐字不清，语调、语速及节奏等异常以及鼻音过重等。

康复时必须尽早进行发音训练，包括开始发音、持续发音、音量控制、音调控制等；发音器官的运动训练，如唇、舌的运动以及软腭抬高等；发音节奏训练，包括重音训练、语调训练以及停顿练习等。这类病人多出现全身肌肉过度紧张，包括咽喉语言肌肉的过度紧张，通过呼吸训练、呼吸控制及其他松弛疗法，降低咽喉语言肌肉的紧张度，可为呼吸及发音打下基础。通过心理行为或药物进行松弛疗法，降低语言肌的紧张度，也是这类病人的重要康复方法之一。

六、中风的饮食营养治疗

饮食营养治疗的目的是全身营养支持，保护脑功能，促进神经细胞的修复和功能的恢复。在饮食营养供给上要求个体化，即根据病人的病情轻重、有无并发症、能否正常饮食、消化吸收功能、体重、血脂、血糖、电解质等因素，提出不同的饮食营养治疗方案。急性期饮食治疗是让病人能度过危急阶段，为恢复创造条件。恢复期应提出合理饮食的建议，纠正营养不足或营养失调，促进恢复和防止复发。

（一）昏迷期

可采用鼻饲饮食，将易消化的流汁状饮食分 5～6 次徐徐灌入。可选浓米汤、豆浆、牛奶、果蔬汁等。

（二）初步恢复期

此期中风病人神智已清醒，但进食呛咳，应予糊状饮食，如蒸蛋羹、肉末烂面条、肉末果蔬粥、牛奶冲藕粉等。

（三）基本恢复期

（1）忌动物油、动物内脏。

（2）补充优质蛋白，如豆制品、鱼类、牛奶等。

（3）多吃含维生素 C 的果蔬，以增强血管致密性，防止再出血。

（4）多吃含碘丰富的食物，可减少胆固醇在动脉壁上的沉积，防止动脉硬化发生。如紫菜、虾米、海带等。

（5）少吃过咸食品。若摄入钠离子过多，可增加血容量和心脏负担，增加血液黏稠度，从而使血压升高，易造成再次中风。故中风老人不宜吃咸菜、咸肉、咸鱼、火腿等，每日盐的摄入量须在 5g 以下。

（6）多吃粗纤维。绝大多数中风病人都会发生便秘，有的老人因用力排便致使再次脑出血。为此，必须保证大便天天通畅。应多吃含纤维素高的谷豆类及蔬菜类。另外，还可每天早晨服蜂蜜淡盐水促进排便，适量吃核桃仁、松子仁、火麻仁、黑芝麻等。

（7）忌用兴奋神经系统的食物，如酒、浓茶、咖啡等。

（四）重症病人的饮食治疗

（1）重症或昏迷病人在起病的 2～3 天之内如有呕吐、消化道出血者应禁食，改从静脉补充营养。

（2）3 天后开始鼻饲，为适应消化道吸收功能，开始的几天内以米汤、蔗糖为主，每次 200～250ml，每天 4～5 次。在已经耐受的情况下，给予混合奶，以增加热能、蛋白质和脂肪，可用牛奶、米汤、蔗糖、鸡蛋、少量植物油。

（3）对昏迷时间较长，又有并发症者，应供给高热能、高脂肪的混合奶，保证每天能有蛋白质 90～110g，脂肪 100g，糖类 300g，总热能 10.46MJ（2500kcal），总液体量 2500ml，每次 300～400ml，每天 6～7 次。鼻饲速度宜慢些，防止返流到气管内。必要时可选用匀浆饮食或要素饮食。

（五）一般病人饮食治疗

（1）热能可按 125.52～167.36kJ/kg 体重（30～40kcal）供给，超重者适当减少。

（2）蛋白质按 1.5～2.0g/kg 体重，其中动物蛋白质不低于 20g/天，包括含脂肪少而含蛋白质高的鱼类、家禽、瘦肉等，豆类每天不少于 30g。

（3）脂肪不超过总热能的 30%，胆固醇应低于 300mg/天。应尽量少吃含饱和脂肪酸高的肥肉、动物油脂，以及动物的内脏等。超重者脂肪应占总热能的 20% 以下，胆固醇限制在 200mg 以内。

（4）糖类摄取以谷类为主，总热能不低于 55%，要粗细搭配，多样化。

（5）限制食盐的摄入，每天在 6g 以内，如使用脱水剂，或是利尿剂可适当增加。

（6）为了保证能获得足够的维生素，每天应供给新鲜蔬菜 400g 以上。

（7）进餐制度应定时定量，少量多餐，每天 4 餐，晚餐应清淡易消化。

七、家庭护理

（一）心理护理

偏瘫病人由于恢复慢、活动受限而易产生悲观失望、精神忧郁等心理。因此在护理此类病人时应有同情心和耐心，尊重和体贴关心他们，使他们鼓起生活的勇气，主动配合治疗和进行自我锻炼。

（二）防止各种并发症的发生

（1）防止褥疮的发生。由于病人肢体活动受限，需长时间卧床，故易引起坠积性肺炎和骨突出部位的褥疮发生，因此要定时翻身，用 50% 红花酒精进行按摩，按摩时手掌或拇指紧贴皮肤，压力由轻到重，再由重到轻，环形按摩。骨突出处可用气圈或棉圈垫上，使突出部位悬空，减少受压。还要选择合适的床垫，一般用海绵垫或气垫床。对大小便失禁的病人应注意保持皮肤和床褥干燥。定期用温水给病人擦澡、擦背，擦洗后在背部、骶尾部扑上爽身粉。局部按摩，以促进血液循环，改善局部营养状况。随时更换汗湿、尿湿的床垫。

（2）借助站立床、站立架之类的中风康复辅助用具来练习站立，可以有效地防治肌肉萎缩、肢体功能进一步丧失、内脏功能衰退等。

（三）防止肢体肌肉挛缩和关节畸形

应使病人保持良好的躺坐姿式，协助其被动运动。如防止上肢内收挛缩，可在病人腋下放置一个枕头；防止足下垂，可在患肢给予夹板等。留置导尿管的病人应用无菌引流袋，每日更换 1 次，密切观察尿的颜色、气味，如有混浊、臭味则为泌尿系感染，应及时用抗生素。要鼓励病人多饮水，以冲淡尿液。

总之，对偏瘫病人的家庭护理除注意防止并发症外，还要注意语言和肢体功能康复训练，以及日常生活活动的训练，从而逐步达到生活自理以致全身心的康复。

八、中风病的预防

脑血管意外防不胜防，专家强调：**平时预防是远离中风威胁的惟一方法。**预防中风就要把中风的危险因素尽可能降到最低。首先要重视高血压、高脂血症等易引发脑中风的病症，合理安排平日生活，注意劳逸结合等。

（一）及时治疗可能引起中风的疾病

如动脉硬化、糖尿病、冠心病、高脂血症、高黏血症、肥胖病、颈椎病等。高血压是发生中风最危险的因素，也是预防中风的一个中心环节，应有效地控制血压，坚持长期服药，并长期观察血压变化情况，及时处理。

（二）重视中风的先兆征象

常见头晕、头痛、肢体麻木、昏沉嗜睡、性格反常等。一旦有此类先兆发作，应及时到医院诊治。

（三）消除中风的诱发因素

常见的诱发因素有情绪波动、过度疲劳、用力过猛等。要注意心理预防，保持精神愉快，情绪稳定。提倡健康的生活方式，规律的生活作息，保持大便通畅，避免因用力排便而使血压急剧升高，引发脑血管病。

（四）饮食结构合理

以低盐、低脂肪、低胆固醇为宜，适当多食豆制品、蔬菜和水果，戒除吸烟、酗酒等不良习惯。每周至少吃 3 次鱼，尤其是富含 ω－3 脂肪酸的鱼类，或者服用深海鱼油。ω－3 脂肪酸能够调节血液高黏的状态，使血液较不容易形成凝块，进而防止脑梗塞。

（五）其他

户外活动（特别是老年人）应注意保暖。应在室内逐步适应室外环境温度后再到室外，避免从较高温度的环境突然转移到温度较低的室外。

平时外出时多加小心，防止跌跤；起床、低头系鞋带等日常生活动作要缓慢；洗澡时间不宜过长等。

第六节　急性心脑血管疾病的家庭急救

心脑血管病是老年人致死、致残的主要疾病。我国城市脑血管病死亡率是心血管病的 1.44 倍，而且随着经济发展和国民生活水平的提高，心脑血管病发病率将逐年提高，因此，增强其防治是非常重要的，应引起全社会的重视。

心脑血管疾病家庭急救主要为对突发的意识不清、胸痛、呼吸困难等的急救。

一、意识不清

如果突然出现意识不清的症状，要高度警惕中风的发生。中风患者及家人常因没有及时意识到征兆，而延误救治，使患者脑部受损甚至死亡。

（一）中风先兆症状的主要表现

（1）原因不明的口角歪斜、流口水、口齿不清或伸舌偏斜。

（2）面部或肢体突然麻木、无力，尤其是一侧肢体麻木和无力。持物不稳，有时伴肌肉痉挛；走路虽未遇障碍，却突然跌倒或者出现行走不稳。

（3）突然吐字不清、说话错乱，甚至不能说话，但持续时间短。

（4）突然听不懂别人的话。

（5）视物模糊或视野缺损，多在 1 小时内自行恢复。

（6）一过性黑蒙。一只眼或双眼突然短暂发黑或视物模糊，突然看东西重影或伴有眩晕。几秒钟或几十秒钟后完全恢复正常。

（7）剃刀落地。刮胡子时头转向一侧，突然感觉手臂无力，剃刀落地，1～2 分钟后完全恢复。这是由于转头扭颈时，已经硬化的颈动脉扭曲，加重了狭窄，导致了脑供血不足所致。

（8）短暂的意识不清或嗜睡，这是由于大脑缺氧所致。

（9）哈欠连绵。当脑动脉硬化逐渐加重，脑缺血缺氧加重，特别是呼吸中枢缺氧时，会引起哈欠反射。缺血性中风发作前 5～10 天内，频频打哈欠者可达 80% 左右，是重要的报警信号。

（10）出现难以忍受的头痛。头痛由间断性变为持续性，或伴有视物旋转、恶心、呕吐。

（二）判断中风的简单方法

（1）要求病人说一句简单的句子。例如：今天天气晴朗。如果出现用词错误、发音含糊、甚至不能说话则为异常。

（2）要求患者笑一下或伸出舌头。如果面部两侧运动不对称则为异常；舌头弯曲或偏向一边，也是中风的征兆。

（3）要求病人闭上双眼举起双手，向前平伸 10 秒，两胳膊运动一致且不移动为正常；如果一只手臂能保持不动，另一只无力并往下掉则为异常。

（4）让病人喝一小口水，观察是否有呛水出现。部分中风的患者会出现吞咽反射障碍。

上面 4 个动作，有任何一个动作做不来，就要立刻拨打 120！并且把症状描述给接线者听。

（三）中风的家庭急救

（1）保持合适体位：绝对卧床。将昏迷的病人头部稍垫高 15 度左右平卧，头偏向一侧。若医生一时尚不能到来，可从冰箱中取出冰块装在塑料袋内，小心地放在病人头上。低温可起到保护大脑的作用。

（2）保持呼吸道通畅：立即解开领口，颈部垫高，偏向一侧，用手帕或纱布包木条垫于高低牙之间，以防咬伤舌；及时清理口鼻腔内的分泌物及呕吐物，掏出假牙，以防流入气管，引起窒息或吸入性肺炎。如果病人心跳、呼吸骤停，应立即进行人工呼吸和胸外按压。

（3）控制血压：家中有血压计者，立即进行血压测量，若血压≥23/15kPa，适当用现有的降压药，使血压保持在 20～21/12～14kPa 左右，不可降至过低。

（4）大小便护理：大小便失禁者，及时更换内裤，保持局部清洁、干燥，避免潮湿、摩擦刺激使皮肤破溃。

（5）按压人中（人中沟上中1/3处），向上斜刺；内关（手腕掌横纹上2寸肌腱内）直刺；三阴交（内踝尖上3寸，胫骨后缘）直刺。

（6）心理安慰：家属不要过于惊慌，应保持镇静，安慰病人，避免病人因过度紧张或恐惧而使病情加重。

（7）避免不必要的搬动，必须搬动时，动作要轻，并固定头部，以防出血加重。

（8）呼叫急救中心。有发病先兆表现者，不可忽视，应立即送往医院住院治疗。若自行运送，在搬运病人时不要将病人扶直坐起，勿抱、拖、背、扛病人。勿给病人喂水或饮料。

二、胸痛

（一）胸痛的主要表现

有冠心病病史的病人，在安静或睡眠时均可发病，常继发于劳累、情绪激动、饮食不当、气候变化、抽烟、喝酒、剧烈活动、热水浴等情况下，突然出现剧烈的心前区疼痛，向左上肢内侧放射，部位固定，含硝酸甘油不能缓解，连续持续30分钟以上。常伴有出冷汗、面色苍白、濒死感、胆怯感，有的伴有呕吐、腹泻等，可能发生了心肌梗死。

（二）胸痛的家庭急救

（1）出现以上情形时要立即拨打120救护车，马上结束所有活动，就地休息，宽衣解扣，保持呼吸通畅。有呕吐时头偏向一侧，清理口腔，避免堵塞气管。如果病人呼吸困难，不要强迫其平卧。

（2）舌下含服硝酸甘油，每隔5分钟服1片，但不能超过3片；嚼服1片肠溶阿司匹林，或速效救心丸10粒舌下含服。

（3）有条件者吸氧，家里如果没有氧气瓶，要马上打开门窗，来增加室内的氧气含量。

（4）立刻送往医院抢救，争分夺秒，同时严察病情，对症急救。切忌乘公共汽车或扶病人步行去医院，以防病情加重。在医生未到达前，不要使病人感到紧张，要严密观察病情，主要是摸测脉搏，以便一旦发生突变可以立即急救。

（5）病人可以卧床休息，或取半卧位。如果病人出现心慌气憋，脉细而弱，不能平卧，吐出粉红色血沫痰，可能并发左心衰竭，则应使其半卧位，吸氧。如果病人突然出现频发"早跳"，然后迅速转入脉细弱甚至摸不到脉搏，家人将耳朵紧贴其左胸部，也不能听到心跳，应立即呼喊救人。

（6）观察病人神志是否清楚，观察呼吸、心跳、瞳孔，一旦呼吸、心跳停止立即实施心肺复苏。（送气：一手将患者的口张开，另一手捏住患者的鼻子，深吸一口气，向患者口中吹气。按压：双手掌根交叉放于患者剑突上二指处，借助身体力量用力下压，使胸骨下陷 2~3cm，每分钟 80~100 次/分，注意避免用力过猛，肋骨骨折。按压时间：每分钟检查颈动脉有无搏动恢复，若无恢复应持续按压，直到急救人员赶到。)

三、呼吸困难

(一) 呼吸困难的主要表现

突然出现严重气急，多于夜间醋睡时发作，端坐呼吸，咳嗽，面色灰白，口唇青紫，大汗淋漓，咯出泡沫样痰，严重者从口鼻涌出大量粉红色泡沫液。

(二) 呼吸困难的家庭急救

（1）首先要准确判断病人的呼吸困难是急性左心衰竭还是支气管哮喘。除了参照过去的有关病史外，就是要搞清楚病人的"喘"与体位是何种关系。急性左心衰的"喘"常在睡眠中突然发生，平卧时"喘"明显加剧，端坐时"喘"减轻；而支气管哮喘症状的加重和缓解，与体位改变的关系不明显。

（2）让病人采取坐位可在一定程度上缓解急性左心衰症状。病人可坐在床边或椅子上，双腿自然下垂或踩在小板凳上，上身前倾。这种姿势能有效地减轻心脏的负担；同时横膈下降，使肺活量增加，呼吸困难有所缓解。

（3）急性左心衰竭病人往往有濒死感，心情紧张，心率加快，心脏负担加重，对病人十分不利。家属应尽力安慰病人，消除其紧张情绪，家中如有吸氧条件可立即给病人吸氧，如没有条件，则尽量开窗通风。

（4）需要指出的是，只有部分轻症性左心衰竭可望通过上述家庭救助的方法获得缓解，而相当多的急性左心衰竭病人则需要在医院由临床医师进行。因此，在家庭急救的同时，应及时呼叫120。送往医院途中要坚持端坐位、两腿下垂，绝不能让病人勉强步行去医院。如果患者既往有哮喘病史，那么，此次发作就可能为哮喘的再次复发，可以给舒喘灵气雾剂、氨茶碱等药物。

附：猝死

猝死即突然死亡，是临床上最为紧急的状态。世界卫生组织规定，发病后 6 小时内死亡者为猝死。也有学者主张定为 1 小时，但也有人将发病后 24 小时内死亡者也归入猝死之列。各种心脏病都可导致猝死，但心脏病的猝死中一半以上为冠心病所引起。

猝死发病急骤，患者突然昏倒，意识丧失，呼吸停止，脉搏消失，处于临死前状态。如得不到及时有效救治，可在发病几分钟至 1 小时之内死亡。

在医院急诊工作中，每年都能遇到夜间心源性猝死的患者，有的因施行了正确的急救而脱险，有的因未能及时实施正确有效的现场急救，而离开人世，其中的经验教训，确实发人深省。

例1：徐某，男，40 岁，公司董事长。平日工作繁忙，睡眠减少，近来虽偶有心前区不适，并未加注意。在一次深夜召开的紧急会议中，他突然发生心慌、胸闷，眼前发黑，晕倒在地。10 余名工作人员，乱作一团，不知所措，匆忙叫来车辆送往医院，不料途中患者便身亡。

例 2：刘某，女，65 岁，患糖尿病 10 余年。某日夜间突然从睡梦中坐起，自觉胸闷难受，烦躁不安，尔后意识突然丧失，四肢抽搐。老伴手忙脚乱，赶紧呼救邻居。待众人赶到患者家中，老人已心跳、呼吸停止。

心脏性猝死的发生，常由于在场的救护者少，甚至仅有配偶一人，给急救工作带来困难。是叫人赶紧送往医院，还是就地抢救呢？令在场者不知所措。那么，面对猝死，到底该怎么办呢？

一、亲友发生猝死怎么办？

自力更生救命 6 分钟！猝死必须立即抢救，病人才有起死回生的希望，若超过 6 分钟仍未施行有效的心肺复苏，病人将失去生存的可能。那么，如何正确进行家庭或现场的心肺复苏呢？

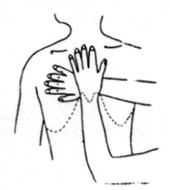

图 3－11　胸外心脏按压术

（一）猝死的现场急救方法

1. 体外拳击（叩击）　　如患者是在救护者的亲眼目睹下发生心跳停止，救护者应在几秒钟内试用拳击的方法，使病人恢复心跳。方法是：从 20～25cm 高度，坚定有力地给胸骨的中下 1/3 段交界处 1～2 叩，叩击后，心脏受到刺激，有时能恢复自主心跳，如病人未能立即出现自发的脉搏并开始呼吸，应放弃拳击，立即进行下一步抢救。

2. 尽早实施胸外心脏按压

（1）迅速置病人仰卧于硬的平面上，如木板、地面等。

（2）按压部位在胸骨体下 1/3 处。

（3）使用足够的力量压低胸骨约 3～5cm，然后突然松弛，按压频率为 80～100 次/分钟。

（4）按压和放松胸壁的时间之比以 2∶3 为宜。

（5）按压不应有片刻中断，即使短暂的中断也是有害的，应直至心跳恢复。

3. 人工呼吸　　保持患者的呼吸道通畅，解开患者的上衣领扣，使头向后倾斜，向前提高下颌骨。及时清除气管内的阻塞物，如口腔分泌物、呕吐物、痰等。并与心脏按压同步进行口对口人工呼吸。

具体做法为：捏紧患者两鼻孔，使之不漏气，救护者深吸一口气，置口于病人口上用力吹气，然后让病人呼吸。常规的心肺复苏方法要求，当两人进行时，每 5 秒吹气一次，而当只有一个人进行口对口人工呼吸和胸壁按压时，在按压的过程中，每过 15 秒连续吹气二次。坚持到恢复自动呼吸。

（二）猝死急救的关键——6 分钟

有关研究表明，心跳骤停不超过 4 分钟，则复苏成功率高；如超过 6 分钟，即使心脏复跳，亦可能发生脑细胞的不可逆损害。可见，复苏能否成功与心跳骤停后复苏措施是否迅速开始有关。如夜间患者发生猝死时，即使仅有一个人在场，也应立即按以上所述进行正确有效的心肺复苏，不应置病人于不顾，而去呼唤别人来实施抢救。千万不应在呼吸和心跳恢复之前，或专业救护人员到来之前，轻易放弃抢救。失去了宝贵的抢救时间，也就等于失去了生命。

总之，面对心源性猝死，切不可惊慌，首先必须进行正确的现场救护，然后再拨打120急救，或送往就近的医疗机构做进一步的治疗。

二、如何预防猝死的发生？

猝死就是意料不到的、突然发生的死亡。这种死亡可以发生在平素不知自己有病的中老年人，更多的是发生在已知有心脏病的病人。

猝死有时发生在一般工作或生活中，有时发生在过分劳累或精神高度紧张、兴奋时，有时也发生在睡眠之中。

猝死的原因，十有八九是心脏病，其中尤以冠心病居多。其病理基础为冠状动脉阻塞、痉挛，或二者同时发生，引起心肌供血不足或心律失常。此外，重度心肌病，心肌炎，主动脉瓣狭窄及关闭不全，心脏高度肥厚、扩大，都能引起猝死。

高血压、吸烟、饮酒、精神过度兴奋或紧张都可能与猝死的发生有关。因此，除了要戒烟、戒酒外，心脏病人还要避免过度兴奋、紧张，要节制情绪变化，切忌大喜、大怒、大悲等情绪，并积极治疗可能引起猝死的心血管疾病，如高血压、冠心病、心肌炎、心肌病等，达到预防猝死的目的。

三、老年人猝死的常见诱发因素有哪些？

随着人口的老龄化，老年猝死屡见不鲜，调查资料表明，老年猝死在人群中的发病率为29.5/10万，高龄、肥胖、糖尿病、广泛冠状动脉病变及高血压均可因左心室负荷增加，而致左心室肥厚，不仅易引发慢性复杂心律失常，亦是猝死的高危因素。其中冠心病猝死约占全部心血管病猝死的90%。另外，精神刺激、情绪激动、剧烈运动、大便秘结、饱餐、饮酒，也是老年猝死的重要因素。临床资料还证实，吸烟与猝死关系密切，猝死的危险性与吸烟量成正比，因此，戒烟可望降低猝死率。不良的性格和情绪是导致老年人心源性猝死的催化剂。所以，重视及预防猝死的易患因素，如保持老年人心情舒畅，改变不合理的饮食习惯，注意生活方式，坚持经常而有规律的体育锻炼，并积极治疗原发病等，均可有效减少猝死的发生。

（白雪）

第七节 心力衰竭

一、概念

心力衰竭是由于各种心脏结构或功能性疾病，导致心室充盈及（或）射血能力受损，而引起的呼吸困难、体力活动受限、水肿等表现的疾病。严重者可致心源性休克。

二、病因

（一）诱因

1. 感染 呼吸道感染最为常见、最重要。感染性心内膜炎作为心力衰竭的诱因也不少见，常因其发病隐匿而易漏诊。

2. 心律失常 心房颤动是器质性心脏病最常见的心律失常之一，也是诱发心力衰竭最重要的因素。其他各种类型的快速心律失常以及严重的缓慢型心律失常均可诱发心力衰竭。

3. 血容量增加 如摄入钠盐过多，静脉输入液体过多过快等。

4. 过度体力劳累或情绪激动 如妊娠后期及分娩过程，暴怒等。

5. 治疗不当 不恰当停用利尿药物或降压药等。

6. 原有心脏病变加重或并发其他疾病 冠心病发生心肌梗死，风湿性心瓣膜病出现风湿活动、合并甲状腺功能亢进或贫血等。

（二）病因分类

1. 原发性心肌损害

（1）缺血性心肌损害：冠心病心肌缺血和（或）心肌梗死是引起心力衰竭的最常见原因之一。

（2）心肌炎和心肌病：各种类型的心肌炎及心肌病均可导致心力衰竭，以病毒性心肌炎及原发性扩张型心肌病最为常见。

（3）心肌代谢障碍性疾病：以糖尿病心肌病最为常见。其他如继发于甲状腺功能亢进或减低的心肌病、心肌淀粉样变性等。

2. 心脏负荷过重

（1）压力负荷过重：见于高血压、主动脉瓣狭窄、肺动脉高压、肺动脉瓣狭窄等疾病。

（2）容量负荷过重：见于①心脏瓣膜关闭不全，血液返流，如：主动脉瓣关闭不全、二尖瓣关闭不全等。②左右心或动静脉分流性心血管病，如：房（室）间隔缺损、动脉导管未闭锁等。

三、病情分级

1. 按部位分级

（1）左心衰：指左心室代偿功能不全而发生的心力衰竭。临床上较为常见，以肺循环淤血为特征。

（2）右心衰：单纯的右心衰竭主要见于肺源性心脏病及某些先天性心脏病，以体循环淤血为主要表现。

（3）全心衰：左心衰竭后，肺动脉压力增高使右心负荷加重，长时间后右心衰竭也继之出现，即为全心衰。

2. 按发病速度分级

（1）急性心衰：因急性的严重心肌损害或突然加重的负荷，使心功能正常或处于代偿期的心脏在短时间内发生衰竭或使慢性心衰急剧恶化。临床上以急性左心衰常见，表现为急性肺水肿或心源性休克。

（2）慢性心衰：有一个缓慢的发展过程。一般均有代偿性心脏扩大或肥厚及其他代偿机制参与。

四、诊断

（一）慢性心力衰竭

1. 左心衰竭　以肺淤血及心排出量降低表现为主。

（1）呼吸困难：①劳力性呼吸困难；②端坐呼吸；③夜间阵发性呼吸困难；④急性肺水肿。

（2）咳嗽、咳痰、咯血。

（3）乏力、疲倦、头晕、心慌。

（4）少尿及肾功能损害症状。

2. 右心衰竭

（1）消化道症状：胃肠道及肝脏淤血引起腹胀、食欲不振、恶心呕吐等，是右心衰竭最常见的症状。

（2）劳力性呼吸困难：继发于左心衰的右心衰，呼吸困难已存在。

（3）水肿：首先出现于身体最低垂的部位，常为对称性、可压陷性。

（4）颈静脉怒张：颈静脉搏动增强、充盈怒张是右心衰时的主要体征。

（5）肝脏受损：肝脏肿大，常伴牙痛。持续的慢性右心衰竭可致心源性肝硬化，晚期可出现黄疸、肝功能受损及大量腹水。

3. 全心衰竭　同时有左侧及右侧心力衰竭的表现。

4. 急性心力衰竭　突发严重呼吸困难。强迫坐位，面色灰白、发绀、大汗、烦躁，同时频繁咳嗽，咳粉红色泡沫状痰，极重者可因脑缺氧而神志模糊。发病一开始可有一过性血压升高，病情如不缓解，血压可持续下降直至休克。

（二）心功能的判定

1. 心功能一级　体力劳动不受限制，为心功能代偿期。

2. 心功能二级（Ⅰ度心衰）　即体力劳动轻度受限，日常生活和工作劳动可引起心悸、呼吸困难等症状。

3. 心功能三级（Ⅱ度心衰）　即体力劳动明显受限，稍事活动即出现症状。

4. 心功能四级（Ⅲ度心衰）　即不能从事任何体力劳动，休息时亦可出现症状。

五、治疗

（一）慢性心力衰竭的治疗

1. 治疗原则　心衰的治疗应包括防止和延缓心衰的发生；缓解临床心衰的症状，改善长期预后和降低死亡率。

（1）提高运动耐量，改善生活质量。

（2）防止组织损伤或延缓心肌损害进一步加重。

（3）降低死亡率。

2. 治疗方法

（1）病因治疗：①基础病因治疗：对所有有可能导致心脏功能受损的常见疾病，如高血压、冠心病、糖尿病、代谢综合征等，在尚未造成心脏器质性改变前即应早期进行有效的治疗。②消除诱因。

（2）一般治疗：①休息：控制体力活动，避免精神刺激，降低心脏的负荷，有利于心功能的恢复。但长期卧床易发生静脉血栓，形成肺栓塞，同时也使消化功能减低、肌肉萎缩。因此，应鼓励心衰患者主动运动，根据病情不同从床边小坐开始，逐步增加至限制性有氧运动，如散步等。②控制钠盐摄入：心衰患者血容量增加，易造成体内钠潴留。因此减少钠盐的摄入有利于减轻水肿症状。③药物治疗：包括利尿剂，肾素－血管紧张素－醛固酮系统抑制剂，β受体阻滞剂，正性肌力药。

（二）急性心力衰竭的治疗

1. 体位　患者取坐位，双腿下垂以减少静脉回流。

2. 吸氧　立即高流量鼻管给氧，对病情特别严重者应采用面罩呼吸机持续加压或双水平气道正压给氧。

3. 吗啡　小剂量吗啡静脉注射，不仅可以使患者镇静，减少躁动所带来的额外的心脏负担，同时也具有小血管舒张的功能而减轻心脏的负荷。

4. 快速利尿　扩张静脉有利于肺水肿缓解。

5. 应用血管扩张剂

6. 正性肌力药

7. 洋地黄类药物

8. 机械辅助治疗　对急危重患者，有条件的医院可以采用。

六、预防

（1）积极防治各种器质性心脏病。

（2）避免各种心力衰竭的诱发因素，防治呼吸道感染、风湿活动，避免过劳，控制心律失常，限制钠盐，避免应用抑制心肌收缩力的药物，对妊娠前或妊娠早期已有心功能不全者应节制生育。

（3）积极防治影响心功能的合并症，如甲状腺功能亢进、贫血及肾功能不全等。

（廖慧玲）

第八节　老年痴呆症

老年痴呆规范名称为阿尔茨海默（Alzheimer's disease，AD）症，是指发生在老年期和老年前期的大脑皮质获得性高级功能的全面损害，如不同程度的记忆力、思维能力、语言表达能力、性格、情感反应控制及社会交往力的障碍，但无意识障碍。它是一组病因未明的原发性退行性脑变性疾病。多起病于老年期，潜隐起病，病程缓慢且不可逆，临床上以智能损害为主。病理改变主要为皮质弥漫性萎缩，沟回增宽，脑室扩大，神经元大量减少，并可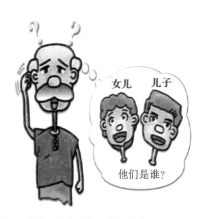见老年斑、神经原纤维缠结等病变，胆碱乙酰化酶及乙酰胆碱含量显著减少。起病在65岁以前者旧称老年前期痴呆，或早老性痴呆，多有同病家族史，病情发展较快，颞叶及顶叶病变较显著，常有失语和失用。

老年痴呆在中医学又称"呆证"，是由髓减脑消、神机失用所致，以呆傻愚笨为主要临床表现的一种神志疾病。轻者可见神情淡漠，寡言少语，反应迟钝，善忘等证；重者表现为终日不语，或闭门独居，或口中喃喃自语、言辞颠倒，或性情古怪、忽笑忽哭，或不欲饮食、数日不知饥饿。

一、发病情况

流行病学的调查显示，目前世界上老年痴呆的发病率男性为每年30.5/1000，妇女为每年48.2/1000。美国85岁以上老人的发病率高达47.2%。我国老年痴呆发病率缺乏系统深入和大规模调查，据以往的统计，我国65岁以上老人的痴呆发病率为0.8%～6.3%，远低于欧洲、北美和澳大利亚报告的患病率6.6%～15.8%。协和医院调查了北京市一市两郊区一县、12个城市居委会和17个村委会全部5913名55岁及以上的居民，分期入户调查，实查5743名，受访率97.1%。结果否定了中国是老年期痴呆的低危地区的结论。他们发现：老年期痴呆病患患病率55岁及以上者为4.6%，65岁及以上者为7.3%。AD较血管性痴呆（VD）更常见，类似于西方白人。无论AD或VD，均以农村患病率高于城市，AD的平均发病年龄76岁，晚于VD约10年，女性多于男性，VD则男性多于女性。AD的病程可以延续20年，早期或轻度阶段为9年，中期或中等程度为5年，晚期或严重阶段约6年。本病要经历两种死亡，首先是精神上的死亡，然后是肉体上的死亡，给个人、家庭和社会带来沉重负担。本病在西方国家是导致死亡的第4位原因，仅次于心脏病、肿瘤和中风。人口老龄化及其特有的神经退行性疾病即各型痴呆症可能是仅次于战争、瘟疫、饥荒、资源能源短缺而影响社会发展和安定的重要因素。我国是老年痴呆的重灾区。据国际老年痴呆病协会公布的数据显示，我国老年痴呆症患者数量已达600多万，并正以每20年翻一番的速度递增。全球每7秒钟就有1个人被确诊为老年痴呆，而每4个人中就有1个中国人。

二、致病原因

阿尔茨海默病主要表现为脑细胞的广泛死亡，特别是基底节区的脑细胞。正常情况下，基底节区发出的纤维投射到大脑与记忆和认知有关的皮质，释放乙酰胆碱。短期记忆的形成必须有乙酰胆碱的参与，患者与正常人相比乙酰胆碱转移酶的含量比正常人减少90%。经解剖发现，患者脑中有广泛的神经元纤维缠结，轴突缠结形成老年斑。老年斑中含有坏死的神经细胞碎片、铝、异常的蛋白，阿尔茨海默病患者脑内β–淀粉样蛋白过度积聚。

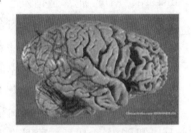

图3–12　大脑萎缩

三、发病机制

（1）由于淀粉样前蛋白的异常导致蛋白成分漏出细胞膜，使神经元纤维缠结和细胞死亡，相关基因位于21号染色体。

（2）与载脂蛋白E（APO–E4）的基因有关。APO–E4的增多能对抗APO–E2或APO–E3的功能。APO–E4使神经细胞膜的稳定性降低，导致神经元纤维缠结和细胞死亡。APO–基因纯合子比杂合子患病几率高。

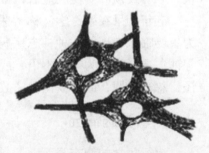

图3–13　神经原纤维缠结

四、主要临床症状

AD通常起病隐匿，为特点性、进行性病程，无缓解，由发病至死亡平行病程约8~10年，但也有些患者病程可持续15年或以上。AD的临床症状分为2方面，即认知功能减退症状和非认知性精神症状。

五、严重程度分级

根据疾病的发展和认知功能缺损的严重程度，可分为轻度、中度和重度。

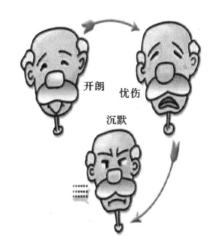

图 3 - 14 AD 导致的性格改变

（一）轻度

（1）轻度语言功能受损。

（2）日常生活中出现明显的记忆减退，特别是对近期事件记忆的丧失。

（3）时间观念产生混淆。

（4）在熟悉的地方迷失方向。

（5）做事缺乏主动性及失去动机。

（6）出现忧郁或攻击行为。

（7）对日常活动及生活中的爱好丧失兴趣。

（二）中度

（1）变得更加健忘，特别常常忘记最近发生的事及人名。

（2）不能继续独立地生活。

（3）不能独自从事煮饭、打扫卫生或购物等活动。

（4）开始变得非常依赖。

（5）个人自理能力下降，需要他人的协助，如上厕所、洗衣服及穿衣等。

（6）说话越来越困难。

（7）出现无目的的游荡和其他异常行为。

（8）在居所及驻地这样熟悉的地方也会走失。

（9）出现幻觉。

（三）重度

（1）不能独立进食。

（2）不能辨认家人、朋友及熟悉的物品。

（3）明显的语言理解和表达困难。

（4）在居所内找不到路。

（5）行走困难。

（6）大、小便失禁。

（7）在公共场合出现不适当的行为。

（8）行动开始需要轮椅或卧床不起。

六、分期

(一) 第一阶段 (健忘期)

这期的表现是记忆力明显减退，开始时忘记讲过的话、做过的事或重要的约会等，慢慢地连远事也遗忘了。与此同时，思维分析、判断能力、视空间辨别功能、计算能力等也有所降低，但有时还可以保持过去熟悉的工作或技能。

(二) 第二阶段 (混乱期)

这时除第一阶段的症状加重外，很突出的表现是视空间辨认障碍明显加重，很容易迷路。

还有穿衣也很困难，或把裤子当衣服穿；不认识朋友或亲人的面貌，也记不起他们的名字，不能和别人交谈，尽管有时会自言自语。

(三) 第三阶段 (极度痴呆期)

病人进入全面衰退状态，生活不能自理，如吃饭、穿衣、洗澡均需人照顾，便尿失禁。

七、诊断及鉴别诊断

(一) 临床诊断

1. 根据病史及精神检查，其主要临床表现为痴呆综合征。

2. 起病缓慢，呈进行性，可有一段时间不恶化，但不可逆。

3. 病程在 4 个月以上。

4. 通过神经系统检查及脑电图、CT 检查排除脑动脉硬化及其他原因引起的痴呆。

(二) 辅助检查

(1) 脑电图检查：第一阶段多数正常；第二阶段可见到慢波明显增多；第三阶段可见到全面的慢波，为重度异常。

(2) 脑部 CT 检查：第一阶段多数正常；第二阶段可见到脑室增大及脑沟变宽等异常，也有少数病人检查结果正常；第三阶段为全面的脑萎缩。

(三) 其他检查

AD 患者的脑电图变化无特异性。MRI 检查显示皮质性脑萎缩和脑室扩大，伴脑沟裂增宽。由于很多正常老人及其他疾病同样可出现脑萎缩，且部分 AD 患者并没有明显的脑萎缩，所以不可只凭脑萎缩诊断 AD。SPECT 和正电子发射断层成像可显示 AD 的顶－颞叶联络皮质有明显的代谢紊乱，额叶亦可能有此现象。

AD 病因未明，目前诊断首先主要根据临床表现做出痴呆的诊断，然后对病史、病程的特点、脊神经系统检查、心理测查与辅助检查的资料进行综合分析，排除其他原因引起的痴呆，才能诊断为 AD。在我国，心理测查包括一些国际性的测试工具。最常用的有简易智能状态检查，是一个非常简单的测试工具。此外，"阿尔茨海默症评定量表"亦是国际通用的测试工具。

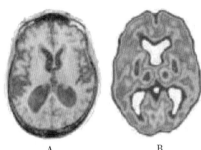

在图A中，磁共振成像显示皮质萎缩和脑室
增大。在图B中，正电子发射体层扫描显示，双
侧顶叶葡萄糖代谢减少（蓝绿式），相比之下，
其他皮质区的代谢较正常（黄色）。

图3-15　极可能的阿尔茨海默症病人的大脑扫描图像

（四）鉴别诊断

应注意与血管性、维生素 B 缺乏、恶性贫血、神经梅毒、正常压力脑积水、脑肿瘤以及其他脑原发性病变（如匹克病和帕金森病）所引起的痴呆相鉴别。此外，亦要注意与抑郁症导致的假性痴呆及谵妄相鉴别。

八、治疗

（一）常用药物

1. 改善胆碱神经传递药物　老年痴呆的一个主要原因是胆碱不足，导致患者记忆减退、定向力丧失、行为和个性改变等。因此，具有增强胆碱能作用的药物在老年痴呆症的治疗方面发挥了重要作用。目前常用的 4 种是乙酰胆碱酯酶（AchE）抑制剂，包括他克林、安理申、艾斯能、加兰他敏及 N - 甲基 - D - 天门冬氨酸（NMDA）受体拮抗剂——盐酸美金刚。

2. 改善脑血液循环和脑细胞代谢的药物　老年痴呆患者存在糖、蛋白、核酸、脂质等代谢障碍，同时其脑血液流量及耗氧量明显低于同龄正常人。因此，脑代谢激活剂和脑循环改善剂，尤其是具有脑血管扩张作用的脑代谢激活剂成为老年痴呆治疗的一大类可供选用的药物，包括脑复康、都可喜、喜得镇、己酮可可碱、脑通等。

3. 钙拮抗剂　此类药物易通过血脑屏障，选择性扩张脑血管，减少因钙离子内流造成的神经细胞损伤或死亡，从而改善记忆和认知功能。

4. 激素类药物　使用雌激素治疗老年痴呆症可以缓解女性患者的症状，并可以延缓或防止患者病情发展。研究认为，雌激素的这方面作用与其抗氧化，减少淀粉样蛋白沉积对细胞的损伤，促进神经元的修复，防止神经细胞死亡等有关。加拿大研究人员发现，男性睾丸素可以用来治疗包括老年痴呆症在内的多神经退化性疾病。该国医学界几十年来一直在用男性睾丸素治疗男性记忆力丧失、抑制等病症。

5. 非甾体抗炎药物　经常服用阿斯匹林或消炎镇痛药物的老年人患老年痴呆

和认知障碍的危险性明显降低，小剂量阿司匹林可以减少老年痴呆症恶化。这是因为阿司匹林具有增强脑血流量，防止血液凝固的作用。此外，正在研究的非甾体抗炎药布洛芬、双氯芬酸、奈普生等都有可能成为治疗老年痴呆症的有效药物。

6. 自由基清除剂和抗氧化剂　有人利用具有自由基清除作用的银杏叶提取物 EGB – 761治疗老年痴呆患者，发现有明显的认知功能改善作用。维生素 E 是重要的抗氧化剂，具有自由基代谢的神经保护作用，还可能通过抑制和清除脑内 β – 淀粉样蛋白沉积，产生延缓衰老的作用。其他自由基清除剂还有褪黑素、姜黄素、去铁敏、艾地苯醌、甲磺酸替拉扎特等。维生素 C 具有清除自由基、抗氧化作用，能够稳定细胞膜。

7. 毒蕈碱受体激动剂　高剂量服用毒蕈碱 M1 受体激动剂占诺美林，可明显改善老年痴呆患者的认知功能和动作行为能力。但由于该药在胃肠及心血管方面的严重副作用，许多患者不能继续治疗。为此，研究者正在寻求避免此类副作用的经皮给药方案。

（二）服药注意

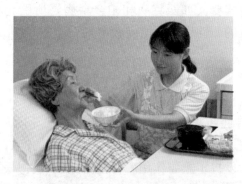

凡经医生诊断为老年痴呆的病人，无论病程长短，常常需要接受药物治疗，一般以口服给药为主。在家照料老年痴呆病人服药应注意以下几点。

（1）痴呆老人常忘记吃药、吃错药，或忘了已经服过药又过量服用，所以老人服药时必须有人在旁陪伴，帮助病人将药全部服下，以免遗忘或错服。

（2）对伴有抑郁症、幻觉和自杀倾向的痴呆患者，家人一定要把药品管理好，放到病人拿不到或找不到的地方。

（3）痴呆老人常常不承认自己有病，或者常因幻觉、多疑而认为家人给的是毒药，所以他们常常拒绝服药。这就需要家人耐心说服，向病人解释，可以将药研碎拌在饭中吃下，对拒绝服药的病人，一定要看着病人把药吃下，让病人张开嘴，看看是否咽下，防止病人在无人看管后将药吐掉。

（4）痴呆患者服药后常不能诉说其不适，家属要细心观察患者有何不良反应，及时调整给药方案。

（5）卧床病人、吞咽困难的病人不宜吞服药片，最好研碎后溶于水中服用。昏迷的病人要下鼻饲管，应由胃管注入药物。

（6）通过散步等改善昼夜生活节奏，将有纪念意义的照片、纪念品等放置在病人旁边给与安心感，这些药物以外的手段也被认为对患者的失眠、不安等症状有效。

九、老年痴呆的推拿按摩方法

1. 按摩百会穴与四神聪穴　以食指左右旋揉轻压百会穴及四神聪穴50次。

2. 按揉足三里穴　以拇指或中指左右旋揉轻压两足三里穴各50次。

3. 按摩涌泉穴　坐在床上，抬起右脚，以左手顺、逆时针方向各按摩涌泉穴36次，然后以同样的方法按摩左脚的涌泉穴。

4. 按揉内、外关穴　将右手拇、食指按在左手臂内、外侧正中腕横纹上2寸的内、外关穴上，顺、逆时针方向旋揉36次。以相同的方法旋揉右侧内、外关穴。

5. 按揉劳宫穴　以一手拇指按压或按揉另一手劳宫穴2~3分钟，然后交换，重复上述操作。

6. 干洗脸　将两手平放于脸上，五指并拢。

十、中医疗法

（一）肾虚为本，痰凝血瘀为标

中医学认为，脑髓空虚是老年性痴呆的基本病理变化，肾气肾精亏虚是其基本病机。大量的实验和临床研究表明，老年肾虚者大多脑功能下降，大脑神经细胞减少，递质含量及递质受体数量均下降，内分泌功能紊乱，免疫功能下降，自身免疫和变态反应增加，体内自由基的容量及过氧化物随年龄增加而积累，而抗自由基损伤的物质如SOD含量下降。这些变化说明肾虚是老年性痴呆的重要病因。以肾虚为主要病机，以补肾填精益髓为治疗大法组方遣药，来延缓衰老，防治老年性痴呆，可以说是传统共识。但不管病情如何变化，肾虚始终贯穿老年性痴呆的整个病程，是其最本质的特征。临床只要以补肾填精益髓立方防治老年性痴呆，就能取得较好疗效。

肾虚是老年性痴呆发病的重要病理基础，痰凝血瘀是老年性痴呆发病的重要因素。痰瘀既是病理产物又是致病因素，痰凝血瘀推动了老年性痴呆的发生发展。正常衰老过程本身就有血瘀证存在的潜在性。故瘀血内停也是痴呆发病的重要原因，瘀阻心脑则可心神不安、心悸失眠、健忘痴呆、神昏谵语。《血证论·瘀血》也说："瘀血攻心，心痛、头晕、神气昏迷。"老年性痴呆所表现出的呆板、迟钝、寡言、傻哭傻笑、舌质暗淡或舌质淡、苔白腻等各种临床症状正属于中医痰凝血瘀范畴。

肾虚为本、痰凝血瘀为标是老年性痴呆的最重要的病机。抓住了这一病机，也就抓住了老年性痴呆的本质和发展的一般规律，临床治疗就可以取得较好的疗效。以补肾活血化痰立方，防治老年性痴呆则可做到标本兼顾，是一种行之有效方法。提高记忆力、解决脑痴呆、对抗衰老。综上所述，肾虚是老年性痴呆的主要原因和基础，痰凝血瘀是发病的直接原因。肾虚为本，痰凝血瘀为标，本虚标实正是老年性痴呆的基本病机。正虚可以生痰生瘀，痰瘀又可加重正虚，二者互为因果，导致了病情的发生发展。

（二）中药治疗

目前，尚无特效药物治疗老年痴呆，但近年来大量的研究表明，中医药通过影响神经递质、抗氧化、对抗神经毒素、调节内分泌、改善免疫功能直至影响基因表达等多角度、多靶点机制来治疗老年痴呆，取得了出乎预料的效果，展示了良好的防治前景。

中医学认为老年痴呆多因肾精不足、脑海空虚、神明无主而发病，预防以补气益血、补肾健脑为主，故可用中药枸杞子5g、杜仲3g、天麻3g、熟地5g、人参2g、龙眼肉3g、大枣5g泡水服，取其益肾固精、养心增智，预防痴呆之作用。人参、刺五加、银杏、石杉等均具有一定的益智和提高记忆效果。一些中成药在抗痴呆方面的作用也引起了专家的关注。如对补中益气汤、归脾汤、天王补心丹、复方首参益智胶囊5种传统补肾中成药研究后证实，它们都具有抗衰老及抗氧化作用，对于早老性痴呆、神经衰弱及健忘均有疗效。

十一、非药物治疗

（一）饮食治疗

（1）富含纤维素的食物：如谷类、麦类，特别是含有丰富纤维素的燕麦。

（2）蔬菜中芹菜、黄花菜都有益于大脑的健康保护。苹果等富有维生素的水果也是被推荐的食品。

（3）富含卵磷脂的食物：如大豆类制品、蘑菇。卵磷脂是神经细胞代谢修复的重要物质。

（4）各类坚果：花生、核桃、松子、榛子、葵花籽含有丰富的亚油酸，对神经细胞有保护作用。

（5）日常饮食宜多样化，不宜过饱。坚持高蛋白、高维生素、高纤维、低胆固醇、低脂肪、低糖、低盐饮食。

（二）情志治疗

鼓励老年人多参加社会活动，有轻度症状的患者应进行力所能及的体力活动，多动手动脑，稳定情绪，减少不良刺激。听音乐、读书看报，或在护理人员的指导下进行适当的益智活动。

（三）智力训练

勤于动脑以延缓大脑老化。有研究显示，常用脑，常做有趣的事，可保持头脑灵敏，锻炼脑细胞反应敏捷度，整日无所事事的人患痴呆症的比例高。老年人应保持活力，多用脑，如多看书，学习新事物，培养多种业余爱好，可活跃脑细胞，防止大脑老化。广泛接触各方面人群，对维护脑力有益。和朋友谈天，打麻将、下棋等，都可激荡脑力，刺激神经细胞活力。

（四）精神调养

人们常说："笑一笑，十年少"，这说明精神之调养重在调节七情之气，注意保持乐观情绪，应节思虑、去忧愁、防惊恐，要宁静无惧，恬淡虚无，与世不争，知足常乐，清心寡欲。做到外不受物欲的诱惑，内不存情感的激扰。这样才能气血调和，健康不衰。注意维持人际关系，避免长期陷入忧郁的情绪及患上忧郁症，避免精神刺激，以防止大脑组织功能的损害。另外，家庭和睦可以保持心情愉快，增强抗病能力。

（五）体育锻炼

许多人都知道，运动可降低中风几率。事实上，运动还可促进神经生长素的产生，预防大脑退化。实践证明，适当的体育锻炼有益于健康，如坚持散步、打太极拳、做保健操或练气功等，有利于大脑抑制功能的解除，提高中枢神经系统的活动水平。但要循序渐进，量力而行，持之以恒，方可达到理想效果。除整体性全身活动外，还应尽量多活动手指。

（六）饮食起居

（1）起居饮食要有规律，不能变化无常。一般应早睡早起，定时进食，定时排便，注意保持大便的通畅。在膳食上，强调"三定、三高、三低和两戒"，即定时、定量、定质，高蛋白、高不饱和脂肪酸、高维生素，低脂肪、低热量、低盐和戒烟、戒酒。

（2）避免使用铝制炊具。

（3）补充有益的矿物质。

总之，无论中医还是西医治疗，都只能相对延缓病情的发展，并不能从根本上阻止疾病的进程。特别是对晚期的阿尔茨海默病患者，中西医目前都没有有效的治疗方法。但对轻度早期的患者，中医药在帮助改善认知功能、提高生活质量、延缓疾病的发展方面有一定作用，而且长期用药的安全性也相对较高。

第九节 头 痛

头痛是指眼眶以上到头顶部范围内的疼痛，是一种很常见的症状。无论男女老少都可发病，其中老年人头痛占有不小的比重，常常也是某些全身性疾病的早期信号，所以必须予以重视，寻找病因，及时治疗。

一、老年人头痛的特点

由于老年人身体功能的退化，中枢神经系统调节功能的减弱，对自身及外界环境的反应不太敏感，不能对因内外环境变化带来的影响进行很好的调节。所以，老年人的头痛，程度不一定很重，与本身疾病的严重程度不一定成平行关系，如颅内患有疾患，但是头痛并不剧烈，也可完全无不适的征兆，或症状不典型，或伴有轻微的其他症状，如视力改变、肢体轻瘫等，所以，老年人往往对此不太重视，错过了最佳的治疗时机。

二、老年人常见的头痛

（一）急性头痛

突然发作且疼痛较为剧烈，多考虑为以下疾病。

1. 高血压急症　高血压患者平时头痛较少见，偶尔发作也只是昏重夹杂钝痛，但发生高血压急症时，则有较明显的头痛、头胀，伴头晕、耳鸣、恶心呕吐、心慌不适，甚则半侧肢体感觉、运动障碍，精神异常等，多为中风先兆，应立即就诊，以防延误治疗。

2. 脑瘤　突然头痛加剧或骤然全头胀痛，兼见视物模糊、走路不稳、偏瘫等，但头痛是第一位的，且以胀痛逐渐加重、全头性痛为特点，多考虑为脑瘤中后期。早期时，由于瘤体细小，占位效应不明显，多不引起头痛，但随着肿瘤增大，压迫脑组织，造成脑水肿，颅内压增高，便会出现剧烈的全头性头痛，损害颅神经时伴见相应症状。

3. 慢性血肿　指慢性硬脑膜下巨大血肿，此症虽多是头部轻微外伤所致，但老年人却常常遗忘了这一瞬而过的外伤史，等到 1~2 个月或更长时间出现头痛、头胀等症状时，经颅脑 CT 等检查后才恍然大悟。

4. 脑动脉瘤　此瘤多为先天性的，平时可不发生头痛，也不损伤神经，但一旦破裂出血，首先出现的是剧烈突然的头痛、恶心呕吐、头胀，接着是昏迷、抽搐等症状。

（二）慢性头痛

1. 高血压病　头痛是老年高血压患者的常见症状，常为搏动性钝痛，有时伴有头部紧压感，位于额部或枕部，一般在清晨睡醒时加重，起床活动后可逐渐减轻缓解。头痛程度常与血压突然升高有关，服降压药后头痛可减轻，但与血压高低并不一定平行。

2. 紧张性头痛　由于长期精神紧张，或颈部姿势不正，引起头、颈、肩部肌肉挛缩所致。为持续性非搏动性全头痛，头部有箍紧感，一般情况良好，无呕吐。头痛持续数天或数小时。

3. 眼源性头痛　老年人容易患青光眼，急性发作时可引起剧烈头痛，大多位于眼眶和前额，同时伴有恶心呕吐。慢性青光眼头痛呈钝痛，屈光不正引起的头痛多在两眼球及眉弓处，眼部的炎症常引起眼眶与颞部的钝性头痛。

4. 三叉神经性头痛　常在刷牙、洗脸、剃须、吹风、说话、打呵欠时突然发生一侧面部剧烈头痛。头痛的性质如刀割、针扎、火烧一样的阵发性闪电样剧痛。每次发作时疼痛时间很短，从数秒钟到数分钟，突然发作，突然停止。头痛发作时可引起同侧面部肌肉抽搐，眼结膜充血、流泪，流口水。

5. 颈源性头痛　老年人大多有骨质增生、肥大等颈椎骨质病变，使供应脑组织的血管受压，颈部活动受限而引起头痛。多为枕部与枕下部的牵拉痛，有时为刺痛或钝痛。此外，还可诱发同侧上肢的疼痛与麻木感。

6. 鼻源性头痛 常由鼻及副鼻窦的炎性疾患引起，位于前额及鼻根附近，多为钝痛或隐痛，常在清晨加重，夜间逐渐减轻至消失。鼻咽癌引起头痛时常伴有鼻出血或鼻涕中带血丝现象。

7. 牙源性头痛 常由龋齿、残根、牙周炎、智齿冠周炎引起持续性搏动性头痛，以一侧颞部多见，其次为前额部和眼眶上部。

三、老年人头痛的预防与早期诊断

老年人头痛是最常见的症状之一，严重影响着老年人的生活质量，因此，必须采取有效的措施进行干预。

（一）改变生活习惯，避免诱发因素

经资料统计证明，不良的生活习惯，如吸烟、酗酒、熬夜等都可诱发头痛发生，另外气候的改变、气味的刺激、精神紧张、情绪波动等都可加重头痛，因此，老年人平时应在这些方面格外注意。

（二）早期诊断，及时治疗

患有头痛的老年人，都应该到医院进行检查，特别是慢性反复发作而头痛原因不明确者，应充分利用医院的先进仪器做相关的检查，如颅脑 CT、脑血流图、经颅多普勒、数字减影血管造影等，做到早期诊断，以便及时予以治疗。切不可滥用止痛片及其他止痛剂，俗话说"斩草要除根，治病要治本"，如果病因不清，服药不对症，滥用药物不仅会掩盖原发疾病的"真面目"，而且会造成慢性中毒，对身体的危害可真不小。

第十节 眩 晕

一、概念

眩，指眼花或眼前发黑；晕，指头晕甚或感觉自身或周围景物旋转。二者常同时并见，故统称为"眩晕"，是机体空间定向和平衡功能失调所产生的一种运动性幻觉。

二、病因病机

眩晕的病因比较复杂，可见于内科、骨科、神经科、耳鼻喉科等多种疾病。中医学认为，眩晕的病因主要有情志、饮食、体虚年高、跌仆外伤等方面。其病性有虚实两端，属虚者居多，如阴虚易肝风内动，血虚则脑失所养，精亏则髓海不足，均可导致眩晕。属实者多由于痰浊壅遏，或化火上蒙，而形成眩晕。西医学的梅尼埃综合征、高血压、低血压、脑动脉硬化、贫血、低血糖、椎 - 基底动脉供血不足、神经衰弱、脑震荡后遗症等疾病均可出现眩晕症状。

三、诊断

测血压、心电图、超声心动、眼底、肾功能等，有助于明确血压的高低以及有无心脏疾病引起的眩晕。查颈椎 X 线片、经颅多普勒检查有助于诊断椎－基底动脉供血不足、颈椎病、脑动脉硬化等，必要时做 CT 及磁共振成像检查。检查电测听、脑干诱发电位等，有助于诊断周围性眩晕、中枢性眩晕。血常规及血液系统检查有助于诊断贫血。变温试验、指物偏向、直流电试验、位置试验及眼震电图等前庭功能检查有助于眩晕症的定位定性诊断。

四、推拿按摩

推拿按摩对眩晕有一定的预防、治疗或辅助治疗作用。

（一）部位及取穴

1. 部位　前额部、眼眶部、背部、腰部、上肢部、下肢内侧部。

2. 取穴　印堂、太阳、睛明、攒竹、鱼腰、四白、迎香、百会、风池、风府、头维、肾俞、肝俞、心俞、脾俞、膈俞、曲池、神门、内关、阳陵泉、涌泉、膻中、中府、云门、中脘、胃俞、足三里、丰隆、哑门、气海、关元、血海、三阴交、太溪。

（二）手法

抹法、按揉法、拿法、扫散法、推法（包括－指禅推法）、擦法、按揉法。

（三）基本操作

1. 头面颈项部操作　用一指禅推印堂至发际、印堂沿眉弓至太阳穴，6~8 遍；分推额部、眼眶部 8~10 遍；抹太阳至头维穴 6~8 遍；用拇指按揉睛明、攒竹、太阳、鱼腰、角孙、迎香、四白，每穴约 1 分钟；用扫散法在头两侧胆经循行部位自前上方向后下方操作，每侧约 10~15 遍；拇指按揉风池、风府，约 5 分钟。

2. 腰背部操作　用掌推法直推背部膀胱经 6~8 遍；用擦法横擦腰背部心俞、肝俞、肾俞、脾俞及膈俞，以透热为度。

3. 四肢部操作　用拇指按揉曲池、神门、阳陵泉，每穴约 1 分钟；擦涌泉，以透热为度；拿上肢约 3 分钟，屈侧力量重，伸侧宜轻；用掌按揉下肢内侧约 3 分钟。

（四）辨证取穴治疗

1. 肝阳上亢证

（1）用拇指推法交替推桥弓，先推左侧，后推右侧，每侧约 1 分钟。

（2）用拇指按揉心俞、肝俞、肾俞、命门、曲池、三阴交、太冲，每穴约 1 分钟。

（3）用擦法直擦背部两侧膀胱经，以透热为度。

2. 痰湿中阻证

（1）掌摩法摩腹约 3 分钟。

（2）用拇指按揉膻中、中府、云门、中脘、足三里、丰隆，每穴约 1 分钟。

（3）用一指禅推法推脾俞、胃俞，每穴约 1 分钟。

3. 瘀血阻窍证

（1）用拇指按揉风府、风池、哑门，每穴约 1 分钟。

（2）拿法拿风池、肩井、合谷，每穴约 1 分钟。

4. 气血亏虚证

（1）掌摩法摩腹约 3 分钟。

（2）用拇指按揉中脘、气海、关元、血海、足三里，每穴约 1 分钟。

（3）用一指禅推法推心俞、脾俞、胃俞，每穴约 1 分钟。

5. 肾精不足证

（1）用一指禅推法推气海、关元、三阴交、太溪，每穴约 1 分钟。

（2）擦肾俞、命门以透热为度。

（五）自我推拿保健

1. 基本方法　用指分推法推眉弓约 3 分钟，双手揉太阳穴半分钟；拇指按揉睛明、阳白、听宫、听会、风池 5 分钟；用五指推法自前发际推至后发际，约半分钟；头部做指尖击法，约半分钟；三指拿颈后部，约 1 分钟。

2. 辨证取穴

（1）肝阳上亢证：用指推法推桥弓，先左侧，后右侧，约 2 分钟。

（2）痰湿中阻证：用拇指按揉膻中、中府、云门、中脘、足三里各约 1 分钟，摩腹约 5 分钟。

（3）瘀血阻窍证：按揉中脘、章门、期门、云门各约 1 分钟。

（4）气血亏虚证：按揉气海、关元、血海、足三里各约 1 分钟，摩腹约 5 分钟。

（5）肾精不足证：横擦肾俞、命门穴，以透热为度。

（六）注意事项

头部推拿治疗时，应固定患者头部，不使晃动，避免头晕加重。临床上有应用颈部旋转扳法治疗眩晕而引起猝倒的报道，因此治疗时要慎重使用扳法。

（白雪）

第十一节　失　　眠

失眠的发病率很高，据国外资料调查显示，美国人群中失眠发生率为 32% ~ 35%，日本为 20%。中国虽然目前尚无此类调查，但据临床医师的观察，失眠在我国发病者也为数不少，特别是中老年人出现失眠的人数较多。俗话说："青年靠吃，老年靠睡。"有人把老年人的睡眠比作"生理充电"，然而"后三十年睡不着"，确实是已被承认的客观事实。由此可见，失眠在老年人的生活中是相当严重的一个问题。

一、概念

失眠的最基本定义就是睡眠障碍，以经常不易入睡或睡而易醒为主要特征，轻者表现为入睡困难，稍睡即醒，醒后不能再睡。重者终宵不得安眠，并伴有头晕、脑胀、健忘、心悸等症状，还可伴有食欲不振、腹胀、腹泻、便秘、多梦、记忆力减退等症状。

二、失眠的分类和特点

（一）按病程分类

按照病程的长短，失眠大体上可分为 2 类，即短暂性失眠（<1 周）和慢性失眠（>1 个月）。一般而言，连续超过 1 周的失眠即具有慢性化的趋势。

1. 短暂性失眠　对于短暂性失眠，若不属于倒时差或倒班引起，就属于调节性失眠。这种失眠有明确的诱发因素，为急性应激因子诱导觉醒状态突然增高所致。常见应激因素包括：应激性生活事件，如痛失亲人、离异、失业、住院；睡眠环境改变，如在不熟悉的环境中睡眠。

2. 慢性失眠　人群中约 10% 的人口患慢性失眠。典型的慢性失眠患者早期是偶发失眠，后来变为频繁失眠，最后才演变为每日失眠。失眠当日的睡眠时间也是逐渐缩短的。有些慢性失眠患者症状还呈现周期性特点。这类患者虽然可以是原发性失眠，但大多数是继发或伴发于其他原因的失眠。

（二）按病因对慢性失眠的分类

按病因慢性失眠可分为原发性失眠及继发性失眠。

1. 原发性失眠　约占慢性失眠患者的 1/4，急性或隐匿性起病，女性多于男性。又可分为特发性失眠、反常性失眠和心理生理性失眠。

（1）特发性失眠：这类失眠通常始于婴儿期或低龄儿童。患者长期睡眠紊乱，但不能发现任何明确的病因，占就诊失眠患者的 10% 以内。患者主诉入睡起始或睡眠维持困难，或睡眠持续时间不充足。白昼功能受损与睡眠丧失的程度相一致。这类失眠可能与中枢神经系统内负责睡眠－觉醒周期的结构内在缺陷有关。起病隐匿、慢性过程、持续终身而无缓解期。治疗困难，患者可能依赖镇静剂或酒精以辅助睡眠。患者可主诉白昼疲劳、注意力和集中力困难，发生抑郁症的风险增加。诊断依赖于排除其他原因导致的失眠。

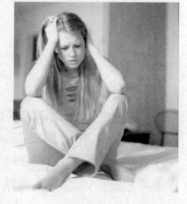

（2）反常性失眠：这类失眠又称睡眠状态感知不良或主观性失眠，占慢性失眠者的 5% 以内。通常发生于中青年人，女性多见。临床趋于慢性过程，往往主诉失眠数年。患者虽然主诉有慢性的严重失眠，但没有与主诉严重失眠相一致的白昼功能受损，进行多导睡眠图检测，不能发现显著的睡眠障碍。患者不能

确切地辨别总睡眠时间，往往高估睡眠潜伏期、低估睡眠时间。患者可能报告很少睡眠或几乎通宵未眠，但白天精力充沛，并不打盹。患者在夜间大部分时间"感知到"环境或有持续思维的过程。慢性睡眠紊乱导致情绪障碍，如抑郁或焦虑。患者往往过度使用镇静剂。

（3）心理生理性失眠：患者有不适当的睡眠预防行为发生，最终进展成为感觉睡眠紊乱的主要因素。尽管失眠的发生与某个应激因素有关，但当应激因素消除后睡眠紊乱仍会持续很长时间。入睡前，患者易激惹、肌张力增高、精神觉醒伴持续性闯入式思维，既不能放松身体，也不能停止穷思竭虑，且过度关注能否入睡。一个恶性循环是患者非常努力去睡眠→紧张→更觉醒、焦虑→进一步降低睡眠倾向。患者分心或不刻意去睡眠时，睡眠却很容易。有趣的是，患者往往报告在任何其他地方比在自己的睡处睡得好。许多患者有终身间歇性浅或差睡眠史。通常为慢性，若不处理，则可进行性加重。患者白昼睡眠增多、疲劳感重，发生抑郁症的风险较大。患者有过度使用镇静剂的倾向。

2. 继发性失眠 由疼痛、咳嗽、呼吸困难、夜尿多、心绞痛和其他的躯体疲劳和症状引起的失眠。许多新陈代谢疾病可以引起睡眠结构的改变，干扰正常的睡眠。

三、病因

（一）心理因素

生活和工作中的各种不愉快事件造成的急慢性焦虑、烦躁、忧愁，过度的兴奋、愤怒，或对健康的过高要求、过分关注等均可引起失眠，甚至加重失眠。另外，由于心理、躯体方面的原因对睡眠怀有恐惧心理，如怕尿床、怕不能按时醒来、怕夜间再次失眠，从而一到晚饭后心情就开始紧张不安，反而加重了失眠，甚至是原有失眠原因已经解决而又出现失眠的主要原因。心理因素对失眠有着重要的影响，它约占慢性失眠患者的半数。

（二）睡眠节律改变

睡眠节律的改变最主要的原因是经常日夜倒班工作或长期夜间作业、流动性工作，如出差等。此外，生活无规律、入睡无定时、过度娱乐，以及跨时区的时差反应等，均可引起体内生物钟节奏的变化而出现失眠。

（三）心身疾病

许多疾病会引起失眠，如神经衰弱、精神分裂症、情感性疾病、心绞痛、甲状腺功能亢进、各种疼痛性及瘙痒性疾病等。

（四）药物因素

药物引起的失眠，称药源性失眠。

（五）精神障碍

各类精神疾病大多伴有睡眠障碍，失眠是精神症状的一部分。其中神经症是失眠最常见的原因，可占失眠的45%～85%，如神经衰弱、焦虑性神经症和抑郁性神经症，几乎均有失眠的诉述。此外，神经症既可能是失眠的原因，也可以是失眠的结果。在重症精神病中，躁狂症患者昼夜兴奋不安、少眠、不眠，而抑郁症和精神分裂症患者也常有失眠，特别是抑郁症的失眠十分常见。有些以失眠为主诉的轻型抑郁症患者，由于抑郁症状较轻，或被躯体主诉或焦虑症状所掩盖，抑郁症常被漏诊。另外，因抑郁症所导致的自杀事件，危险性很高，应该特别引起警惕。

四、失眠的预防治疗

（一）常用方法

预防失眠，最首要的是要谨记"身心松弛有益睡眠"这8个字。只要把握住这个大原则，平时生活中一些小举动就能起到有效的预防作用。比如，睡前到户外散一会儿步，放松一下精神；上床前洗个热水澡；寝时不言谈、不思索、不过度用脑，上床后保持安静；保持卧室环境清静、空气新鲜，床铺硬软适宜；睡前聆听火车运行声、蟋蟀叫、滴水声等一些平淡而有节律的音响，这些都是有助睡眠、预防失眠的方法。此外，您还可以尝试以下几种方法。

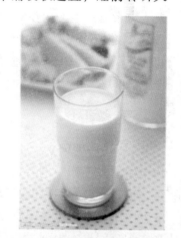

1. 睡前饮一杯加糖的热牛奶　研究表明，牛奶能增加人体胰岛素的分泌，增加氨酸进入脑细胞，促使人脑分泌睡眠的血清素；同时牛奶中含有微量吗啡样物质，具有镇定安神作用，从而促使人体安稳入睡。

2. 保持合适的睡姿　睡眠姿势当然以舒适为宜，且可因人而异。但睡眠以侧卧为佳，养生家曹慈山在《睡诀》中指出："左侧卧屈左足，屈左臂，以手上承头，伸右足，以右手置于右股间。右侧卧位反是。"这种睡眠姿势有利于全身放松，睡得安稳。

3. 建立信心　对生活中偶而发生的失眠，不必过分忧虑，要相信自己的身体自然会调节适应。人的身心弹性甚大，曾有连续200小时不睡之人，仍能保持身心功能正常，因此一两夜失眠自不会造成任何麻烦。偶尔失眠之后，如不过度担心，到困倦时自然就会睡眠。失眠之后愈担心会再失眠，到夜晚就愈难入睡。

4. 安排规律生活　避免失眠的最有效方法，是使生活起居规律化，养成定时入寝与定时起床的习惯，从而建立自己的生理时钟。有时因必要而晚睡，早晨仍然按时起床；遇有周末假期，避免多睡懒觉；睡眠不能贮备，睡多了无用。

5. 保持适度运动　每天保持半小时至一小时的运动，藉以灵活身体各部器官。

惟剧烈运动，睡眠前应尽量避免，有人认为睡前剧烈运动，使身体疲倦后易睡，是错误的。

6. 睡前放松心情 睡前半小时内避免过于劳心或劳力的工作。即使明天要参加考试，也绝不带着思考中的难题上床。临睡前听听轻音乐，有助于睡眠。

7. 设计安静卧房 尽量使卧房隔离噪音，养成关灯睡觉的习惯。

8. 睡前饮食适度 睡前如有需要，可适度进食牛奶、面包、饼干类食物，有助于睡眠，但过饱对睡眠不利。咖啡、可乐、茶等带有刺激性的饮料，尤不利于睡眠。

9. 慎用安眠药物 失眠者切忌未经医师处方，即自行购用安眠药物。即使明天要大考，一夜失眠也不一定影响成绩。而安眠药虽能使人入睡，但第二天药后的副作用，反倒对人身心不利。

（二）心理疏导方法

心理医师认为，当失眠时，可从以下几方面对给予应对，对根治或缓解失眠有一定效果。

（1）不要把睡眠看得非常重要。睡眠是让大脑和身体休息的最好方式，但体力劳动和锻炼也是让身心放松的另一最好方式，如果前一晚上没睡好，可以在早晨洗个热水澡，外出锻炼一下身体，精力一样充沛。而失眠患者往往认为睡眠是人生第一重要的事，整天想的就是怎样才能睡好觉，他不理解睡觉是为了保证健康，健康是为了工作，而工作并不是为了睡觉，也就是说：睡觉并不是人生的目标。

（2）人每天只需要深度睡眠 2~4 个小时，其他是有梦睡眠。如果人真的整夜不睡，3 天就可以让人的精神崩溃，5 天就可以导致死亡，但有的人说好多年都没怎么睡觉，可是他思维仍很正常，所以他的失眠问题并不是想象得那么严重，人应该相信自己的生命力。

（3）睡眠也是人身体的自然反应，困了就想睡觉，不要人为地去控制它，越让自己别想了，自己就越发胡思乱想，停不下来，应该采取顺其自然的态度：想去吧，我今天不打算睡觉了！结果，当你不控制情绪和思维时，20 分钟后自然而然地就会入睡了。对于害怕和焦虑情绪也是一样，有的人特别怕睡不着觉，有的总怕半夜醒来难以入睡，越怕就越清醒，又对自己的害怕感到紧张，结果形成恶性循环。正常人也会由于各种原因半夜醒来，不同的是，正常人并没有害怕和排斥的想法，不反省和讨厌自己，完全接受自己的自然状态，这样才能放松。

（4）许多失眠者总觉得自己晚上觉没有睡够，一有时间就要补觉，白天睡得越多，晚上就越睡不着，而且也没有心思去参加业余爱好活动。正确的做法应该是多参加户外的体力活动，劳其筋骨才能放松心情，尤其是睡觉前不要让大脑处于兴奋地思考状态，应做一些散步、爬楼梯、跳绳、洗衣服、拖地等简单枯燥乏味的体力活动，感到累了，困了再上床睡觉，然后以顺其自然的放松状态，进入睡眠。

（5）治疗老年人失眠关键是解除忧郁。老人是很多种疾病的主要攻击对象，可以被关节炎、气喘、心脏病等生理疾病"侵入"，也可以被忧郁症、焦虑症等精神障碍"偷袭"。相比生理疾病造成的失眠，精神方面障碍导致的失眠情况更容易被人忽视，特别是忧郁影响下的失眠。因此，专家提醒老年患者及家人，治疗老人失眠一定要注意精神方面疾病的影响，特别是忧郁的情绪。总之，忧郁情绪影响下的老人容易出现失眠、心慌等症状，所以千万不要对老人的忧郁掉以轻心，其可能是治疗老年人失眠的关键性因素。

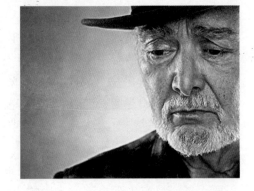

（三）推拿按摩方法

1. 头、足、体综合手法

（1）头部按摩：施术者先开天门，即从印堂直上至上星，反复 10 次，再点按攒竹、鱼腰、太阳、四白、迎香、安眠诸穴，约 10 分钟；接着用两手大鱼际分抹前额 3 分钟，轻抹眼球 2 分钟；最后按揉头两侧足少阳胆经循行区域，持续 3 分钟。

（2）足底按摩：先全足轻揉，擦抹数遍，约 3 分钟；再选择肾上腺、肾、输尿管、膀胱、垂体、头部、甲状腺、肝区等反射区重点按揉 10 分钟；最后找出足底敏感点加强刺激 5 分钟。

（3）体表点按：神门、内关、足三里、三阴交、心俞、肝俞、脾俞穴约 5 分钟。

（4）10 天为 1 个疗程，连续 3 个疗程，每 2 个疗程间隔 3 天。

2. 按摩七法

（1）抹法：术者双拇指腹从患者印堂依次分抹至双太阳穴。

（2）揉眉法：双拇指腹点压印堂穴，并沿眉弓向两侧对揉至太阳穴。

（3）抹眼球法：双拇指点压睛明穴，然后分别抹上下眼睑。

（4）压三经法：先用双拇指腹从印堂穴压至百会穴，然后从眉中穴向头顶压至百会穴水平，3 条直线依次按压。

（5）点十四孔法：用双拇指腹从印堂穴依次点压睛明、迎香、人中、地仓、承浆、大迎、颊车、下关、耳门、听宫、听会、翳风、太阳穴，各穴点压 3 遍。

（6）扫散法：用一手拇指偏峰推角孙穴，自耳前向耳后直推 30 次，两侧交替进行。

（7）指疏法：双手五指指峰从头正中线快速上下分疏至两侧颞部，反复操作 20 次后，点压风池穴，拿颈后大筋、肩井约 2 分钟。

（8）重复（1）～（5）手法 3 分钟。共治疗 6～20 次。

3. 穴位推拿法

（1）患者俯卧位，取心俞、膈俞、肝俞、脾俞、胃俞、肾俞，用推、揉、按手法。

（2）患者仰卧位，先推、按、摩膻中、中脘、气海及两侧胁部，按足三里；再按、抹太阳、印堂、上星、头维、百会。

（3）患者坐位，拿风池、肩井、合谷，搓两肩至两胁。

（4）日1次，10次为1疗程。

4. 头面部推拿结合足底按摩法

（1）患者仰卧位，术者先用右手拇指轻揉百会200次；再用双手拇指由印堂至上星、百会交替推5～6次，共4分钟；双拇指自印堂起向内外依次点揉睛明、鱼腰、丝竹空、太阳、四白穴，共3分钟。

（2）患者坐位，术者右手5指均匀张开，中指吸定印堂穴，其余4指对称吸定鱼腰及头维穴，通过腕关节及前臂的摆动，均匀地向后摆推至风池上，并点按风池，反复4～5遍，共5～6分钟。

（3）足底按摩，着重点按肾、膀胱、垂体、头部、甲状腺、肝、胃肠、腹腔神经丛等反射区，约1.5分钟。

（4）日1次，10次为1疗程。

5. 足疗法

（1）患者仰卧，全身放松5分钟。

（2）必须反射区：肾上腺、肾脏、腹腔神经丛、排尿管、膀胱、尿道。

（3）重点反射区：腹腔神经丛、三叉神经、小脑、大脑、脑垂体、心、小肠、性腺。

（4）辅助反射区：肾上腺、肾脏、排尿管、膀胱、尿道、颈椎、甲状腺、眼、胃、肝、肋、骨、淋巴结、肩胛骨、横隔膜。

（5）酌用点、刮、搓、揉、按、拔等手法，必须反射区按摩5遍，重点反射区2～5遍，辅助反射区酌加。每次30分钟，6次为1疗程，连用2～3个疗程。

6. 自我按摩法

（1）每晚临睡前用热水（水温38℃～45℃）泡脚30分钟，然后向足趾方向推搓双侧涌泉、三阴交穴各360次。

（2）侧卧，用足背足心分别推、搓、摩、擦对侧涌泉、三阴交穴各100次，然后推、搓、揉、按对侧的足背向足趾间皮肤，以局部皮肤热胀舒适为宜。

（3）各20次。

7. 额三线法

（1）前额及头顶前半部，印堂至百会为一线，眉中（双侧）至百会穴为二线。

（2）患者取坐位，术者先将右手掌把住患者脑后枕部，左手拇指指腹开始点按一线，然后再点按二线，每线反复进行3遍，点按时要点点相连，不留空隙，力由轻到重，每线点按时间均为1分钟左右。治疗11次。

8. 抑制－兴奋手法

（1）抑制手法要求轻柔连续。从印堂开始依次揉攒竹、鱼腰、四白、太阳、上星、百会、四神聪、安眠点、风池诸穴，10～15分钟；抹眼球、分抹前额各2分钟，按揉头两侧足少阳胆经区域3分钟；最后按揉曲池、神门、内关、睡眠点、足三里、三阴交 8～10 分钟。

（2）兴奋手法要求相对重、快、短。先依次按揉印堂、百会，振按太阳、风池诸穴 3～5 分钟；再用指端叩击头皮三经（督脉、膀胱经、胆经）；然后拿捏风池、肩井，按揉厥阴俞、心俞、肝俞；最后拍打背部膀胱经，共约 4～6 分钟。

（3）治疗 5～41 次。

9. 自由组合按摩法 以下方法，每晚选择 1～3 项，在睡前 1 小时内进行自我按摩，若能持之以恒，往往可免受失眠困扰。躺下以后，还需平心静气，排除杂念。"先睡心，后睡眼"，然后闭目，默念安静，逐步松弛全身肌肉，使身心自然、轻松、舒适，再似有似无地意守丹田或涌泉穴，不可太用心，这样既可催眠，又能强身健体，有望早日摆脱失眠。

（1）运百会：定神安眠。

百会穴位于头顶部正中线上，距前发际 5 寸；或两耳尖连线与头部正中线之交点处。取卧位。两手轮流以食、中指指腹按揉百会穴 1 分钟。手指用力不能太重。

（2）按颞侧：疏利少阳，安神催眠。

取坐位。两手拇指按压两侧风池穴（项后枕骨下两侧凹陷处，在斜方肌和胸锁乳突肌之凹陷中），两小指各按在两侧太阳穴（眉梢与外眼角连线中点，向后约 1 寸凹陷处）上，其余手指各散放在头部两侧，手指微屈，然后两手同时用力，按揉约 1 分钟。

（3）揉神门：宁心安神。

神门穴位于掌后腕横纹尺侧端，尺侧腕屈肌腱桡侧缘凹陷处。取坐位。左手食、中指相叠加，按压在右手神门穴上，按揉 2 分钟，然后再换手操作。

（4）按脘腹：古人说："胃不和则卧不安"。可见胃肠不调和就会影响到睡眠，按脘腹可以理气和胃，使人安然入睡。

取卧位。左右手分别横置于上腹部中脘（位于人体腹部正中线上，脐上 4 寸处）和下腹部关元（位于人体腹部正中线上，脐下 3 寸处）上，配合呼吸，呼气时按压中脘，吸气时按压关元，持续操作 2 分钟。

（5）抹眼球：调养心气。

卧位，闭眼。将两手中指分别放于两眼球上缘，两无名指分别放在眼球下缘，然后在目内外眦之间来回揉抹 20～30 次，用力要轻。

（6）推胫骨：和运脾胃，宁心安眠。

坐位。两手虎口分别卡在双膝下，拇、食指按压阳陵泉（位于小腿外侧，腓骨小头前下方凹陷处）和阴陵泉（位于小腿内侧，胫骨内髁下缘，当胫骨内侧缘和腓肠肌之间的凹陷处），然后向下用力推动，在过足三里（位于小腿前外侧外膝眼下 3 寸，胫骨前嵴外侧一横指处）和三阴交（位于内踝尖直上 3 寸，胫骨内侧缘后方凹陷处）两穴时加力按压，这样一直推到踝部，反复操作 10～20 次。

（7）按涌泉：交会阴阳，平衡气血。

涌泉穴位于足掌心，当第二跖骨间隙的中点凹陷处。取平坐位。两侧中指指腹分别按压在两侧涌泉穴上，随一呼一动，有节律按压。操作1分钟。

（四）推拿按摩结合中医辨证论治

中医辨证论治一般把失眠分为心脾两虚、阴虚火旺、肝郁化火、痰热内扰、心胆气虚和胃气不和6型。

1. 心脾两虚证

（1）主症：多梦易醒，心悸健忘，肢倦体疲，食无味，面色少华，舌苔淡薄，脉细弱。

（2）推拿按摩：点揉心俞、膈俞、脾俞、血海、足三里。

（3）中医方药

归脾汤：党参30g，黄芪18g，当归12g，龙眼肉12g，白术9g，木香6g，陈皮6g，茯神15g，酸枣仁18g，远志15g。

【方解】 方中党参、黄芪补心脾之气，当归、龙眼肉养心脾之血，白术、木香、陈皮健脾畅中，茯神、酸枣仁、远志养心安神。共奏补益心脾、养血安神之功效。

【加减】 如心血不足者，可加白芍10g，熟地、阿胶珠各12g，以养心血；如不寐较重者，酌加五味子12g，柏子仁15g，有助于养心安神，或加合欢皮12g，夜交藤、龙骨、牡蛎各30g，以镇静安神；如兼见脘闷纳呆，苔滑腻者，加半夏、厚朴各10g，陈皮12g，茯苓15g，以健脾、理气、化痰。

脾虚便溏者，宜温脾安神，可选用景岳寿脾煎（人参、白术、山药、干姜、炒枣仁、远志、莲肉、炙甘草）；偏于气虚者，可选用六君子汤（人参、炙甘草、茯苓、白术、陈皮、半夏）加炒枣仁、黄芪；偏于血虚者，宜养血安神，可选用茯神散（茯神、熟地黄、白芍、川芎、当归、白茯苓、桔梗、远志、党参、红枣）；若偏于心气亏虚者，宜益气镇静为主，可选用安神定志丸（人参、茯苓、茯神、远志、石菖蒲、龙齿）；偏于心血虚者，可用甘麦大枣汤加味。

2. 阴虚火旺证

（1）主症：心烦不寐，头晕耳鸣，口干津少，五心烦热，舌质红，脉细散。

（2）推拿按摩：点揉气海、关元、太溪（在足内侧，内踝后方，当内踝尖与跟腱之间的凹陷处）、三阴交。

（3）中医方药

黄连阿胶汤：黄连6g，黄芩、白芍、阿胶各10g，鸡子黄1个。

【方解】 方中黄连、黄芩降火；白芍、阿胶、鸡子黄滋阴。共达清心安神之功。

【加减】 若阴虚明显，而心火不甚旺者，可用天王补心丹（人参、远志、桔梗、玄参、丹参、当归、麦冬、天冬、茯苓、柏子仁、五味子、生地黄、茯神、酸枣仁）；如果以阴虚为主，则以六味地黄汤（山药、萸肉、熟地、茯苓、丹皮、泽泻）加夜交藤、酸枣仁、茯神、合欢皮等。或觉上方药力不足者，可合用朱砂安神丸（黄连、地黄、甘草、当归、朱砂）。

3. 肝郁化火证

（1）主症：不寐，性急躁易怒，不思饮食，口渴喜饮，目赤口苦，小便黄赤，大便秘结，舌红苔黄，脉弱而散。

（2）推拿按摩：点京门（侧腰部，第十二肋游离端下方凹陷处）、期门（乳下两肋间，当第六肋间），点揉太冲穴（第1、2跖骨结合部之前凹陷处），掐大敦穴（大踇趾靠第二趾一侧甲根边缘约2mm处）。

（3）中医方药

龙胆泻肝汤加味：木通3g，黄芩10g，栀子10g，泽泻10g，龙胆草10g，柴胡10g，当归10g，车前子10g，甘草6g，生地15g，酸枣仁15g，龙齿30g，磁石30g。

【方解】方中龙胆草、黄芩、栀子清肝泻火；泽泻、木通、车前子清利肝经湿热；当归、生地养血和肝；柴胡疏畅肝胆之气；甘草和中；酸枣仁、龙齿、磁石镇心安神。全方共奏疏肝泄热、镇心安神之功效。

【加减】如胸闷胁胀，善太息，加郁金、香附之类以疏肝开郁。

4. 痰热内扰证

（1）主症：不寐，头重，痰多胸闷，厌食嗳气，吞酸恶心，心烦口苦，目眩，苔腻而黄。

（2）推拿按摩：点按丰隆、内庭穴（属足阳明胃经，足背第2、3趾间缝纹），掐厉兑穴。（厉兑穴有3个，分别叫厉兑穴、第二厉兑穴、第三厉兑穴。厉兑穴在食指外侧，位在指甲生长处的边角向中指靠近2mm的地方。第二厉兑穴位于第二趾甲根、边缘中央下方的2mm处。第三厉兑穴位于脚的第三趾的第一关节和第二关节之间）。

（3）中医方药

清火涤痰汤：胆南星6g，黄连6g，生姜3片，茯神15g，贝母10g，竹沥10g，麦冬10g，柏子仁10g，丹参10g，僵蚕10g，菊花10g，橘红10g，杏仁10g，栀子10g。

【方解】方中用胆星、贝母、竹沥、生姜化痰泄浊；柏子仁、茯神、麦冬、丹参养心安神；僵蚕、菊花熄风定惊；杏仁、橘红豁痰利气。共达化痰清热、养心安神之功效。

【加减】一般轻症，可用温胆汤（半夏、橘皮、茯苓、竹茹、枳实、甘草、生姜、大枣）；若痰热扰心，气血不足证者，可在温胆汤基础上加远志、人参、熟地、枣仁，名为十味温胆汤；若痰涎扰心，瘀阻血脉者，则可在十味温胆汤基础上加菖蒲、远志、郁金、杏仁、丹参以痰瘀并治，清心安神；或用名医焦树德验方（黄连、生地、远志、天竺黄、郁金、生铁落煎汤，送服朱砂粉0.6~0.9g），也有较好的疗效。如果痰火较盛者，可用除痰降火汤（柴胡、黄芩、半夏、青皮、枳壳、竹茹、珍珠母、龙胆草、山栀子、夜交藤）。

5. 心胆气虚证

（1）主症：失眠多梦，易惊醒，胆怯心悸，遇事善惊，气短倦怠，小便清长，舌质淡，脉弦细。

（2）推拿按摩：点百会，点揉心俞、膈俞穴，点按丘墟（位于足外踝的前下方，当趾长伸肌腱的外侧凹陷处。此穴为人体足少阳胆经上的主要穴位，可以使头脑清晰、情绪稳定，增加心理承受力）。

（3）中医方药

安神定志丸：茯苓15g，茯神、远志各10g，人参6g，龙齿30g，石菖蒲12g。

【方解】方中人参益气，龙齿镇惊为主，配茯苓、茯神、石菖蒲补气益胆安神。共奏益气镇惊、安神定志之功效。

【加减】上方若药力不足，可加炒枣仁30g，夜交藤18g，牡蛎30g；若血虚阳浮，虚烦不寐者，也可用酸枣仁汤（酸枣仁、川芎、茯苓、知母），症情较重者，二方可合用。亦可选用温胆汤（半夏、橘皮、茯苓、竹茹、枳实、甘草、生姜、大枣）加党参、远志、五味子、炒酸枣仁；心虚胆怯，昼夜不睡，症情重者，可选用高枕无忧散（人参、石膏、陈皮、半夏、茯苓、枳实、竹茹、麦冬、桂圆肉、甘草、酸枣仁）。

6. 胃气不和证

（1）主症：胸闷嗳气，腹中不舒，失眠，口臭嗳腐，大便不爽，苔腻，脉弦滑。

（2）推拿按摩：以振颤手法点中脘、梁门（脐中上4寸，前正中线旁开2寸）、大横穴（腹中部，距脐中4寸），点揉脾俞、胃俞穴。

（3）中医方药：保和丸：神曲10g，半夏10g，陈皮10g，莱菔子10g，山楂15g，茯苓15g，连翘20g。

【方解】方中山楂善消肉食油腻之积；神曲消食健脾，能化酒食陈腐之积；莱菔子消食下气，可消麦面痰气之积；半夏、陈皮行气化滞，和胃止呕；茯苓健脾利水，和中止泻；连翘散结而清热，用麦芽汤送下，以增强消食之力。食消胃和则夜卧安宁。

【加减】便秘者，可加用酒军6g，芒硝10g；呕吐及恶心者，加黄连、苏叶各6g；腹胀、腹痛者，加厚朴、元胡各10g，陈皮可用至20g。重症者用调胃承气汤（大黄、芒硝、生甘草），胃气和，腑气即通而止，不可久服。如积滞已消，而胃气未和者，仍不能入睡，可用半夏秫米汤（半夏、秫米），以和胃气。

（五）刺激控制疗法

预防失眠可以尝试利用刺激控制疗法中的一些理论。刺激控制疗法是一套帮助失眠者减少与睡眠无关的行为和建立规律性睡眠－觉醒模式的程序。

（1）睡前避免接触烟酒，最好用温水泡脚。洗脚后，端坐床上，先用右手掌拍打左脚涌泉穴120次，再用左手掌拍打右脚涌泉穴120次，每次力度均以感到微微胀痛为宜。这种方法也可在一定程度上祛除失眠诱发因素。

（2）把床当作睡觉的专用场所，不在床上从事与睡觉无关的活动。除了睡觉以外，其他时间不待在床上或卧室里。

（3）躺在床上30分钟后如果仍睡不着，必须起床离开房间。离开房间的时候，不要带着自己最终还会回到床上的念头，脑子要想"你不再睡了，你不能再睡了"。

起床后，做些温和平静、少刺激的事，只在真正有了睡意时才上床。上床后如又不能迅速入睡，就马上起床，等再有睡意才回床。假如始终没有睡意，那就得如此这般直到天明。

（4）整夜之中，只要中途醒了而又不能迅速再入睡，都应按（3）办。

（5）每天早晨坚持在同一时刻醒来并起床，不管晚上睡得如何。而且，白天决不上床睡觉。

第十二节　恶性肿瘤

肿瘤是威胁人类健康的重要疾病，发病率近20年间升高了约50%。据统计，现在每5个去世的人中就有一个是恶性肿瘤患者。我国著名肿瘤学专家、中国工程院院士郝希山主持的《恶性肿瘤流行趋势分析及预防研究》报告指出："在不同年龄人群肿瘤发病构成中，65岁以上的老龄人群肿瘤发病率所占比重最大，约为55.36%"。因此，在老年人中普及肿瘤防治知识，具有迫切而重要的现实意义。

一、肿瘤的分类和特点

人体细胞的三种情况
→ 正常情况：接受调控，维持人体生命正常活动。
→ 特殊情况：损伤修复，在一定时间和一定程序内，可调控。例如外伤等。
→ 异常增生：受多种因素影响而疯狂增生，失控——肿瘤。
如把传染病看作是外来入侵，肿瘤则是人体自身细胞的"叛变"。

肿瘤
→ 良性肿瘤：生长慢，不转移，少复发，危害小。
↓↑ 交界性：良性可转化为恶性，但恶性肿瘤极少转为良性。
→ 恶性肿瘤：生长快，要转移，易复发，危害大。
恶性肿瘤一般统称为癌。但从组织细胞学上严格划分，则分为癌和肉瘤两大类。

恶性肿瘤
→ 癌：起源于上皮细胞，占90%，如肝癌、肺癌、乳腺癌、皮肤癌等。
→ 肉瘤：起源于非上皮细胞，如骨、肌肉、血管等，占10%，如淋巴肉瘤、白血病等。

（一）肺癌

肺癌目前是全世界癌症死因的第一名。2003年世界卫生组织（WHO）公布的死亡率是110万/年，发病率是120万/年。发病年龄高峰在60~79岁之间。男女患病率为2.3:1。另外，种族、家属史与吸烟对肺癌的发病均有影响。

（二）肝癌

肝癌是我国常见恶性肿瘤之一，死亡率高，在恶性肿瘤死亡顺位中仅次于胃癌、食管癌而居第三位。我国每年死于肝癌者约11万人，占全世界肝癌死亡人数的45%。

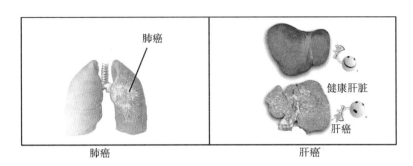

图 3-16 肺癌、肝癌

（三）乳腺癌

乳腺癌是女性最常见的恶性肿瘤之一，发病率占全身各种恶性肿瘤的 7% ~ 10%。与遗传有关，绝经期前后的妇女发病率较高。但是如果能够早发现、早治疗，生存率也很高。

（四）食管癌

食管癌是发生在食管上皮组织的恶性肿瘤，占所有恶性肿瘤的 2%。我国是食管癌高发区，因食管癌死亡者仅次于胃癌居第二位，发病年龄多在 40 岁以上。病因与亚硝胺慢性刺激、炎症与创伤，遗传因素以及饮水、粮食和蔬菜中的微量元素含量有关。

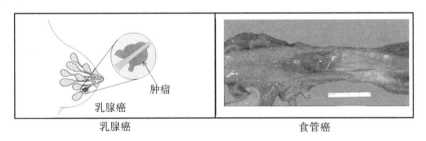

图 3-17 乳腺癌、食管癌

（五）胃癌

胃癌发病率在我国居各类肿瘤的首位。早期胃癌多无症状或仅有轻微症状。当临床症状明显时，病变已属晚期。因此，要十分警惕胃癌的早期症状，以免延误诊治。胃癌以 40 ~ 60 岁多见，男女约为 2∶1。发病与多种因素如生活习惯、饮食种类、环境因素、遗传素质、精神因素等有关，也与慢性胃炎、胃息肉、胃黏膜异形增生和肠上皮化生、手术后残胃，以及长期幽门螺杆菌感染等有一定的关系。

（六）大肠癌

大肠癌为结肠癌和直肠癌的总称。是指大肠黏膜上皮在环境或遗传等多种致癌因素作用下发生的恶性病变，死亡率较高，是常见的恶性肿瘤之一。

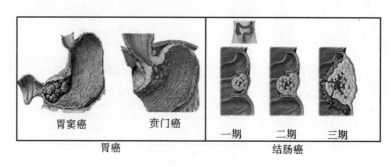

胃窦癌　　　　贲门癌

胃癌

一期　　二期　　三期

结肠癌

图 3 − 18　胃癌、结肠癌

二、癌症的普查和早期诊断

有时，癌症可在出现症状之前被发现。对没有任何症状的或高危人群进行检查叫作癌症普查。癌症普查包括体格检查、实验室检查、直接或间接的内脏检查。在体检过程中，医生可发现异常肿物；实验室检查包括血液和尿液检查、宫颈涂片、大便隐血试验；内脏检查可通过一根很细的管子如肠镜，让医生直接检查直肠和结肠的内部，或间接地通过 X 线图象（如通过钼钯片检查乳房内肿瘤）。总之，肿瘤越早发现，越早治疗，疗效越好。

三、常见的癌症危险信号

世界卫生组织提出了癌症 8 大早期危险信号。

（1）可触及的硬结或硬变，如乳腺、皮肤及舌部发现的硬结。

（2）疣、赘瘤或黑痣发生明显的变化。

（3）持续性消化不正常。

（4）持续性嘶哑、干咳、吞咽困难。

（5）月经不正常的大出血，经期以外的出血，绝经后阴道分泌物。

（6）鼻、耳、膀胱或肠道不明原因的出血。

（7）经久不愈的伤口，不消的肿胀。

（8）原因不明的体重下降。

四、致癌因素和癌症转移因素

（一）致癌因素

1. 外界致癌因素

（1）化学因素：如芳香胺类、亚硝胺类、砷、铬、镉、镍等。

（2）物理因素：如电离辐射、日光及紫外线照射等。

（3）生物因素：如病毒、寄生虫及慢性炎症刺激。

2. 内在致癌因素

（1）遗传因素：但这种遗传只是遗传了癌症的易发性。

（2）其他因素：包括种族、性别与年龄、激素、免疫等。

（二）癌症转移的因素

肿瘤转移是癌症区别于其他疾病的显著特征，也是治疗的难点。研究表明，70%以上的恶性肿瘤患者，在初次诊断时就已发现转移。目前，90%以上的恶性肿瘤患者死于肿瘤的扩散、转移。美国肿瘤病人五年生存率达81%，而我国肿瘤病人五年生存率仅为10%。造成这种情况的根本原因，主要是我国抗肿瘤转移治疗措施薄弱。癌症转移的主要因素有以下4个方面。

1. 癌组织的分化程度　一般而言，癌症的分化程度越低，浸润性越明显，转移发生也越早。

2. 被转移器官的特点　癌症一般容易转移到血液供应丰富的器官，如骨骼、肝脏、肺、脑。

3. 对原发癌的机械刺激　对恶性肿瘤所形成的癌肿，尤其是对血管丰富的肉瘤（如淋巴肉瘤等）做过多的按摩及一些不必要的检查措施（如穿刺检查）可使癌细胞进入血液系统，有增加转移的危险。

4. 机体的状态　病人的一般状况差，或者免疫功能低下，都能增加癌症转移的机会。

五、抗癌的两种思路和治法

（一）清除与杀灭

包括手术、化疗、放疗、生物免疫疗法、介入治疗、中医疗法及其联合治疗方法，占主流地位。

（二）转化

包括身心疗法、中医疗法等，占非主流地位。

两种思路和治法都进展很快，大大提高了疗效，但都还处于量变的阶段，没有根本性的突破。

六、恶性肿瘤的分期

目前统一使用国际抗癌联盟（UICC）规定的TNM分期法，有利于设计治疗方案、评价疗效、判断预后、探讨治疗规律和交流经验。

T："TUMOR"（肿瘤）的第一个字母，代表原发肿瘤，指肿瘤的大小，用肿瘤的最大直径来表示。

N："NODE"（淋巴结）的第一个字母，代表淋巴转移情况。N0为无淋巴转移，N1为区域淋巴转移，N2为远处淋巴结转移。

M："METASTESIS"（转移）的第一个字母，指远离肿瘤原发灶部位有无转移。

临床上按TNM分期法把恶性肿瘤分为Ⅰ、Ⅱ、Ⅲ、Ⅳ期。通俗介绍为早、中、晚期。早期包括Ⅰ、Ⅱ期，中期即Ⅲ期，晚期即Ⅳ期。以乳腺癌为例，病历上如写T2N1M0字样，则指乳腺癌中期，同侧腋窝扪及淋巴结，但尚无远处转移。

七、目前治疗恶性肿瘤的主要方法

（一）局部治疗

包括手术治疗、放射治疗、介入治疗、中医外敷等。

（二）全身治疗

包括化疗、生物治疗、中医治疗等。

其中，手术、化疗、放疗并称为三大治疗手段。临床多采用几种方法综合使用。

八、五年生存率

医学界为了统计癌症病人的存活率，比较各种治疗方法的优缺点，采用大部分患者预后比较明确的情况作为统计指标，这就是医生常说的五年生存率。

五年生存率系指某种肿瘤经过各种综合治病后，生存五年以上的比例。

恶性肿瘤经过治疗后，在 3 年内出现转移和复发者约占 80%，在其后 2 年内出现转移和复发者约占 10%。所以，恶性肿瘤如果五年内不复发，再次复发的机会就很少了，故常用五年生存率表示各种癌症的疗效。

"五年生存率"不仅仅意味着只能活 5 年，而且意味着已接近治愈。当然，还应当遵医嘱定期复查。

九、结语

恶性肿瘤相对而言是一种可以从容治疗的慢性疾病，不像脑出血、大面积脑梗塞和心肌梗死等心脑血管疾病那样危急，能够在短时间内就夺人性命。全世界的医学家、科学家和患者，都在为防治恶性肿瘤而不懈努力，传统的手术疗法、化疗和放疗，有了很大的进步，新的靶向治疗、生物治疗、介入治疗等技术不断涌现，中医疗法和心理疗法展示了很好的治疗前景，多数癌症已经成为可治之病。就在我们的现实生活中，不少曾经的癌症患者，已经和正常人一样健康生活了很多年。因此，我们不必谈癌色变，而要相信，就像人类攻克了天花、鼠疫等当时的不治之症一样，癌症也是可防可治的！

（钟红卫）

第十三节　老年感冒

一、概念

感冒是由多种病毒引起的呼吸道常见病，是一种自愈性疾病。轻者仅表现为鼻塞、流涕、喉干、咽痛等不适。若出现发热、咳嗽、咯痰及全身酸痛则多已影响到气管、支气管。病毒存在于病人的呼吸道中，在咳嗽、打喷嚏时经飞沫传染给别人。

中医学认为"正气存内，邪不可干"，疾病的发生、传变及预后，主要取决于正气的盛衰。老年人由于呼吸系统功能的减退及全身免疫力下降，在过度疲劳、受凉的基础上，易于感冒，恢复较年轻人明显慢，多在 2～3 周才能得到基本恢复，有的则需几个月的时间。老年人还会因感冒而并发支气管炎、肺炎；若原有心、肺疾病者，会使原病情加重，诱发心绞痛、心功能不全等。可见，老年人预防感冒比治疗感冒显得更为重要。

二、症状体征

感冒的潜伏期为 1～3 天，症状大多比较典型，有突起寒战、发热、头痛、肌肉痛、厌食等。老年人感冒的发热不像青壮年那么高，早期最突出的是头痛、关节痛和肌肉痛，常有畏光、眼红肿及烧灼感、恶心、厌食、腹胀、腹泻、鼻塞、流涕等相对比较轻微，2～3 天后，发热及全身症状逐渐减退，咳嗽，无痰，常有胸骨后烧灼感，有时有气急、心慌。查体早期可见面色潮红，球结膜轻度充血和眼球压痛，咽部充血但无分泌物，约 25% 的病人颈部淋巴结轻度肿大并有触痛。后期可有呼吸音粗糙，散在的哮鸣音或局限性喀啦音。

三、分类和特点

感冒分为普通感冒和流行性感冒。

（1）普通感冒：是由鼻病毒、冠状病毒及副流感病毒等引起的一种呼吸道常见病，其中 30%～50% 是由鼻病毒所致。多发于初冬，但其他季节也可发生。主要表现为喷嚏、鼻塞、流涕，也可出现咳嗽、咽干等不适。

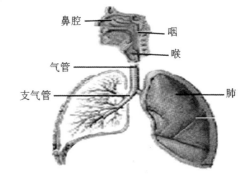

图 3-19 呼吸道示意图

（2）流行性感冒：是由流感病毒引起的急性呼吸道传染病，传染性强，容易引起暴发流行或大流行。典型的临床特点是急性高热、显著乏力，全身肌肉酸痛，秋冬季节高发。

四、诊断

（1）受凉、接触感冒患者史。

（2）临床症状典型表现。

（3）血常规检查白细胞总数正常或略高，中性粒细胞比例升高。

五、治疗

由于目前没有药物可以直接杀死感冒病毒，因此感冒的治疗主要以对症治疗为主，如发热头痛、全身酸痛，可选用解热镇痛药（如散利痛等），鼻塞流涕可选用减轻鼻充血药（麻黄素滴鼻剂等），过敏者可选用抗组胺药（异丙嗪等）。老年病人不应大量"发汗"，以免引起虚脱和水、盐、电解质平衡紊乱。另外注意休息、多喝温开水、饮食清淡。

老年感冒患者易继发细菌感染，适当时应予青霉素类或红霉素类抗生素 3 ~ 5 天。

六、中医诊治

（一）病因病机

1. 病因　感冒是六淫、时行之邪侵袭人体而致病。以风邪为主因，因风为六淫之首，流动于四时之中，故外感为病，常以风为先导。但在不同季节，风每与当令之气相合伤人，而表现为不同证候，如秋冬寒冷之季，风与寒合，多为风寒证；春夏温暖之时，风与热合，多为风热证；夏秋之交，暑多夹湿，每又表现为风暑夹湿证候。但一般以风寒、风热为多见，夏令暑湿之邪亦常杂感为病。至于梅雨季节之夹湿，秋季兼燥等，亦常可见之。

若四时六气失常，非其时而有其气，伤人致病者，一般较感受当令之气为重。而非时之气夹时行疫毒伤人，则病情重而多变，往往相互传染，造成感冒的流行，且不限于季节性。正如《诸病源候论·时气病诸候》所言："夫时气病者，此皆因岁时不和，温凉失节，人感乖庚之气而生，病者多相染易。"

2. 病机　外邪侵袭人体是否发病，关键在于卫气之强弱，同时与感邪的轻重有关。《灵枢·百病始生》曰："风雨寒热不得虚，邪不能独伤人。"若卫外功能减退，肺卫调节疏泄，外邪乘袭卫表，即可致病。如气候突变，冷热失常，六淫时邪猖獗，卫外之气失于调节应变，即每见本病的发生率升高。或因生活起居不当，寒温失调以及过度疲劳，以至腠理不密，营卫失和，外邪侵袭为病。若体质虚弱，卫表不固，稍有不慎，即易见虚体感邪。他如肺经素有痰热，或痰湿内蕴，肺卫调节功能低下，则每易感受外邪，说明在禀赋素质有所偏差失调的情况下，最易内外相引而发病。如素体阳虚者易受风寒，阴虚者易受风热、燥热，痰湿之体易受外湿。正如清·李用粹《证治汇补·伤风》说："肺家素有痰热，复受风邪束缚，内火不得疏泄，谓之寒暄。此表里两因之实证也。有平昔元气虚弱，表疏腠松，略有不慎，即显风证者。此表里两因之虚证也。"

外邪侵犯肺卫的途径有二，或从口鼻而入，或从皮毛内侵。风性轻扬，为病多犯上焦。故《素问·太阴阳明论》说："伤于风者，上先守之。"肺处胸中，位于上焦，主呼吸，气道为出入升降的通路，喉为气系，开窍于鼻，外合皮毛，职司卫外，为人身之藩篱。故外邪从口鼻、皮毛入侵，肺卫首当其冲，感邪之后，随即出现卫表不和及上焦肺系症状。因病邪在外、在表，故尤以卫表不和为主。

由于四时六气不同，以及体质的差异，临床表现有风寒、风热、暑湿三证。若感受风寒湿邪，则皮毛闭塞，邪郁于肺，肺气失宣；感受风热暑燥，则皮毛疏泄不畅，邪热犯肺，肺失清肃；如感受时行病毒则病情多重，甚或有变生他病者。在病程中还可见寒与热的转化或错杂。

（二）诊断依据

（1）临证以卫表及鼻咽症状为主，可见鼻塞、流涕、多嚏、咽痒、咽痛、周身酸楚不适、恶风或恶寒，或有发热等。由于风邪有夹暑、夹湿、夹燥的不同，还可见相关症状。

（2）时行感冒多呈流行性，在同一时期发病人数剧增，且病症相似，多突然起病，恶寒、发热（多为高热）、周身酸痛、疲乏无力，病情一般较普通感冒为重。

（3）病程一般3~7日，普通感冒一般不传变，时行感冒少数可传变入里，变生他病。

（4）四季皆可发病，而以冬、春两季为多。

（三）辨证论治

由于中药治疗感冒具有副作用小、疗效好的特点，可辨证使用中药和中成药。

1. 风寒束表

（1）临床表现：恶寒重，发热轻，无汗，头痛，全身酸痛，或鼻塞，流清涕，喷嚏，咳嗽，吐稀薄白色痰，咽喉疼痛，口不渴或渴喜热饮，苔薄白，脉浮紧。

（2）病因病机：风寒外束，卫阳被郁，肺气不宣。

（3）治法：辛温解表。

（4）代表方：荆防败毒散加减。

（5）中成药：九味羌活丸。

2. 风热犯表

（1）临床表现：身热较著，微恶风，汗泄不畅，头胀痛，面赤，咳嗽，痰黏或黄，咽燥，或咽喉红肿疼痛，鼻塞，流黄浊涕，口干欲饮，舌苔薄白微黄，舌边尖红，脉浮数。

（2）病因病机：风热犯表，热郁肌腠，卫表失和，肺失清肃。

（3）治法：辛凉解表。

（4）代表方：银翘散加减。

（5）中成药：维C银翘片。

3. 暑湿伤表证

（1）临床表现：身热，微恶风，汗少，肢体酸重或疼痛，头昏重胀痛，咳嗽痰黏，鼻流浊涕，心烦口渴，或口中黏腻，渴不多饮，胸闷脘痞，泛恶，腹胀，大便或溏，小便短赤，舌苔薄黄而腻，脉濡数。

（2）病因病机：暑湿遏表，湿热伤中，表卫不和，肺气不清。

（3）治法：清暑祛湿解表。

（4）代表方：新加香薷饮加减。

（5）中成药：藿香正气液（水、散、胶囊）。

4. 气虚感冒

（1）临床表现：恶寒较甚，发热，无汗，头痛身楚，咳嗽，痰白，咯痰无力，平素神疲体弱，气短懒言，反复易感，舌淡苔白，脉浮而无力。

（2）病因病机：表虚卫弱，风寒乘袭，气虚无力达邪。

（3）治法：益气解表。

（4）代表方：参苏饮加减。

（5）中成药：玉屏风颗粒。

5. 阴虚感冒

（1）临床表现：身热，微恶风寒，少汗，头昏，心烦，口干，干咳少痰，舌红少苔，脉细数。

（2）病因病机：阴亏津少，外受风热，表卫失和，津液不能作汗。

（3）治法：滋阴解表。

（4）代表方：加减葳蕤汤化裁。

（四）其他治疗

1. 风寒感冒

（1）拔火罐法：选大椎、身柱、大杼、肺俞，加火罐于穴位上，留罐 15 分钟起罐，或用闪罐法。

（2）敷贴疗法：取大蒜 2 枚捣汁拌面粉做成圆锥状，塞入鼻孔（两侧交替），每次留塞 15～20 分钟，每日 4～5 次。具有祛风散寒、宣肺通窍的功效。

（3）饮食疗法：取苏叶 3～6g，生姜 3g，洗净切碎，放入茶杯内，冲入沸水 200～300ml，加盖泡 10 分钟，再放入红糖 15g 搅匀，趁热饮用。具有解表散邪的功效，适用于感冒初起，恶寒、无汗、头痛者。

2. 风热感冒

刺络拔罐法：选大椎、风门、身柱、肺俞，消毒后，用三棱针点刺，自然出血，待出血颜色转淡后，加火罐于穴位上，留罐 10 分钟后起罐，清洁局部并再次消毒针眼。

3. 外治法

取葱白、生姜各 30g，食盐 5g，共捣成糊状，加入适量白酒调匀，用纱布包好，涂擦胸背、肘腘窝及手足心。有解表散邪的功效，涂擦后 15 分钟左右会有汗出，感冒诸症可以解除。

七、晚愈的原因

（一）未及时治疗

不少老人认为感冒是小毛病，扛扛就过去了，往往拖上几天严重后才采取措施治疗，这样就不易早愈。

（二）诱发其他疾病

有些病人原来就患有慢性气管炎、支气管扩张、肺气肿、咽喉炎、鼻炎等，感冒后往往诱发原来的疾病，这样就要同时治疗原来的疾病，才能使感冒病程缩短，早日痊愈。

（三）不注意劳逸结合

不注意休息，削弱了身体的抵抗力，也可导致感冒久治不愈。

八、并发症

俗话说："感冒是百病之源"。感冒虽然不是什么大病，但如不及时医治，可能会产生下列一系列问题。

（1）咽炎，鼻炎，气管炎。

（2）肺炎：感冒如果未得到控制，炎症向下蔓延则可发展为支气管炎、肺炎。

（3）病毒性心肌炎：病毒侵犯心肌所致。

（4）病毒性脑膜炎：在机体免疫力和抵抗力下降的情况下，病毒会由呼吸道进入血液，而后达到颅内，引起病毒性脑膜炎改变。

九、预防

（一）基本预防

老年人平日要多注意天气的变化，适时添减衣服，避免着凉，在冬春之际尤当注意防寒保暖，盛夏亦不可贪凉露宿。在流行季节，应尽量少去人口密集的公共场所，防止交叉感染。注意锻炼，增强体质，以御外邪。每年在流行季节开始前几周进行流感疫苗接种，预防有效率为67%～92%，减少住院老人病死率约75%，流感疫苗接种的惟一禁忌证是对鸡蛋过敏者。

（二）中医防治

1. 方药预防

（1）冬春风寒当令季节，可服用贯众汤（贯众、紫苏、荆芥各10g，甘草5g）。

（2）夏令暑湿当令季节，可服用藿佩汤（藿香、佩兰各5g，薄荷1.5g。鲜者用量加倍）。

（3）如时邪毒盛，流行广泛，可用贯众、板蓝根、生甘草煎服。室内可用食醋熏蒸，每立方米空间用食醋5～10ml，加水1～2倍，加热熏蒸2小时，每日或隔日1次，为空气消毒，以预防传染。

2. 按摩预防

（1）按摩鼻翼：两手微握拳，以屈曲的拇指背面上下往返按摩鼻翼两侧。每日上下午各按摩15～30次，以局部红、热为度。该法可改善鼻部血液循环，促进黏膜细胞分泌，并通过纤毛的"定向摆动"，将感冒病毒及其有害的代谢物排出体外。

（2）浴面：取坐位或仰卧位，用掌根在面部上下擦动100次。

（3）搓手：由于手拇指根部（大鱼际）肌肉丰富，伸开手掌时，明显突起，占手掌很大面积。大鱼际与呼吸器官关系密切。每日搓搓，对于改善易感冒的体质大有益处。其方法是：对搓两手大鱼际，直到搓热为止。搓法恰似用双掌搓花生米的皮一样。一只手固定，转另一只手的大鱼际，两手上下交替。两个大鱼际向相反方向对搓，大约搓1～2分钟，整个手掌便会发热。这样做可促进血液循环，强化身体新陈代谢，所以能增强体质，不易感冒。

（4）摩百会：取坐位，用掌心盖在头顶中央的百会穴上，慢慢摩动2分钟左右。

(5) 擦涌泉：取坐位，用小鱼际（小指掌侧肌肉丰厚处）在脚心的涌泉穴摩擦1分钟。

复习思考题

1. 为什么老年人预防感冒比治疗感冒显得更为重要？
2. 老年感冒的早期症状是什么？
3. 老年感冒的主要预防方法是什么？

（钟红卫）

第十四节　老年性肺炎

老年性肺炎是老年人健康的重大威胁，其发病率和病死率随年龄的增长而上升，是老年人重要的致死原因之一。而老年性肺炎主要特点是起病隐匿，症状不明显或不典型，缺乏肺炎的肺部表现，因此容易误诊和漏诊而延误治疗。

据统计，肺炎已成为 80 岁以上老人死亡的第一病因。由于老年人心、肺、肾等重要脏器功能衰退，免疫功能低下，极易患呼吸道感染继发肺炎。如果有高血压、高血脂、糖尿病、心脏病等慢性病，心肾功能衰退

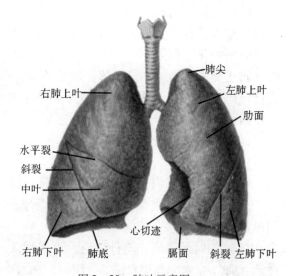

图 3－20　肺叶示意图

速度明显加快，所以，老年性肺炎死亡率极高。心与肺，解剖上是毗邻，功能上互相依存，密切相关。唇亡齿寒，肺部病变时，首当其冲受打击的就是心脏。一旦肺部有炎症，气体交换面积缩小，功能减退，血氧分压下降，二氧化碳潴留，同时肺毛细血管压力增高，肺动脉压力增高，这两者都可加重心脏负担，诱发心力衰竭。历史上许多名人于耄耋之年，死于普普通通的肺炎，都与此有一定关系。

一、发病机理

（一）呼吸系统解剖生理改变和器官功能减退

随年龄增长，老年人骨质疏松，脊柱后凸和肋软骨钙化，肋间肌和辅助呼吸肌萎缩，胸廓活动受限，并由扁平胸变为桶状胸，使肺通气功能下降；气管支气管黏液纤毛功能下降；吞咽与声门常不协调增加吸入危险；咳嗽反射变差，肺组织弹性减退等导致排痰功能降低。

（二）防御和免疫功能减退

免疫衰老是老年人肺炎发病率、病死率增高的重要原因之一，可能与 T 细胞在免疫应答中作用减弱，同时体液免疫水平的降低有关，而致肺内不能产生足够的特异性抗体来针对细菌起最适宜的调理作用，肺炎的局部反应常较轻，同时由于体液免疫水平的降低，因而对致病菌的防御功能大为减弱，细菌可在肺内立足、生长、繁殖发生感染，多数病变发展迅速，导致难治的严重肺炎。

（三）口咽部定植菌增加

正常人口咽部有大量正常菌群，包括需氧菌和厌氧菌定植，在多数情况下能阻止致病菌的寄居，如 G－杆菌仅为暂时性出现，且发生率低于2%，65 岁以上的老年人 G－杆菌分离率可达20%，其他致病菌的发现率亦有所增加。上呼吸道寄生菌的吸入是引起肺部感染的主要途经，患有基础疾病的老人带菌率更为增多。

（四）各种慢性疾病

如心肺疾病、脑血管疾病、帕金森综合征等神经系统疾病，糖尿病，各种病因引起的食道功能障碍、置鼻饲管及人工气道损害正常呼吸道的防御功能、不恰当地使用镇静剂等均为诱发肺炎的常见因素。

（五）主要病原体是细菌

社区获得性肺炎（CAP）常见的病原体是肺炎链球菌、流感嗜血杆菌、需氧革兰阴性杆菌、金黄色葡萄球菌、卡他莫拉菌等。流感 A 型、B 型病毒，呼吸道合胞病毒，衣原体也可引起感染，军团菌也常被检出。老年人院内肺炎的病原菌主要是革兰阴性杆菌，约占80%，以铜绿假单胞菌（绿脓杆菌）最多；其次是肠杆菌属，如肺炎克雷伯杆菌和变形杆菌等；约20%为革兰阳性球菌，以金黄色葡萄球菌为多见，且多半为耐甲氧西林金葡菌（MRSA）菌株。其他病原菌还包括真菌和病毒。

二、临床表现

（一）一般情况

大多数老年肺炎患者起病缓慢，于冬春季节多发，由于有基础疾病的存在，其症状往往不明显，更要引起高度警惕。

（二）全身症状

患者体温正常或不升高者达 40%～50%，而且即使发热也大多数都是轻、中度的发烧。与非老年组相比，老年性肺炎患者更多的表现为乏力、纳差。也可能一开始就出现表情淡漠、恍惚、嗜睡、躁动不安，甚至昏迷等神经精神系统的症状。

（三）呼吸道症状

只有半数的患者有咳嗽和咳痰。老年人咳嗽无力、痰多为白色黏痰或黄脓痰，少数患者表现为咳铁锈色痰及痰中带少量鲜红色血，呼吸困难较常见，呼吸加快常是老年人肺炎有价值的诊断指标。胸痛多为炎症波及胸膜所引起，表现为刺痛，特别在咳嗽及深呼吸时加重。

（四）其他症状

有的患者以消化道症状为主要表现，如恶心、食欲不振、腹胀、腹泻等，也有的表现为胸闷、心律不齐、尿频、尿失禁、脱水等症状。

三、诊断

（一）病史

老年性肺炎大多有基础疾病，如慢性支气管炎、慢性阻塞性肺气肿及肺心病、高血压、冠状动脉粥样硬化性心脏病、糖尿病、脑血管疾病、肺癌等。

（二）肺部体征

主要表现为干湿啰音及呼吸音减低，典型肺实变少见。

（三）实验室检查

1. 血常规 白细胞总数多不升高，升高者不足半数。

2. 细菌学检查 革兰阴性杆菌感染的概率增加，痰培养阳性率高，主要为铜绿假单胞菌、肺炎克雷伯杆菌、阴沟肠杆菌、不动杆菌属、真菌。

3. 影像学检查 X线胸片或（和）胸部CT检查多呈小片片状或斑片状影，少数呈大片状、网状影。老年吸入性肺炎好发于右肺下叶，多为支气管肺炎、间质性肺炎和肺部实变表现，并有肺不张、肺脓疡、肺气肿及肺纤维化等并发症。

四、治疗

（一）一般护理及治疗

精心护理及保暖对老年人肺炎康复颇为重要。

（1）进食以富含营养、易消化、清淡的食物为宜，适量多饮水；昏迷患者应给鼻饲流质。

（2）老年人咳嗽痰多者，宜用祛痰剂，不宜镇咳，经常翻身拍背以助排痰。

（3）伴有高热者，宜采取物理降温，如酒精擦浴，冰袋敷前额、颈部及腋下、腹股沟等处，不宜用解热剂，以免退热时大量出汗导致虚脱或低血容量性休克。

（4）缺氧者应给予低流量持续给氧。

（二）抗感染治疗

（1）对于既往体健、无基础疾病的轻中度感染的老年患者，推荐青霉素、氨苄西林或哌拉西林、阿奇霉素静脉滴注。

（2）对于伴有基础疾病的轻、中度感染的老年患者，可考虑选择半合成青霉素与β-内酰胺酶抑制剂；第二代头孢菌素如头孢呋辛、头孢克洛静脉滴注；喹诺酮类抗生素（氧氟沙星、环丙沙星、左氧氟沙星）等。

（3）高龄老年患者、重症肺炎及同时伴有多种基础疾病的患者，应及时选择对革兰阳性球菌、革兰阴性杆菌均有较强作用的广谱高效抗生素，如第三代或第四代头孢菌素，包括头孢他啶、头孢曲松、头孢噻肟、头孢吡肟，新型碳青霉烯类抗生素，如泰能、美罗培南，β-内酰胺类抗生素与喹诺酮类抗生素或氨基糖苷类抗生素联合用药等。

（4）由于老年人免疫功能减退和经常使用广谱高效抗生素，或长期接受糖皮质激素治疗，很容易出现菌群失调，而继发二重感染，肺部真菌感染亦较常见。临床上对体质较弱又需要使用第三代头孢菌素、碳青霉烯类抗生素、第四代头孢菌素等抗生素时，可考虑联合使用氟康唑预防二重感染。如痰培养发现肺部真菌感染，应立即停用抗生素，给予氟康唑。

（三）防治并发症

老年性肺炎往往合并呼吸衰竭、胸腔积液、心力衰竭、电解质紊乱、休克、消化道出血、多脏器功能衰竭等。在治疗过程中，应给予全身支持疗法，包括充足的营养、水电解质的平衡及免疫调节剂的应用，以达到标本兼治。

五、中医辨证论治

1. 风热犯肺

（1）临床表现：咳嗽频剧，气粗，喉燥咽痛，咯痰不爽，痰黏稠或黄，咳时汗出，伴鼻塞流黄涕、口渴、头痛，或见恶风、身热等，舌苔薄黄，脉浮数。

（2）治法：疏风清热，宣肺化痰。

（3）代表方：桑菊饮合银翘散加减。

（4）基本方：金银花15g，连翘15g，桑叶10g，菊花10g，薄荷6g（后下），桔梗10g，牛蒡子10g，芦根15g，杏仁12g，生甘草6g。

（5）煎服法：每日1剂，水煎2次，分2次服；病重者每日2剂，每隔6小时服1次。煎药时间不宜过长，以汤药"香气"大出为度。

（6）加减法：肺热内盛加鱼腥草、大青叶、黄芩以清泄肺热；口渴明显加天花粉、南沙参以清热生津；痰黄黏稠加浙贝母、天竺黄以清热化痰；咽痛明显加板蓝根、山豆根以清热利咽。

2. 痰热壅肺

（1）临床表现：发热，咳嗽，痰多痰鸣，痰黏或黄或带血，胸痛，气粗而喘，口渴烦躁，小便黄赤，大便干燥，舌红苔黄腻，脉弦滑数。

（2）治法：清热化痰，宣肺平喘。

（3）代表方：麻杏石甘汤合苇茎汤加减。

（4）基本方：水牛角30g（先煎），生地黄30g，牡丹皮12g，玄参20g，黄连10g，金银花30g，连翘20g，浙贝母12g，石菖蒲10g，郁金15g，鲜竹沥50ml（冲服），人工牛黄粉1g（冲服）。

（5）煎服法：水煎服，每日2剂，分4次服。

（6）加减法：高热烦躁为主可加安宫牛黄丸1丸，化开冲服，以清心解毒、开窍安神；神昏谵语为主可服至宝丹1丸，以化痰开窍；高热痉厥为主可加服紫雪丹1丸，以镇痉开窍、清热解毒；兼腑实便秘加大黄（后下）、玄明粉冲服，以通腑泄热醒神。

3. 正虚欲脱

（1）临床表现：体温骤降，额出冷汗，面色苍白，口唇青紫，呼吸短促，脉微细。

（2）治法：回阳救逆，益气养阴。

（3）代表方：参附汤合生脉散。

（4）基本方：高丽参9g（另炖），熟附子15g，麦门冬12g，五味子9g。

（5）煎服法：水煎服，日2剂，分4次服。

（6）加减法：大汗淋漓者加煅龙骨、煅牡蛎、山茱萸以敛汗固脱。临床上可用参附注射液20ml加入50%葡萄糖注射液20ml或生理盐水20ml，静脉推注。

4. 正虚邪恋

（1）临床表现：低热不退，咳嗽减而未止，痰少黏稠不爽，神疲乏力，气短懒言，或口渴烦躁，舌红而裂，少苔或舌淡而少津，脉细数或无力。

（2）治法：益气养阴，润肺化痰。

（3）代表方：麦门冬汤合泻白散加减。

（4）基本方：太子参30g，沙参15g，麦门冬15g，生地黄20g，石斛15g，杏仁12g，川贝母10g，桑白皮15g，地骨皮15g。

（5）煎服法：水煎服，日1剂。

（6）加减法：低热不退加白薇、银柴胡以清虚热；纳呆加生谷芽、生麦芽、炙鸡内金以消导开胃；痰黏难咯加瓜蒌皮以清化痰热；腹胀加佛手、香橼以行气消胀。

六、老年性肺炎的警钟

老年人如果出现以下情况，要警惕肺炎的可能性，应及时去医院诊治。

（1）感冒后久治不愈，并出现呼吸急促，胸口闷，口唇及指甲发紫，脉搏加速、细弱。

（2）慢性支气管炎病人出现咯痰增多，痰色变黄稠，呼吸加快。

（3）不明原因的食欲明显减退、恶心、呕吐，四肢软弱无力。

（4）原因不明的精神萎靡、疲倦、乏力或烦躁多动、嗜睡。

（5）不明原因的气急，不能平卧，而且下肢浮肿、肝区胀痛。

七、预防

（一）一般预防

冬季是老年性肺炎发病率最高的季节，要注意防寒保暖，预防受凉感冒；应适量、合理地锻炼身体，睡前用热水充分泡手和脚；居室要经常通风换气，保持空气清新；养成良好的生活习惯，平日多吃一些营养高、易于消化的食物，多饮水，以利痰液稀释排出；不吸烟，不酗酒；尽量少去人声嘈杂、空气污浊的公共场所。

（二）社区获得性肺炎预防

通过接种肺炎球菌疫苗、流感疫苗能有效地预防肺炎。肺炎球菌多糖疫苗（PPV）能抵抗 23 种肺炎球菌的攻击。流行病学研究发现，肺炎球菌疫苗接种对老年患者的保护有效率为 60%～70%，且其对侵袭性疾病有特殊保护作用。流感疫苗期望保护率为 60%～70%，故建议超过 65 岁的人群应每年接种。研究证实，接种肺炎球菌疫苗和流感疫苗能减少老年人因肺炎住院天数、死亡数及直接医疗费。因此接种疫苗是阻止老年性肺炎的重要手段，目前普遍建议老人接种上述 2 种疫苗。

（三）长期托老所获得性肺炎与医院肺炎的预防

应坚持洗手、落实常规感染控制措施；隔离多重耐药呼吸道病原感染者；营养支持和特殊喂养措施；预防应激性溃疡；抬高床头；声门下分泌物引流；警惕手摸污染器械和造管；选择性去污染。

（四）其他化学预防

对未接种疫苗者用金刚胺和金刚乙胺来预防甲型流感。建议在流感流行期，对处于高危的未保护人群接种流感疫苗，并用金刚胺或金刚乙胺治疗 2 周，直到保护性抗体达保护水平。

（五）中医预防

（1）重点在于提高机体卫外功能，增强皮毛腠理御寒抗病能力。若有感冒须及时诊治。平素易于感冒者，配合防感冒保健操，如面部迎香穴按摩，夜间足三里艾熏。若久咳自汗出者，可酌选玉屏风散、生脉饮服用。

（2）饮食不宜甘肥、辛辣及过咸，避免刺激性气体伤肺。适当多吃些滋阴润肺的食品，如梨、百合、木耳、萝卜、芝麻等。

（3）每天临睡前可坐在椅上，身躯直立，两膝自然分开，双手轻放在大腿上，头正目闭，全身放松，意守丹田，吸气于胸中，呼气时从上向下轻拍，约 10 分钟，然后用手背随呼吸轻叩背部肺俞穴，此法有清肺利气之效。

（4）增强呼吸功能，逐渐由胸式呼吸转为腹式呼吸，即吸气时鼓起肚子以使膈肌下降、气沉丹田，动作力求悠而缓，以增强呼吸深度。

复习思考题

1. 为什么老年性肺炎容易误诊和漏诊？
2. 老年性肺炎的主要临床表现是什么？
3. 老年性肺炎的预防方法有哪些？

（钟红卫）

第十五节　慢性阻塞性肺病

一、概念

慢性阻塞性肺病（COPD，简称慢阻肺）是一种以气流受限为特征的疾病，气流受限不完全可逆、呈进行性发展，与肺部对香烟烟雾等有害气体或有害颗粒的异常炎症反应有关。COPD 主要累及肺脏，但也可以引起全身（或称肺外）的不良反应。

目前全球已有上亿人患有慢阻肺，预计患病率还会继续上升，到 2030 年将成为全球第 3 大致死疾病。2007 年的统计数据表明，在中国约有超过 4000 万患者，慢阻肺的死亡率超过了冠心病。

有至少 50% 的人不知道自己患有慢阻肺。人的肺部如果有 30% 发生病变，仍然可以正常生活，但是当达到 40% 这个临界点时，肺功能会成倍的恶化继而出现咳、喘、憋症状。慢阻肺三步曲：支气管炎、肺气肿、肺心病，如果不及时治疗就会迅速发展，最后死于呼吸衰竭。

二、发病因素

COPD 的发病是遗传与环境致病因素共同作用的结果。

（一）遗传因素

某些遗传因素可增加 COPD 发病的危险性。已知的遗传因素为 α_1 - 抗胰蛋白酶缺乏。欧美研究显示，重度 α_1 - 抗胰蛋白酶缺乏与肺气肿形成有关。我国人群中 α_1 - 抗胰蛋白酶缺乏在肺气肿发病中的作用尚待明确。基因多态性在 COPD 的发病中有一定作用。

（二）环境因素

1. 吸烟　吸烟是发生 COPD 最常见的危险因素。吸烟者呼吸道症状、肺功能受损程度以及患病后病死率均明显高于非吸烟者。被动吸烟亦可引起 COPD 的发生。

2. 职业性粉尘和化学物质　当吸入职业性粉尘，有机、无机粉尘，化学剂和其他有害烟雾的浓度过大或接触时间过长，可引起 COPD 的发生。

3. 室内、室外空气污染　在通风欠佳的居所中采用生物燃料烹饪和取暖所致的室内空气污染是 COPD 发生的危险因素之一。室外空气污染与 COPD 发病的关系尚待明确。

4. 感染　儿童期严重的呼吸道感染与成年后肺功能的下降及呼吸道症状有关。既往肺结核病史与 40 岁以上成人气流受限相关。

5. 社会经济状况　COPD 发病与社会经济状况相关。这可能与社会低经济阶层存在室内、室外空气污染暴露，居住环境拥挤，营养不良等状况有关。

三、临床表现

（一）症状

1. 慢性咳嗽　常为首发症状。初为间断性咳嗽，早晨较重，以后早晚或整日均可有咳嗽，夜间咳嗽常不显著。少数患者无咳嗽症状，但肺功能显示明显气流受限。

2. 咳痰　咳少量黏液性痰，清晨较多。合并感染时痰量增多，可有脓性痰、血痰或咯血。少数患者咳嗽不伴咳痰。

3. 气短或呼吸困难　是 COPD 的典型表现。早期仅于活动后出现，后逐渐加重，严重时日常活动甚至休息时也感气短。

4. 喘息　部分患者，特别是重度患者可出现喘息症状。胸部紧闷感通常于劳力后发生，与呼吸费力、肋间肌等容性收缩有关。

5. 全身性症状　体重下降、食欲减退、外周肌肉萎缩和功能障碍、精神抑郁和（或）焦虑等。

（二）体征

COPD 早期体征可不明显。随疾病进展，常有以下体征。

1. 一般情况　黏膜及皮肤紫绀，严重时呈前倾坐位，球结膜水肿，颈静脉充盈或怒张。

2. 呼吸系统　呼吸浅快，辅助呼吸肌参与呼吸运动，严重时可呈胸腹矛盾呼吸；桶状胸，胸廓前后径增大，肋间隙增宽，剑突下胸骨下角增宽；双侧语颤减弱；肺叩诊可呈过清音，肺肝界下移；两肺呼吸音减低，呼气相延长，有时可闻干性啰音和（或）湿性啰音。

3. 心脏　可见剑突下心尖搏动；心脏浊音界缩小；心音遥远，剑突部心音较清晰响亮，出现肺动脉高压和肺心病时 P2 > A2，三尖瓣区可闻收缩期杂音。

4. 腹部　肝界下移，右心功能不全时肝颈反流征阳性，出现腹水移动性浊音阳性。

5. 其他　长期低氧病例可见杵状指/趾，高碳酸血症或右心衰竭病例可出现双下肢凹性水肿。

（三）病史特征

1. 吸烟史　多有长期较大量吸烟史。

2. 职业性或环境有害物质接触史　如较长期粉尘、烟雾、有害颗粒或有害气体接触史。

3. 家族史　COPD 有家族聚集倾向。

4. 发病年龄及好发季节　多于中年以后发病，症状好发于秋冬寒冷季节，常有反复呼吸道感染及急性加重史。随病情进展，急性加重愈渐频繁。

5. 慢性肺源性心脏病史　COPD 后期出现低氧血症和（或）高碳酸血症，可并发慢性肺源性心脏病和右心衰竭。

四、实验室和其他检查

（一）胸部影像学检查

胸部 X 线、CT 检查。

（二）肺功能检查

是判断气流受限的客观指标，重复性好，对 COPD 的诊断、严重程度评价、疾病进展、预后及治疗反应等均有重要意义。气流受限是以 FEV_1 和 FEV_1/FVC 降低来确定的。

（三）血气分析

当 FEV_1 <40% 预计值时或具有呼吸衰竭或右心衰竭的 COPD 患者均应做血气检查。

（四）其他实验室检查

血常规，痰培养等。

五、诊断

根据吸烟等发病危险因素、临床症状、体征及肺功能检查等综合分析确定。不完全可逆的气流受限是 COPD 诊断的必备条件。吸入支气管舒张药后 FEV_1/FVC < 70% 可确定为不完全可逆性气流受限。

少数患者虽并无咳嗽、咳痰、明显气促等症状，仅在肺功能检查时发现 $FEV_1/$FVC <70%，在除外其他疾病后，亦可诊断为 COPD。

六、严重程度分级及病程分期

（一）COPD 严重程度分级

根据 FEV_1/FVC、FEV_1% 预计值和临床表现，可对 COPD 的严重程度做出临床严重程度分级。

COPD 临床严重程度分级

分级	FEV_1/FVC	FEV_1	临床表现
Ⅰ级（轻度）	<70%	≥80% 预计值	伴或不伴慢性症状（咳嗽、咳痰）
Ⅱ级（中度）	<70%	50% ~80% 预计值	常伴有慢性症状（咳嗽、咳痰、活动后呼吸困难）
Ⅲ级（重度）	<70%	30% ~50% 预计值	气短加剧，并且反复出现急性加重，影响患者的生活质量
Ⅳ（极重度）	<70%	<30% 预计值	伴慢性呼吸障碍，可合并肺心病及右心功能不全或衰竭

（二）COPD 病程分期

1. 急性加重期 在疾病过程中，病情出现超越日常状况的持续恶化，并需改变 COPD 的日常基础用药。通常指患者短期内咳嗽、咳痰、气短和（或）喘息加重，痰量增多，呈脓性或黏脓性，伴发热等炎症明显加重的表现。

2. 稳定期 患者咳嗽、咳痰、气短等症状稳定或症状较轻。

七、急性加重期的治疗

（一）确定 COPD 急性加重的原因

引起 COPD 急性加重的最常见原因是呼吸道感染，以病毒和细菌感染最为多见。部分患者急性加重的原因难以确定，环境理化因素改变亦可能参与其中。对引发 COPD 急性加重的因素应尽可能加以避免、去除或控制。

（二）COPD 急性加重的院外治疗

对于病情相对较轻的急性加重患者可在院外治疗，但需注意严密观察病情变化，及时决定是否需送医院治疗。

（1）支气管舒张剂：COPD 急性加重患者的门诊治疗包括适当增加以往所用支气管舒张剂的剂量及次数。若未曾使用抗胆碱能药物，可以加用。对更严重的病例，可以给予数天较大剂量的雾化治疗，如沙丁胺醇、异丙托溴铵，或沙丁胺醇联合异丙托溴铵雾化吸入。支气管舒张剂亦可与糖皮质激素联合雾化吸入治疗。

（2）糖皮质激素：如患者的基础 $FEV_1 < 50\%$ 预计值，除应用支气管舒张剂外，可考虑口服糖皮质激素，如泼尼松龙每日 30～40mg，连用 7～10 天。

（3）抗菌药物：COPD 症状加重、痰量增加特别是呈脓性时应给予抗菌药物治疗。应根据病情严重程度，结合当地常见致病菌类型、耐药趋势和药敏情况尽早选择敏感抗菌药物。

（三）COPD 急性加重的住院治疗

（1）根据症状、血气分析、X 线胸片评估病情的严重程度。

（2）控制性氧疗。

（3）抗菌药物：抗菌药物治疗在 COPD 患者住院治疗中居重要地位。当患者呼吸困难加重，咳嗽伴有痰量增多及脓性痰时，应根据病情严重程度，结合当地常见致病菌类型、耐药趋势和药敏情况尽早选择敏感药物。

（4）支气管舒张剂：短效 β_2 受体激动剂较适用于 COPD 急性加重的治疗。若效果不显著，建议加用抗胆碱能药物（异丙托溴铵、噻托溴铵等）。对于较为严重的 COPD 急性加重，可考虑静脉滴注茶碱类药物，但须警惕对心血管与神经系统的副作用。β_2 受体激动剂、抗胆碱能药物及茶碱类药物可合理联合应用以取得协同作用。

（5）糖皮质激素：COPD 急性加重住院患者在应用支气管舒张剂基础上，可口服或静脉滴注糖皮质激素。使用糖皮质激素要权衡疗效及安全性。建议口服泼尼松龙每日30～40mg，连续 7～10 天后减量停药。也可以先静脉给予甲泼尼松龙，40mg

每日 1 次，3~5 天后改为口服。延长糖皮质激素用药疗程并不能增加疗效，反而会使副作用风险增加。

（6）利尿剂：COPD 急性加重合并右心衰竭时可选用利尿剂，但利尿剂不可过量、过急使用，以避免血液浓缩、痰黏稠而不易咳出及电解质紊乱。

（7）强心剂：COPD 急性加重合并有左心功能不全时可适当应用强心剂；对于感染已经控制，呼吸功能已改善，经利尿剂治疗后右心功能仍未改善者也可适当应用强心剂。应用强心剂需慎重，因为 COPD 患者长期处于缺氧状态，对洋地黄的耐受性低，而洋地黄治疗量与中毒量接近，易发生毒性反应，引起心律失常。

（8）血管扩张剂：COPD 急性加重合并肺动脉高压和右心功能不全时，在改善呼吸功能的前提下可以应用血管扩张剂。

（9）抗凝药物：COPD 患者普遍有高凝倾向。对卧床、红细胞增多症或脱水难以纠正的患者，如无禁忌症均可考虑使用肝素或低分子肝素。COPD 急性加重合并深静脉血栓形成和肺血栓栓塞症时应予相应抗凝治疗，发生大面积或高危肺血栓栓塞症可予溶栓治疗。

（10）呼吸兴奋剂：危重患者，如出现 $PaCO_2$ 明显升高、意识模糊、咳嗽反射显著减弱，若无条件使用或不同意使用机械通气，在尽量保持气道通畅的前提下可试用呼吸兴奋剂治疗，以维持呼吸及苏醒状态。目前国内常用的药物为尼可刹米（可拉明）、山梗菜碱（洛贝林）和吗乙苯吡酮等。由于中枢性呼吸兴奋剂作用有限，且易产生耐受性，同时有惊厥、升高血压、增加全身氧耗量等副作用，对于已有呼吸肌疲劳的患者应慎用。

（11）机械通气。

（12）其他措施：注意维持液体和电解质平衡，在出入量和血电解质监测下补充液体和电解质；补充营养，对不能进食者需经胃肠补充要素饮食或予静脉营养；痰液引流，积极给予排痰治疗（如刺激咳嗽、叩击胸部、体位引流等方法）；识别并处理伴随疾病（冠心病、糖尿病、高血压等）及合并症（休克、弥漫性血管内凝血、上消化道出血、胃功能不全等）。

八、稳定期的治疗

（一）治疗目的

（1）减轻症状，阻止病情发展。

（2）缓解或阻止肺功能下降。

（3）改善活动能力，提高生活质量。

（4）降低病死率。

（二）教育与管理

通过教育与管理可以提高患者及有关人员对 COPD 的认识和自身处理疾病的能力，更好的配合治疗和加强预防措施，减少反复加重，维持病情稳定，提高生活质量。

（1）教育与督促患者戒烟，并避免暴露于二手烟。迄今能证明有效延缓肺功能进行性下降的措施仅有戒烟。

（2）使患者了解 COPD 的病理生理与临床基础知识。

（3）掌握一般和某些特殊的治疗方法。

（4）学会自我控制病情的技巧，如腹式呼吸及缩唇呼吸锻炼等。

（5）了解赴医院就诊的时机。

（6）社区医生定期随访管理。

（三）药物治疗

1. 支气管舒张剂　是控制 COPD 症状的重要治疗药物，主要包括 β_2 受体激动剂和抗胆碱能药，首选吸入治疗。短效制剂适用于各级 COPD 患者，按需使用，以缓解症状；长效制剂适用于中度以上患者，可预防和减轻症状，增加运动耐力。甲基黄嘌呤类药物亦有支气管舒张作用。不同作用机制与作用时间的药物合理联合应用可增强支气管舒张作用、减少不良反应。

2. 糖皮质激素　长期规律吸入糖皮质激素适于重度和极重度且反复急性加重的患者，可减少急性加重次数、增加运动耐量、改善生活质量，但不能阻止 FEV_1 的下降趋势。联合吸入糖皮质激素和长效 β_2 受体激动剂，疗效优于单一制剂。不推荐长期口服、肌注或静脉应用糖皮质激素治疗。

3. 其他药物

（1）祛痰药：常用药物有盐酸氨溴索、乙酰半胱氨酸、羧甲司坦、标准桃金娘油等。

（2）抗氧化剂：有限证据提示，抗氧化剂如羧甲司坦、N－乙酰半胱氨酸等可降低疾病急性加重次数。

（3）疫苗：主要指流感疫苗和肺炎疫苗。接种流感疫苗可预防流感，避免流感引发的急性加重，适用于各级临床严重程度的 COPD 患者；建议年龄超过 65 岁及虽低于此年龄但 $FEV_1 < 40\%$ 预计值的患者可接种肺炎链球菌多糖疫苗以预防呼吸道细菌感染。

（四）非药物治疗

1. 氧疗

（1）氧疗指征（具有以下任何一项）：①静息时，$PaO_2 \leqslant 55mmHg$ 或 $SaO_2 < 88\%$，有或无高碳酸血症。②$56mmHg \leqslant PaO_2 < 60mmHg$，$SaO_2 < 89\%$ 伴下述之一：继发红细胞增多（红细胞压积 > 55%）；肺动脉高压（平均肺动脉压 $\geqslant 25mmHg$）；右心功能不全导致水肿。

（2）氧疗方法：一般采用鼻导管吸氧，氧流量为 $1.0 \sim 2.0L/min$，吸氧时间 > 15 小时/天，使患者在静息状态下，达到 $PaO_2 \geqslant 60mmHg$ 和（或）使 SaO_2 升至 90% 以上。

2. 外科手术治疗　如肺大泡切除术、肺减容术和肺移植术。

（五）康复治疗

适用于中度以上 COPD 患者。

1. 坚持运动 不少慢阻肺患者天气一冷便呆在屋里，不敢出门活动。实际上，适度的户外运动有益无害。患者可根据自己的体质状况选择合适的锻炼项目，如散步、慢跑、打太极拳、做中老年健身操，身体状况较好的也可爬山、游泳，但要循序渐进，持之以恒，运动后以自我感到舒适为度。

2. 耐寒锻炼 开始进行耐寒锻炼时，先用冷毛巾擦头面部，逐渐扩展到四肢。对体质较好、耐受力强、呼吸功能Ⅲ级以下者，可全身大面积冷水擦浴，坚持到 9、10 月份后再恢复到面、颈部冷水摩擦，耐受力强者可坚持到冬季。冬季冷水的温度在 15℃ ~ 20℃，每次 5 ~ 10 分钟。使身体逐步适应外界气候变化，增强耐寒能力，可有效地改善气道营养，防止慢阻肺的发作。

3. 呼吸锻炼

（1）腹式呼吸：也称膈式呼吸。让患者学会用腹肌的运动来增大肺活量，维持良好的呼吸功能。方法如下：①取立位（体弱者可取坐位或仰卧位），一手放于腹部，感知腹部的隆起；一手放于胸前，限制胸部的扩张。吸气时将腹部徐徐隆起，尽量保持胸部不动。呼气时腹部内陷，尽量将气呼出。吸与呼时间之比为 1:2 或 1:3（呼气时间长于吸气时间）。用鼻吸气，用口呼气，要求缓呼深吸，不可用力，每分钟呼吸速度保持在 7 ~ 8 次左右，每日 2 次，每次 10 ~ 20 分钟。②缩唇呼气：其要领是采取"吹笛状"呼气法，即将嘴唇缩成吹笛状，使气体通过缩窄的口形徐徐呼出。呼气时缩唇大小程度由患者自行选择调整，以能轻轻吹动面前 30 cm 的白纸为适度。但吸气时则宜经鼻，因为空气经鼻腔的吸附、过滤、湿润、加温可以减少对咽喉、气道的刺激，并有防止感染的作用。每次吸气后不要忙于呼出，宜稍屏气片刻再行缩唇呼出。该法可随时进行。

（2）全身性呼吸操：COPD 防治研究协作组推荐了一套呼吸体操，其步骤如下：①平静呼吸。②立位吸气，前倾呼气。③单举上臂吸气，双手压腹呼气。④平举上肢吸气，双臂下垂呼气。⑤平伸上肢吸气，双手压腹呼气。⑥抱头吸气，转体呼气。⑦立位上肢上举吸气，蹲位呼气。⑧腹式缩唇呼吸。⑨平静呼吸。

在进行锻炼时，不一定要将 9 个步骤贯穿始终，可结合患者的具体情况选用，也可只选其中的一些动作运用，如病情较重可不用蹲位等姿势。开始运动 5 ~ 10 分钟，每天 4 ~ 5 次，适应后延长至 20 ~ 30 分钟，每天 3 ~ 4 次。运动频率由慢至快，运动量由小至大逐渐增加，以身体耐受情况为度。一般 1 ~ 2 周后可使心肺功能显著改善。

（3）卧式呼吸操：主要是通过胸部扩展、肺部呼吸来改善和增强肺功能。步骤如下：①仰卧，两手握拳在肘关节处屈伸 5 ~ 10 次，平静深呼吸 5 ~ 10 次。②两臂交替向前上方伸出，自然呼吸 5 ~ 10 次；两腿交替在膝关节处屈伸 5 ~ 10 次。③两腿屈膝，双臂上举外展并深吸气，两臂放回体侧时呼气，做 5 ~ 10 次。④口哨式呼气：先用鼻吸气一大口，用唇呈吹口哨状用力呼气，做 5 ~ 10 次。⑤两腿屈膝，一手放在胸部，一手放在腹部，吸气时腹壁隆起，呼气时腹壁收缩，做 5 ~ 10 次。运用卧位锻炼一段时间后，也可选取坐位或立位进行。

注意：每次从①到⑤按顺序做完，由慢到快，循序渐进，每日可做 2 ~ 3 次，每次用 8 ~ 15 分钟完成。身体要自然放松，不要屏气、换气过度。

（4）反自然式的呼吸法：患者取仰卧姿势，全身放松，双目微闭，排除杂念，自然入静，意守丹田，吸气时要即刻提肛缩腹，在吸气过程中应慢、深、匀，以逐渐增加腹压，呼气时慢慢舒肛展腹，将气徐徐呼尽。每晚睡前和清晨各做 2 次，每次 30 分钟。只要坚持下去，就可使呼吸肌得到有效锻炼，既能改善肺功能增加肺活量，又有利于对大脑的血氧供应，促进大脑中枢神经和自主神经系统的调节功能。

（六）日常保健

1. 生活规律，劳逸有度 慢阻肺患者一定要改变不良生活方式，做到生活规律，劳逸结合，保证睡眠，千万不要干力所不及的劳动，有心慌气短者更应掌握好自己的活动量，以减轻心脏负担。

2. 戒烟 吸烟是引起慢阻肺的主要原因，戒烟是慢阻肺患者防范发作的必然选择。

3. 保持良好的心情

4. 预防上呼吸道感染 慢阻肺患者一年四季，特别是冬天和早春，要注意防止受凉，寒冷天气更要防寒保暖。在雨雪霏霏或多雾的天气，不要外出，可在室内活动。在冬春呼吸道传染病流行时，不要到人多拥挤的公共场所去，减少感染机会。如果一旦发生上呼吸道感染，应尽快请医生治疗，控制并消除感染。

5. 有痰尽量咳出来 秋冬季天气干燥，年老体弱的慢阻肺病人气管内分泌物增多，易造成呼吸道阻塞，加重呼吸困难。因此，及时给予祛痰止咳药，鼓励病人有痰尽量咳出来。

（1）有效咳嗽具体方法：将患者衣服解开，让其取舒适体位，做 5 ~ 6 次深呼吸后，用膈肌尽量吸气，然后一边抑制呼吸一边连续进行轻咳，痰到咽部时，再用力咳出。

（2）对于感染严重，痰液黏稠不易咳出者可协助排痰，具体方法有 3 种：①翻身：翻身对增加肺血液循环与通气有帮助，可以防止分泌物聚集，促进肺部的引流。②体位引流：原则是将病变部位放在高位，使引流支气管开口向下，年老体弱、严重心脏病、心力衰竭及明显呼吸困难、紫绀者禁用。有支气管痉挛者，可先吸入支气管扩张剂。一般每天 2 ~ 3 次，总治疗时间 30 ~ 45 分钟，早晨引流更为有效。③拍击法：操作者双手五指并拢稍弯曲呈弧形，利用腕部力量自胸廓边缘向中间，胸下部向上中部有节奏地拍击，增加空气振动力量的同时，让患者自动咳嗽，或在患者用力咳嗽时用双手用力压迫下胸部或上腹部以增加膈肌的跳弹力量，促使痰咳出，以清除呼吸道阻塞物，保证正常呼吸。同时鼓励多饮水，使用祛痰剂或采用超声雾化吸入疗法湿化气道使痰液易于咳出。

6. 增加营养提高免疫力　多数慢阻肺患者存在营养不良、身体消瘦、低蛋白血症，致使免疫力低下，易感冒，引起复发。因此，合理调配好膳食，让病人吃好，也是自我养生保健的重要内容。

（1）营养原则：①补充足够的蛋白质：每日需供给蛋白质 70～100g 为宜，其中优质蛋白质不少于 1/3。②多吃含维生素 A 和维生素 C 丰富的食品，如蛋黄、动物肝肾、绿色蔬菜、胡萝卜、西红柿等。③多饮水：有利于痰液稀释，保持呼吸道通畅，每天饮水量不低于 2000ml。④适量限奶类制品。⑤宜辅以食疗：平时在家可自制一些药膳食用，如豆腐萝卜汤、杏仁粥、白果粥、百合蜂蜜饮。

（2）适宜食物：①主食及豆类的选择：米、麦、豆、薯类，随意选用。其中薏苡仁、赤小豆、白扁豆健脾化湿，脾虚痰多者，尤宜食用。肾虚者则取黑豆、小米、小麦为佳。②肉蛋奶的选择：瘦猪肉、牛肉蛋白质丰富，可选用以补中益气，强壮身体；鲤鱼健脾利湿效佳，痰湿重者宜常煮汤食用；鱼肚、鲍鱼、海参补肾益精，咳嗽日久，年老体弱者可用之。③蔬菜的选择：藕、白茄子、豌豆苗、大白菜、菠菜、油菜、萝卜均可常食。芹菜、荠菜、黄花菜善清肝热；慈菇、木耳润肺止咳；生姜化痰祛寒；竹笋、丝瓜、冬瓜化热痰；萝卜下气化痰，寒热均可用。④水果的选择：梨、柚子、枇杷、西瓜等多汁的水果，都有一定的润肺作用。但橘子应少吃，中医认为橘子为热性水果，多吃易"上火"，灼伤津液，使人体更加干燥，不利肺的保养。久咳痰湿者，可用石榴、银杏，止咳有效。⑤其他：花生、胡桃仁、芝麻、芡实、麦芽糖、蜂蜜、核桃、松子、百合、大枣、栗子等，皆可选用，多宜煮食。尤其老年患者常食效佳。

（3）饮食禁忌：忌寒凉、油炸及辛辣刺激食物。

（七）中医防治

1. 辨证施治，预防发病　中医学认为，COPD 稳定期外邪暂未入侵，虚、痰、瘀三者相合为患仍存。正气虚损、痰瘀互阻、本虚标实为其主要病机特点，补肺益肾、健脾化痰是治疗的基本方法。

（1）肺脾气虚型

主症：咳嗽或微喘，倦怠、乏力，食少纳呆，大便不实，或食油腻易于腹泻等，自汗恶风、易发感冒。舌质淡或胖大，舌苔薄白或薄腻，脉细弱。

治法：健脾益肺，寓培土生金之意。

选方：玉屏风散合六君子汤加减。

常用中成药：玉屏风颗粒、二陈丸、参苓白术丸等。

（2）肺肾两虚型

主症：咳嗽、短气息促，动则为甚，腰酸腿软，夜尿频数，自汗恶风、易发感冒。舌质淡，舌苔薄白，脉沉细。

治法：补肺益肾法。

选方：若肾气亏乏，而无明显寒热所偏者，宜平补肺肾，方用补肺汤、参蛤散、人参胡桃汤加减；若肾阴偏虚，阴不敛阳，气失摄纳者，可用七味都气丸合生脉饮以滋阴纳气，不宜辛燥之品；若阳气虚损，肾不纳气者，方用金匮肾气丸、右归丸、苏子降气汤化裁之。

常用中成药：六味地黄丸、金匮肾气丸、蛤蚧定喘丸、固本咳喘片、冬虫夏草胶囊等。

2. 冬病夏治，调整阴阳 COPD 具有在秋冬季节病情容易发作或加重的特点，符合中医学"冬病"的概念。是根据"春夏养阳"、"缓则治本"的养生和治疗原则而采用的一种独特的治疗方法，临床以体表穴位敷贴的外治疗法应用广泛，选用温阳化痰利气之品做成贴剂，每年夏季三伏天贴敷于背俞穴，温阳扶正，益肺固表，祛湿化痰，降气平喘。达到提高机体免疫功能，防病治病的目的。

3. 按摩调养，提高疗效 患者可在专科医生指导下，定期进行针灸、按摩、理疗等中医特色治疗，通过经络系统的调节作用以改善其病理环境。下面介绍 7 种自我按摩手法。

（1）抹前额、推侧头、揉风池：患者坐位，用双手的四指从前额中线开始，向两侧抹去，抹至太阳穴处改用五指紧贴头皮，沿头两侧由前向后推，推到后颈部在风池穴处用食、中指按揉。重复操作约 5 分钟。此手法能够缓解患者常常出现的头晕、嗜睡、咳嗽等症状，同时能够增强机体免疫力。

（2）揉合谷穴、曲池穴：用拇指按揉对侧的合谷穴和曲池穴，指压下去以感觉酸胀为佳。每穴按揉 2 分钟。然后交换手继续按揉。每天做 3 次。此二穴是人体强壮的要穴，能够有效提高免疫力，提升整体精神状态，促进受损组织的修复。

（3）揉尺泽穴：用拇指按揉对侧胳膊的尺泽穴，以按压酸胀感为佳，操作同按揉合谷穴、曲池穴。尺泽穴具有补肺气、滋肺阴的作用，是治疗肺病的特效穴位。

（4）按揉小腹：双手重叠，稍微用力按压于脐下小腹部，然后顺时针方向和缓地按揉，每次按揉 10 分钟，每天 2 次。注意千万不要过于用力，也不要憋气，以免出现喘憋，甚至加重病情。小腹部有人体补气强身健体的重要穴位——气海穴和关元穴。轻柔和缓地按揉小腹部可以有效地刺激二穴，达到补气平喘，增进食欲的作用。

（5）毛巾擦背、擦颈、擦腰：洗澡中或洗澡后，用一条湿润的长毛巾，先擦后颈部，再斜着擦后背，最后横擦腰部，每个部位擦 1 分钟，擦到皮肤发红微热为佳。目的是刺激背部的定喘穴、肺俞穴、肾俞穴等强壮穴，以宽胸理气、补肾平喘止咳。临床证实，此做法能够在一定程度上促进肺泡的回缩，增加血液中的含氧量，有效提高生活质量。

（6）横擦前胸部：患者取坐位，用手掌平贴在两锁骨下缘，并左右平擦上胸部，擦约 1 分钟后向下移一掌，继续平擦，直至擦到下肋缘。将整个前胸均匀地擦热，前胸皮肤微微发红为度，每天 3 次。这个手法能有效地增加胸腔内肺组织的血液供应，明显地提高血液中的氧含量；同时促进肺泡的恢复及提高肺功能。横擦前胸部的作用相当于吸氧。

（7）拿胸肌：先用右手轻揉地拿捏左侧腋窝前面的胸肌，拿捏 20 次后换左手拿右侧胸肌，两侧对称。也可同时两手拿捏对侧胸肌。此手法能够刺激肋间协助呼吸动作的肌肉，增强这些肌肉的功能，有助于呼吸运动。

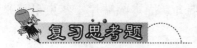
复习思考题

1. 慢性阻塞性肺疾病的概念是什么？
2. 慢性阻塞性肺疾病的临床症状是什么？
3. 慢性阻塞性肺疾病临床严重程度分几级？
4. 慢性阻塞性肺疾病稳定期康复治疗方法主要有哪些？
5. 慢性阻塞性肺疾病中医防治方法有哪些？

（廖慧玲）

第十六节　糖尿病

糖尿病（diabetes）是由遗传因素、免疫功能紊乱、微生物感染及其毒素、自由基毒素、精神因素等各种致病因子作用于机体导致胰岛功能减退、胰岛素抵抗等而引发的糖、蛋白质、脂肪、水和电解质等一系列代谢紊乱综合征，临床上以高血糖为主要特点。目前，糖尿病已成为第三大严重危害人类健康的疾病，也是全世界非常关注的疾病之一。

一、基本症状

糖尿病基本症状为三多一少。

1. 多食　由于大量糖分丢失，机体处于半饥饿状态，能量缺乏需要补充引起食欲亢进，食量增加。同时又因高血糖刺激胰岛素分泌，因而病人易产生饥饿感，食欲亢进，老有吃不饱的感觉，甚至每天吃五六顿饭，主食达 1～1.5 公斤，副食也比正常人明显增多，但仍不能满足食欲。

2. 多饮　由于多尿，水分丢失过多，刺激口渴中枢，出现烦渴多饮，饮水量和饮水次数都增多，以此补充水分。排尿越多，饮水也越多。

3. 多尿　尿量增多，每昼夜尿量可达 3000～5000 毫升，最高可达 10000 毫升以上。排尿次数也增多，一二个小时就可能小便 1 次，有的病人甚至每昼夜可达 30 余次。血糖越高，排出的尿糖越多，尿量也越多。

4. 消瘦　由于胰岛素不足，机体不能充分利用葡萄糖，脂肪和蛋白质分解加速来补充能量和热量。结果是体内碳水化合物、脂肪及蛋白质被大量消耗，再加上水分的丢失，病人体重减轻、形体消瘦，严重者体重可下降数十斤，以致疲乏无力，精神不振。

二、糖尿病的危害

（一）早期症状

眼睛疲劳、视力下降、看不清东西，站起来时眼前发黑，眼皮下垂，视界变窄；饥饿和多食以及手脚麻痹、发抖、手指活动不灵及阵痛感、剧烈的神经炎性脚痛，下肢麻痹、腰痛，不想走路，夜间小腿抽筋。

（二）对心脑血管的危害

糖尿病致命性并发症就是心脑血管的疾病。主要体现在主动脉、脑动脉粥样硬化和广泛小血管内皮增生及毛细血管基膜增厚的微血管糖尿病病变。糖尿病患者的心脑血管病并发率和病死率为非糖尿病患者的3.5倍，是2型糖尿病最主要的死亡原因。

（三）对肾脏的危害

高血糖、高血压及高血脂异常升高促进了糖尿病肾病的发生和发展，可导致肾功能衰竭，同时也是2型糖尿病最重要的死亡原因之一。

（四）对周围血管的危害

糖尿病对周围血管的危害主要以下肢动脉为主，血糖升高可引起周围血管发生病变，引发局部组织对损伤因素的敏感性降低。临床表现为下肢疼痛、溃烂，供血不足可以引发肢端坏死，如果出现这种情况，可导致残废，甚至要截肢。

（五）对神经的危害

神经病变是糖尿病慢性并发症之一，是导致糖尿病患者致死、致残的重要因素。最常见为周围神经病变和自主神经病变。主要体现在四肢末梢麻木、冰冷刺痛、无汗、少汗或者多汗等。

三、糖尿病的诊断

2010年美国糖尿病学会（ADA）建议的糖尿病诊断标准为：

（1）糖化血红蛋白HbA1c≥6.5%。

（2）空腹血糖FPG≥7.0 mmol/L。（空腹定义为至少8小时内无热量摄入）。

（3）口服糖耐量试验时2小时血糖≥11.1 mmol/L。

（4）在伴有典型的高血糖或高血糖危象症状的患者，随机血糖≥11.1 mmol/L。

四、控制血糖的方法

（一）药物治疗

化学类药物有促胰岛素分泌剂、双胍类、AGI等。但是以下糖尿病患者不能服用化学类药物：①1型糖尿病人（胰岛素依赖型）。②怀孕妇女。③明显肝、肾功能不良患者。④服用大量降血糖药仍无法良好控制血糖患者。⑤严重之全身或局部感染症患者。⑥遭受重大压力情况者，如重大手术、严重外伤、长期禁食。⑦对口服药过敏或不能忍受其副作用患者。

（二）营养的分配和饮食

1. 计算总热量　按照性别、年龄、身高查表或者简易公式获得理想体重（理想体重 kg = 身高 cm − 105），然后根据理想体重和工作性质，参照原来生活习惯等计算总热量。休息状态成年人每日每公斤理想体重给予热量 25~30kcal，根据体力劳动程度做适当调整，孕妇、乳母、儿童、营养不良者或伴有消耗性疾病者酌情增加。

2. 营养物质含量　糖类约占总热量的 50%~60%，提倡食用粗粮、面和一定量杂粮，忌葡萄糖、蔗糖、蜜糖及其制品。蛋白质含量一般不超过 15%，伴有肾功能不全者，蛋白摄入减量（遵医嘱），脂肪约 30%，控制胆固醇摄入量，不超过 300mg/天。建议糖尿病病人常食用南瓜、苦瓜、葫芦汤、西瓜皮、冬瓜、带壳红豆、韭菜、芹菜、鲜葱头、乌梅、山药。

3. 合理分配　每克糖、蛋白质产生热量 4kcal，每克脂肪产生热量 9kcal，将热量换算成食品后制定食谱，根据生活习惯、病情和药物治疗进行安排。早、中、晚食物量可以按照 1∶2∶2 或 1∶1∶1 分配。

糖尿病病人一周食谱

	早餐	午餐	晚餐
星期一	窝头 1 个（50 克），牛奶 1 杯（250 毫升），鸡蛋 1 个，凉拌豆芽 1 小碟	米饭 1 碗（100 克），雪菜豆腐，肉丝炒芹菜	馒头 1 个（100 克），盐水大虾，鸡片炒油菜
星期二	全麦面包片（50 克），豆浆 1 杯（400 毫升），茶鸡蛋 1 个，凉拌苦瓜 1 小碟	烙饼 2 块（100 克），口蘑冬瓜，牛肉丝炒胡萝卜	米饭 1 碗（100 克），鸡汤豆腐小白菜，清炒虾仁黄瓜
星期三	蔬菜包子 1 个（50 克），米粥 1 碗，鸡蛋 1 个，拌白菜心 1 小碟	荞麦面条 1 碗（100 克），西红柿炒鸡蛋，素鸡菠菜	紫米馒头 1 个（100 克），香菇菜心，沙锅小排骨
星期四	豆包 1 个（50 克），荷叶绿豆粥 1 碗，鸡蛋 1 个，凉拌三丝 1 小碟	玉米面馒头 1 个（100 克），炒鱿鱼卷芹菜，素烧茄子	米饭 1 碗（100 克），葱花烧豆腐，椒油圆白菜
星期五	牛奶燕麦粥（牛奶 250 毫升，燕麦 25 克），鸡蛋羹（鸡蛋 1 个），海米拌芹菜 1 小碟	荞麦大米饭 1 碗（100 克），青椒肉丝，香菇豆腐汤	花卷 1 个（100 克），醋椒鱼，西红柿炒扁豆
星期六	全麦小馒头 1 个（50 克），薏苡仁粥 1 碗，鸡蛋 1 个，拌莴笋丝 1 小碟	茭白鳝丝面（含面条 100 克），醋溜大白菜	葱油饼（含面粉 100 克），芹菜香干，紫菜冬瓜汤
星期日	牛奶 240ml，鸡蛋 1 个，馒头 50 克	烙饼 150 克，酱牛肉 80 克，醋烹豆芽菜	米饭 150 克，肉沫烧豆腐，蒜茸菠菜

碳水化合物含量＞3％的食物，如水果、干果、土豆、山芋、芋艿、粉丝等，若需食用应减少主食与等量碳水化合物交换。碳水化合物含量＜3％的食物，可按需不必严格限制。禁用刺激性调味品及食物，禁饮酒。食物宜多样化，每日膳食应有谷类、蔬菜、水果、奶豆类、鱼肉类、适量油盐等六大类食物。

4. 体育锻炼 运动和饮食控制、药物治疗同样重要。适量的体育锻炼可以降低体重，提高胰岛素敏感性。糖尿病人锻炼是不可缺少的方法。"生命在于运动"，这句话强调的是运动对于生命健康的重要意义。

五、糖尿病患者的穴位养生

中医学所说的"消渴"，相当于我们现在说的糖尿病。其中口渴多饮的是上消，多饮、多食的为中消，多饮、多尿的为下消。上消属肺，中消属胃，下消属肾。但是总的来说都是因为阴虚燥热，阴虚是最根本的原因，所以补阴是最根本的。

（一）燥热伤肺（上消）的克星——胰俞、鱼际、太溪

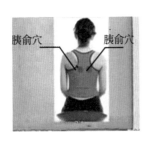
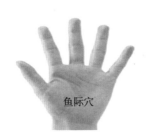
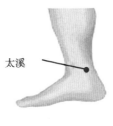

图3-21　胰俞穴　　　　图3-22　鱼际穴　　　　图3-23　太溪穴

1. 穴位的位置及作用

（1）胰俞：是经外奇穴，它是治疗消渴（糖尿病）的经验效穴，和其他内脏的背俞穴作用一样。这个穴位主要采用按揉和拔罐的方法刺激，以拔罐为最好。胰俞位于足太阳膀胱经的循行路线上，在脊柱旁开四指膀胱经第二条线上，肩胛骨下角下面约两指的地方。

（2）鱼际：是肺经的荥穴，五行属火，火克金，从穴性来看，鱼际可以滋阴降火，作用是偏泻的。所以选用它可以降肺之燥热以治标。这个穴位的刺激不分时节。对于糖尿病这种慢性病来说，治疗是一个长期的过程，应该是疗效的积累，所以有机会就要去按揉。鱼际位于大拇指第二节后面，连接手腕和拇指第二节的骨中点处，手掌和手背交界的地方。

（3）太溪：在五行中属水，肺为金，而用太溪是取"金生水，金水互生"之意。而且肾阴是一身阴气之本，补肾阴同时也是补肺阴。太溪位于足部内踝高点与跟腱后缘连线的中点凹陷处。

2. 操作方法 消渴属于本虚标实的病证，我们在操作时也要考虑到这个因素，先去其标，再补其本。

（1）每天晚上9点左右，先大力按揉鱼际3分钟，以产生酸疼感为好，双侧交

替进行。

（2）然后在两侧胰俞上拔罐10分钟，起罐之后用手指按揉两侧胰俞各2分钟。

（3）最后按揉两侧太溪穴，每侧3分钟。

3个月后就可以从根本上改变症状，不需要无休止地服用药物。

3. 五味禁忌　阴虚是根本，又有燥热，所以要少吃辛辣和煎炸的食品，少吃容易上火的水果，多吃酸味的东西。多吃梨，但是不要削皮，因为梨皮可以润肺，既滋阴又降火，非常适合食用。平时可以用百合、天门冬、天花粉等熬粥，这些都是滋阴的药物，而且没有什么苦味。还有就是要常服六味地黄丸。

（二）胃燥津伤（中消）的克星——胰俞、内庭、太溪

"胃为水谷之海"，负责把食物进行初步的消化，而胃阴胃阳的平衡是保证胃功能正常的根本所在。胃阴不足，又有燥热，就会出现阳偏盛的情况。阳主动，阴主静，胃火相对炽盛，所以会出现口渴多饮、多食易饥的情况。但是这些食物并没有转化成身体所需要的气血物质被吸收，而是很快地被排泄掉，所以身体看起来才会变瘦；"六腑以降为顺"，"火性炎上，易伤津液"，胃火偏盛，整个肠道的正常功能就会紊乱，该降不降，所以会便秘。

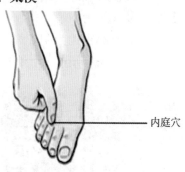

图3-24　内庭穴

1. 穴位的位置及作用

（1）胰俞和太溪同上。

（2）内庭：是足阳明胃经的荥穴，"荥主身热"，善去热邪，十二经的荥穴一般都可以治疗相应脏腑或经络的热病。虽然糖尿病的胃热并不是实热，而是"标"，但是"标实不去，本虚难补"，所以一定要加上善去胃热的内庭。内庭在脚二、三趾的结合处，稍向里一点，也就是脚背与脚底交界的地方。每天的上午7～9点是胃经的旺时，可以这个时候按揉两侧内庭，给糖尿病以"迎头一击"。同时，晚上刺激两侧胰俞和太溪时还应该配合着再做一遍。

2. 操作方法

（1）每天上午7～9点之间，按揉双侧内庭各5分钟，要产生强烈的酸胀或胀疼感，应该从脚趾向脚跟方向按，这样才能产生较强的感觉。

（2）晚上9点左右的时候再重复做一遍，接着在两侧胰俞上拔罐10分钟，然后再按揉双侧胰俞2分钟，最后按揉双侧太溪各3分钟。

坚持3个月，口渴多饮、多食易饥的情况便可大大缓解。

3. 五味禁忌　中消的饮食禁忌和上消一样。少吃辛辣食物，平时要熬些麦冬、山药、粳米粥以养胃气滋胃阴，还可以泡栀子茶以清火气，祛标邪。

（三）肾阴亏虚（下消）的杀手——胰俞、肾俞、太冲、太溪

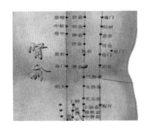 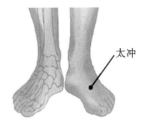

图 3-25 肾俞穴　　　　　　图 3-26 太冲穴

肾阴是一身阴气之本，一般病程久了才会发展到肾阴受损的地步。肾阴不足，肾主收藏的功能就减弱，所以会小便频繁；水谷精微不能吸收，都随小便排出，所以小便颜色混浊；五脏与五色相配，肾脏与黑相合，脸色发黑是肾脏本脏色的显现，有此现象，说明疾病发展的程度已经很深了。同时，肾阴虚会导致虚火上炎，肾水不能上济心火，必然出现"心肾不交"的症状，如腰膝酸软、睡觉出汗、心烦失眠、口干舌燥等表现。

1. 穴位的位置及作用

（1）胰俞和太溪同上。

（2）肾俞：为肾之背俞穴，以拔罐的方法刺激最好。位于足太阳膀胱经上，第2腰椎棘突下，旁开1.5寸。主治肾虚、生殖泌尿系疾病，滋补肾阴。

（3）太冲：为足厥阴肝经之穴，属输穴、原穴。是脏腑原气输注、经过和留止的穴位。位于足背，第1、2跖骨结合部之前凹陷中。主治肝经风热病证及下消。

2. 操作方法

（1）每天晚上9~11点的时候先用热水泡脚，然后按揉两侧太冲穴，从太冲向脚趾方向边揉边推，每穴按揉3分钟。

（2）接着按揉两侧太溪穴，每穴3分钟。

（3）最后在两侧肾俞和胰俞上拔罐10分钟，起罐之后，在穴位上按揉2分钟。

3. 五味禁忌　尽量少吃辣味和煎炸的食物，每天要限制粮食、油脂的摄入量，适量多吃酸味食品，一定要少吃甜食，多吃杂粮、米、麦，配合蔬菜、豆类、瘦肉、鸡蛋，忌浓茶和咖啡。还要坚持服用六味地黄丸，坚持熬山药粥。

（钟红卫）

第十七节　老年人常见的消化系统疾病

一、老年人消化系统疾病的特点

（一）症状和体征不典型

老年人神经反应迟钝，感受性低，患病后常缺乏典型的症状与体征。即使疾病比较严重，症状有时仍比较轻微，甚至症状与体征缺如。不同的老年人即使患有同一种疾病，其临床表现也可差异很大，这就给早期诊断、正确治疗带来不便。老年人的痛阈高，对疼痛耐受性强，即使发生了阑尾炎、胆囊炎、胃肠道穿孔引起腹膜炎等，都可不发生腹痛，或仅有轻微腹痛。老年人腹部有时虽然存在严重感染，但体温升高仍不明显，白细胞计数仍可在正常范围内。老年人由于胃肠蠕动减慢，当上消化道出血时，常不能及时发生呕血或便血，因此，在临床上发现老年人不明原因的贫血或休克，应想到上消化道出血的可能。

（二）病程长，恢复慢

老年人消化系统疾病的病程长，有些是在青年时期就发病，慢性反复发作，迁延至老年。有的则是在进入老年期发病，但起病隐匿，症状轻微，常被忽视，只有当疾病发展到十分严重的程度，或出现并发症时才引起注意。老年性溃疡病，以无痛性者较多见，当并发溃疡出血时才被确诊，但应用止血剂治疗时止血效果明显不如青年人，这与老年人多存在动脉粥样硬化，机体修复功能低下有关。

（三）并发症多，病死率高

老年人脏器的代偿能力差，常同时存在心、脑、肺、肾等重要脏器的疾病，患上消化系统疾病后并发症多，死亡率高。如胃肠道疾患引起腹泻时，常可引起水、电解质及酸碱平衡紊乱，也可引起心律失常、心绞痛，严重者可导致低血压、休克。临床观察发现，老年患胃肠道疾病合并腹膜炎比中年人死亡率高 10～15 倍。因此，在处理老年人消化道疾病时，应及早认识并发症及合并症（老年人常有 3～5 种疾病并存），并给予及时正确的治疗，以防止多脏器功能衰竭的发生。

（四）药物治疗易发生毒副反应

老年人各脏器功能均有不同程度的衰退，对药物的吸收、代谢和排泄都存在障碍，使药物在机体内的半衰期延长，长期使用可致药物蓄积中毒。如老年人使用氨基糖苷类抗菌素时，应根据患者肾功能不全的程度，酌情减量或避免使用。在临床上每年都可遇到，静脉输注庆大霉素、卡那霉素等治疗老年胃肠炎而引起急性肾功能衰竭的病例，应引起高度警惕。

二、老年人消化系统疾病的诊断注意事项

（一）查体要全面细致

对以消化道症状为主的老年患者，不仅要仔细检查腹部，而且要对全身做全面细致的检查，尤其重视对心、肺的检查。例如，老年性肺炎，可无明显发热、咳嗽，而以上腹痛、厌食为主要表现；急性心肌梗死可无胸骨后及心前区疼痛，而是表现为上腹部疼痛、腹泻等胃肠炎的症状；糖尿病酮症酸中毒可仅表现为剧烈的腹痛。这种以消化道症状为主要表现的非消化道疾病的老年病例临床上很常见。

老年人皮肤色素沉着较显著，肤色较黑，故贫血症状常易被忽略。部分老年肝硬化患者临床上可无自觉症状，肝功能检查也无异常，仅表现为皮肤的毛细血管扩张，经做腹腔镜和肝活检却发现有典型的肝硬化。因此，对老年人检查要认真、全

面，注意发现有价值的体征。

（二）对消化道癌肿要提高警惕性

消化系统疾病在老年患者死亡病因中占第二位，而在消化系统致死病因中则以癌症占首位。常见的癌肿有胃癌、食管癌、肝癌、大肠癌、胰腺癌等。平时应注意这些癌肿的早期征兆，如进食梗噎感，胃病规律性疼痛突然改变，顽固性便秘或腹泻，或便秘、腹泻交替持续存在，黄疸等。一旦出现上述表现，应及时做进一步检查。

（三）进行各种检查要慎重

为了明确诊断及时治疗，有时需要进行有关的器械检查。这时要向患者做必要的说明，取得他们的理解与支持；同时在术前也应做好必要急救准备。临床上内窥镜检查、血管造影、胆道造影等创伤性检查有时会发生意外。由于老年患者消化道及其周围组织的弹性差，结肠壁老化而质脆，肠壁容易受损伤，故做结肠内窥镜时操作应轻柔，避免发生肠穿孔、肠粘连。

（四）对检查结果的解释与判断要慎重

进入老年期以后，机体各器官均呈现退行性变，如老年人胃黏膜均有不同程度的萎缩，临床可毫无症状，但若进行胃黏膜活检，病理报告可为萎缩性胃炎，这时应结合年龄因素对老年人做出合理的解释，否则会加重老年人的精神负担，久而久之，又可诱发其他心身疾病。

三、老年人消化不良

（一）原因

进入老年期后，和全身其他系统一样，消化系统器官的生理功能发生衰退性变化，因消化和吸收功能都逐渐减弱，故容易发生消化不良。

1. 牙齿 老年人的牙龈萎缩，牙齿由于长期的磨损而脱落，咀嚼发生困难，使食物不能被充分咀嚼粉碎，就被吞咽到胃腔中，从而加重胃的负担。

2. 黏膜、腺体 老年人消化道黏膜、腺体均在萎缩。口腔黏膜萎缩使味觉迟钝，导致老人喜欢吃一些难以消化的厚味食物；唾液腺萎缩导致每日唾液的分泌量降为年轻人的1/3；胃液的分泌量也下降为年轻时的1/5。老年人消化液中不但消化酶含量减少，而且其活性也明显降低，消化食物的能力大大下降，故可引起消化不良。

3. 胃肠道平滑肌 老年人胃肠道的平滑肌纤维萎缩，弹力减弱，常引起内脏下垂、胃肠缓慢性扩张以及胃肠道蠕动缓慢、无力，使得老年人的机械消化能力减弱。研究表明，在非溃疡性消化不良患者中，半数以上患者存在胃排空延迟。

总之，老年人容易发生消化不良，损害身体健康。因此老年人进食应以细软，营养丰富，富含蛋白质、维生素、纤维素，少含脂肪最为适宜。进食时应细嚼慢咽，让唾液与食物充分混合，这样既有利于增强食欲，又利于食物的消化吸收，缓解消化不良。

（二）老年人功能性消化不良的食物疗法

1. 羊肉粥　新鲜精瘦羊肉 250 克，切小块先煮烂，再合粳米同煮粥，每日吃 2 次。能补中益气，温胃止痛。适用于老年气虚亏损，阳气不足，恶寒怕冷，脘腹疼痛。

2. 砂仁粥　先用粳米 100 克煮粥，砂仁 5 克研末放入粥中，再稍煮即可。具有暖脾胃、通滞气、散热止呕之效。适用于胃痛、胀满、呕吐等症。

3. 姜橘土豆汁　鲜土豆 100 克，生姜 10 克，榨取汁，加鲜橘汁 30 毫升调匀，将杯放入热水中烫温。每日服 30 毫升。能健脾理气，温中止呕。适用于功能性消化不良的胃痛、呕吐、恶心。

4. 猪肚粥　猪肚 100 克切成细丝，与大米 100 克，煮成粥，饮服。能补脾和中。适用于脾虚食欲不振者。

5. 佛手柑粥　佛手柑 20 克，煎汤去渣；粳米 100 克，加水适量，煮粥。粥成后加冰糖并入佛手柑汤稍煮即可。每日食 2 次。具有清香开胃，理气止痛之效。适用于老年胃弱、消化不良、嗳气、胃痛者。

四、老年人胆石症

（一）临床特点

（1）老年人胆石症以总胆管结石多见，常引起黄疸和胆道感染，而青壮年胆石症以胆囊结石多见，常以急性右上腹疼痛起病。

（2）无症状结石在老年结石症患者中约占 30% ~ 50%，多属于胆固醇型结石。常在进行 X 线、超声波或 CT 检查时偶被发现。无症状结石可出现胆囊坏死、穿孔等严重并发症，一旦出现症状，病情常已十分严重，可危及老年患者的生命。老年人无症状胆石症应注意合并胆囊癌，特别是妇女更应高度警惕。故许多学者主张对无症状胆石症应尽早采取积极有效的治疗措施。

（3）老年人胆石症易并发胆道感染。由于老年人胆囊收缩能力降低，胆汁分泌压力下降，以及奥狄括约肌功能不良，使肠道内细菌上行感染的机会增加所致。老年人机体反应能力减弱，临床上疼痛、体温与病情严重性不相吻合，但病情易于变化，容易引起败血症、休克、弥漫性血管内凝血等，预后险恶。因此对于老年人病情判断要提高警惕，追踪观察。

（4）老年人胆石症常伴有心、脑、肾血管等疾患，从而增加手术治疗的并发症与死亡率。

（二）内科治疗方法

1. 饮食调养　胆石症发作间歇，一般应进食易消化、低脂饮食，避免暴饮暴食，不要饮酒，也不要饮咖啡。老年患者出现剧烈腹痛、发热和呕吐时，应禁食并输液；待症状改善后，可给高碳水化合物流质和半流质，禁食含脂肪类食物。

2. 药物治疗

（1）溶解胆石的药物治疗：虽然老年人胆石多为胆红素钙结石，但也可有胆固醇结石，如无症状，可试用胆汁酸制剂，进行胆石溶解疗法。用鹅去氧胆酸 200 毫克，早晚各服 1 次，或 400 毫克每晚 1 次顿服；或熊去氧胆酸 300 毫克，早晚各服 1 次，或 600 毫克每晚 1 次顿服，经 4 ～24 月治疗。50% ～60% 患者结石部分或全部溶解，小于 10 毫米直径者易溶解，大的胆固醇钙石，含钙量达 4% 以上者不易溶解，对色素性结石无效。在服药时可辅以中药化石排石治疗。

（2）胆绞痛发作的药物治疗：止痛药物可选用阿托品 0.5 毫克肌注，或硝酸甘油 0.6 毫克或心痛定 10 毫克含服。杜冷丁 50 ～100 毫克肌注有良好的镇痛效果，应与阿托品合用，以减少奥狄括约肌痉挛。老年人胆石症多合并肝硬化，故使用吗啡要慎重。老年胆石症多合并胆系感染，最好选用广谱抗生素如先锋霉素、氧哌嗪青霉素等，重症合并厌氧菌感染时可并用林可霉素。也可适当选用助消化药和利胆药。

3. 体外碎石治疗　临床上通过激光碎石术和超声波碎石术，使胆系结石粉碎，再配合排石利胆药物治疗，使碎石缓慢排入肠道，随大便排出体外。整个过程损伤小，痛苦少。适于年老体弱、不能耐受手术者。

五、老年人脂肪肝

脂肪肝是中老年人一种常见的肝病，临床上约 50% 的患者平时没有什么不舒适的感觉，通常在一次查体时，突然发现患上了脂肪肝。不少老人为此而忧心忡忡，生怕癌变，对前途感到失望。那么，患上脂肪肝该怎么办呢？

（1）脂肪肝是由各种原因引起的肝脏脂肪蓄积过多的一种病理状态。因此，寻找和消除病因是治疗本病的根本措施。一般来说，引起脂肪肝最常见的病因有肥胖、糖尿病、肝炎后期并发症及酒精中毒等，由它们所引起的脂肪肝大约占脂肪肝总人数的一半以上。少数病人也可由药物或毒物而引发。

（2）肥胖的人容易发生脂肪肝。这是由于肥胖者一般都多食、少动，而且喜欢吃些甘甜油腻之品，很容易出现高脂血症和脂肪在肝脏积聚，形成脂肪肝。因此，要改掉以前不合理的饮食习惯，严格控制糖类及脂肪的摄入量，逐步养成"荤素搭配、多素少荤"的饮食习惯。同时还要加强体育活动，促使体内过多脂肪的消耗，努力将体重降到理想水平。

（3）糖尿病患者常伴有脂肪肝，对于这类患者首先应积极治疗糖尿病，尤其是严格地进行饮食控制，适当参加体育锻炼。有些患者当体重减轻后，糖尿病症状会减轻或消失，肝内过多的脂肪也可逐渐减少乃至恢复正常。在治疗过程中，也可适当地使用降糖、降脂、保肝的药物。

（4）由嗜酒而引起的脂肪肝，在西方发达国家最为常见，近年来我国有增加的趋势。乙醇进入人体后，在肝脏内经过一系列的生化过程，最终转化为甘油三酯。长期大量饮酒必然会有大量甘油三酯堆积在肝脏之中，逐渐形成脂肪肝。显而易见，本症最根本的治疗方法就是戒酒。戒酒会使酒精性脂肪肝停止向前发展，并有可能恢复正常；若继续饮酒，则脂肪肝有可能转化为肝硬化，甚至发展成肝癌。饮酒者当戒。

（五）肝炎治疗不当，在后期可并发脂肪肝。这是由于在肝炎急性期，过分地强调卧床休息及补充过多糖类，从而导致营养过剩，发展成脂肪肝。因此，人们要注意预防肝炎的发生；得了肝炎，应在专科医生的指导下进行综合治疗，避免片面强调营养，导致脂肪肝。

六、老年人结肠功能紊乱

结肠功能紊乱，又称结肠过敏，是老年人常见的一种功能性疾病。临床上表现为结肠运动功能和分泌功能发生紊乱，而无器质性的病变。

（一）典型临床表现

结肠功能紊乱虽为长期反复发作，但患者的一般身体状况却保持良好。主要表现为不定时的左下腹或脐周围疼痛，在排便、排气后常可以缓解。排便不规律，有时腹泻，有时便秘，或腹泻、便秘交替进行。当结肠收缩增强时则出现便秘，大便形似羊粪状，且常伴左下腹疼痛；若结肠收缩减弱则出现腹泻，有时伴有大量黏液。此外，精神紧张、焦虑、发脾气均可明显增加大便次数，粪便变稀，精神状态恢复正常后，大便又会变干。结肠功能紊乱发作时，常伴有失眠、健忘、心慌、疲倦等自主神经功能失调的症状。

（二）自我防治措施

防治结肠功能紊乱，首先要正确认识本病是一种功能性疾病，也不会发生癌变。不要因病程长，反复发作，而造成心理负担，从而引起发作或加重病情。饮食应选用少渣易消化、富含维生素的食物，避免吃有刺激性的调味品，生冷的饮食、水果和蔬菜，如胡椒粉、辣椒、石榴、葱、蒜等。若有腹泻时不要吃高纤维食物，水果、蔬菜也不宜多吃，也不要吃油腻厚味之品。

此外，老年人应做到起居规律，劳逸结合，保持心情舒畅，避免精神紧张。要适当参加体育锻炼，以促进自主神经与内脏功能的调节，从而有效地缓解症状。对于症状较重者，应在医生的指导下服用一些镇静剂和解痉剂，如安定、颠茄、普鲁苯辛等。若患者以腹泻为主，可服用止泻收敛剂。

七、老年性便秘

（一）病因

1. 不良生活习惯

（1）没有养成定时排便的习惯，忽视正常的便意，排便反射受到抑制，日久引起便秘。

（2）饮食过于精细少渣，缺乏食物纤维，由于纤维缺乏令粪便体积减小，黏滞度增加，在肠内运动缓慢，水分过量被吸收而导致便秘。

（3）液体量摄入不足。

（4）肥胖，不活动，特别是因病卧床或乘坐轮椅，缺乏运动性刺激以推动粪便的运动，摄食本身不能使粪便向前推进，在必须依赖医护人员的帮助引起便意的情况下，如病人有便意时，不能提供排便的机会，排便冲动消失，就不容易排便。

2. 药物的作用 主要有含钙、铝的抗酸剂，麻醉镇痛剂，抗胆碱能药物，抗惊厥剂，抗抑郁剂，硫酸钡，铋剂，利尿剂，治疗帕金森氏药物，神经节阻断剂，补血剂，单胺氧化酶抑制剂，砷、铝、汞、磷等金属中毒，肌肉麻痹剂或长期滥用泻剂。

3. 某些疾病的影响 全身衰弱性疾病；肛门疾患（痔疮、肛裂等）所引起的局部疼痛；结肠病变如肿瘤、炎症、狭窄或憩室病等；神经性疾患，如截瘫、偏瘫、多发性硬化、脑血管或脊髓病变；精神性疾患，如焦虑或抑郁症、痴呆；内分泌疾病，如甲状腺功能低下；代谢紊乱，如高钙血症、低钾血症、利尿剂所引起的脱水、糖尿病、尿毒症等。

4. 与增龄有关的改变 唾液腺、胃肠和胰腺的消化酶分泌随年龄而减少；腹部和骨盆肌肉无力，敏感性降低；结肠肌层变薄，肠平滑肌张力减弱，肠反射降低，蠕动减慢。老年人以单纯性便秘较为常见，其发生与 2 个因素有关。

（1）肠管的张力和蠕动减弱，食物在肠内停留过久，水分被过度吸收。

（2）胃–结肠反射减弱，直肠黏膜敏感性下降，参与排便的肌肉张力低下。

（二）防治

1. 养成每天定时或随时排便的习惯 粪便存留在直肠内就会对直肠壁产生压力，当压力达到一定程度时就会产生便意。当便意到来时若未能及时排便，久而久之，直肠对这种压力的敏感性就会降低，引起便秘。由此可见，老年人养成每天定时或随时排便的习惯，对预防便秘十分重要。

2. 参加体育运动 老年人发生便秘最主要的原因是肠道的蠕动减慢，使食物残渣在肠内置留时间过久。因此，老年人要预防发生便秘，平时应当多参加体育活动，增强胃肠蠕动能力，以减少粪便在肠腔内停留的时间，防止发生便秘。

3. 合理饮食 饮食与便秘的关系十分密切。老年人应适当地增加流质及含纤维素较多的食物，如水果、芹菜、菠菜、白菜等。多饮水，尤其是早晨喝一杯白开水，可有效地预防便秘。另外，还应食用一些具有润肠通便作用的食物，如黑芝麻、核桃仁、蜂蜜等。

4. 应用轻泻剂 若老年人已有大便干燥，除注意以上所述的几个方面外，还可以服用轻泻剂，如用少量番泻叶沸水浸泡，代茶频频饮之；也可以从肛门注入开塞露，每次 1～2 支，安全便利，效果可靠。

八、老年人消化系统疾病的推拿按摩

（一）腹部操作

（1）手法：一指禅推法、摩法、按揉法。

（2）取穴：中脘、天枢、大横、关元。

（3）操作：病人仰卧位，医生坐于右侧。先以轻快的一指禅推法作用在中脘、天枢、大横、关元穴，每穴1分钟，然后以顺时针方向摩腹约10分钟，再以指按揉中脘、天枢、大横穴，并用掌摩横结肠、乙状结肠。

（二）背部操作

（1）手法：一指禅推法、按法、揉法、擦法。

（2）取穴：肝俞、脾俞、胃俞、肾俞、大肠俞、长强。

（3）操作：患者俯卧位，医生坐于右侧。先以一指禅推法推背部两侧膀胱经，沿肝俞、脾俞向下推，往返5分钟，然后用按揉法在肾俞、大肠俞、长强穴治疗，往返3次。再以擦法擦热长强。

（三）辨证加减

（1）热结：加按足三里、支沟、曲池、合谷、长强、大肠俞、胃俞。

（2）气滞：加按揉中府、云门、膻中、章门、期门、肺俞、肝俞、膈俞，以酸胀为度。手法刺激不应太重。再加摩气海，斜擦两肋。

（3）阳虚：加横擦肩背部及肾俞、命门、涌泉、足三里，再直擦背部督脉，均以透热为度。

（4）气血虚：加轻揉肝俞、脾俞、内关、气海、关元、心俞、足三里，再将腰骶部擦至温热。

（5）酌情配合捏脊3遍。

（钟红卫）

第十八节　老年人常见的泌尿系统疾病

一、尿路感染

（一）病因

（1）老年人肾及整个泌尿道发生退行性变，肾脏的供血减少，黏膜防御机制减弱；集合管憩室形成，容易引起尿路感染。如老年妇女，由于雌激素分泌减少，引起阴道、膀胱及尿道上皮细胞萎缩，抵抗力减弱，酸碱平衡失调，使大肠杆菌易乘机生长繁殖，并逆行上行造成尿路感染。

（2）神经源性膀胱或无力性膀胱，在老年人中发病率较高，由于排尿反射减弱，残余尿量增多或尿潴留，致使膀胱内压增高，黏膜毛细血管内血流减少，局部

抗菌能力降低。

（3）男性的前列腺增生或女性的膀胱颈梗阻，是老年人膀胱残余尿量增多及尿流不畅的最常见的原因。尤其是前列腺肥大，60岁以上者有90%可检查到。此外，前列腺感染也是尿路感染的感染源。

（4）老年人尿路结石相当多见，结石比较固定，可无疼痛，易被忽视，但可引起尿路梗阻，发生肾积水，易于招致细菌感染；此外，含磷酸胺镁或磷酸钙的结石常隐藏细菌，成为感染源而引起反复尿路感染。

（5）长期卧床的老年人，由于排尿习惯的改变，或由于尿潴留常需导尿，均可增加尿路感染机会，若留置导尿管则感染率可高达90%。

（6）老年人多发糖尿病，除可引起自主神经源性膀胱，出现排尿不畅外，糖尿病病人排出的尿液中含糖量高，是一个良好的细菌培养基，更容易引起尿路感染。

（二）预防尿路感染

1. 不要用肥皂清洗会阴部 阴道的分泌物中含有乳酸，从而使得阴道、尿道及其周围环境呈酸性，这种酸性环境能有效地抑制细菌的生长与繁殖。若经常用碱性肥皂清洗会阴部势必会改变此种酸性环境，使抑制细菌的作用减弱，细菌的生长繁殖加速，易于引发尿路感染。此外，用肥皂清洗外阴也可引起尿频、排尿不适等症状。

2. 不宜穿尼龙（化纤）内裤 在临床上有些常穿紧身尼龙（化纤）内裤的患者，易出现尿频、尿急、排尿不适等症状，但尿培养始终无细菌生长，尿沉渣检查常为阴性，医学上称为尿道综合征。一般认为与穿尼龙（化纤）内裤、使用避孕器具及使用肥皂清洗阴部有关。因此，老年人不宜穿尼龙内裤，最好穿宽松、透气及吸湿性能良好的棉布内裤。

3. 戒除不良的憋尿习惯 憋尿可引起尿路感染，因为憋尿使尿液在膀胱内停留的时间延长，有利于细菌生长繁殖；再者，也使膀胱内压增加，使细菌易于沿输尿管上行引起肾盂肾炎。因此，老年人一有尿意就应排尿，不可怕影响睡眠或怕冷，或正忙于其他事情而推迟排尿时间。

4. 杜绝不洁的性生活 据临床观察，已婚妇女尿路感染的发病率明显高于同龄的未婚妇女。在有尿路刺激症状的妇女中，40%～50%与性生活有关。可见，性生活对女性尿路感染的发病起着十分重要的作用。老年妇女雌激素水平明显下降，阴道的自洁能力大大减弱，进行性生活时若不注意卫生，极易招致细菌感染，引起阴道炎及膀胱炎。因此，老年人性生活应特别注意清洁卫生，男方应清洗包皮下的包皮垢，女性性交后应排小便，宜遵守"重情不重欲"的原则。

（三）自我保健方法

1. 重视心身调节 现代医学模式已从传统的生物医学模式向社会－心理－医学模式转变，心理治疗逐步为大家所重视。老年人尿路感染的原因较为复杂，其中情绪波动，如生气、悲伤、急躁均可诱发或加重尿路感染。许多慢性尿路感染的老年人，若能保持心情舒畅，解除紧张情绪，常能使病情减轻，复发减少，直至痊愈。其次，要多参加一些适合老年人特点的体育活动，如推拿按摩、气功、太极拳、快步走、慢跑等，以增强体质，改善机体的防御功能，从而减少细菌侵入机体的机会。

2. 保持外阴部清洁　外阴部潮湿、分泌物较多，是细菌最容易生长繁殖的部位。此外细菌也是引起尿路感染最常见的病原体。因此，保持外阴部清洁卫生是预防尿路感染最有效的方法之一。要求做到每日用温开水清洗外阴部，也可用1:10000 的高锰酸钾溶液清洗外阴。男性包皮过长也容易引起尿路感染，必须每日清洗，保持干净。

3. 加强饮食调养　老年人身体多虚弱，抗病能力低下，常成为尿路感染反复发作、迁延不愈的病理基础。因此，需在给予药物治疗的同时，加强饮食调养。在缓解期宜多吃滋补益肾的食物，如瘦肉、鱼虾、木耳等，以增强体质，提高机体免疫力。在发作期以清淡易消化而富含营养的食物为主，多饮淡茶水或白开水，吃一些益气解毒利尿之品，如绿豆汤、冬瓜汤、梨等；少食菠菜，因菠菜中含有较多草酸，草酸与钙结合可生成难溶的草酸钙，在慢性尿路感染病人容易形成结石。忌酒戒烟，不食辛辣刺激之物，如辣椒、蒜、香料等。

二、夜尿增多

（一）临床表现

进入老年期后，人体各种脏器的功能均有所减退。有的人肾脏的浓缩与稀释功能减退比较明显，当原尿流经肾小管时，其中水分未能被肾小管上皮细胞充分重吸收（正常情况下99％的水被重吸收），使排尿量明显增多（正常尿量每日少于2500毫升）、尿比重恒定、夜间排尿次数增多。此外，老年人，尤其是老年女性膀胱本身的退行性改变常较明显，膀胱的肌层变薄、萎缩，贮尿量减少，或存在调节膀胱排尿的神经功能失调，出现尿频、夜间尿量增多。

（二）病因

许多疾病可引起夜间尿量增多，有时为疾病最早期的症状。如高血压、动脉硬化病人，由于肾动脉硬化，肾脏血液供应不足，使得肾脏稀释浓缩功能逐渐减退，尿量增多，尤以夜尿量增多最为突出。值得注意的是，夜尿增多常为肾功能减退的最早期症状，此时查血尿素氮、肌酐均正常。例如老年人患有心衰、肝肾功能减退时，日间活动容易出现浮肿，多以下肢浮肿为重，夜间平卧入眠时，下肢静脉、淋巴回心血量增多，肾脏血流量也增多，生成原尿增多，但由于肾脏稀释浓缩功能不能进行正常调节，从而出现夜尿增多。再者，老年男性因前列腺增生肥大，压迫刺激膀胱颈部，使膀胱收缩，从而出现尿频，尤其以夜间排尿次数增多最明显；老年妇女子宫脱垂，膀胱颈周围组织松弛，膀胱膨出，也可引起夜间尿频、尿多。此外，晚餐喝过多汤、稀粥，或临睡前大量饮水、饮茶，也可引起夜尿增多。这种情况是暂时的，随着饮食习惯的改变，尿量可恢复正常。

三、排尿时晕厥

（一）临床表现

有些老年人在小便时会突然发生晕厥，跌倒数分钟后才慢慢恢复正常。这种情况多发生在夜间站立排尿时，或刚刚排尿完毕后。发病前有的老年人可有极短暂的头晕、眼花、胸部不适感，有的则无任何征兆，仅是猝然倒地。大多数患者存在饮酒、过度疲劳、极度睡眠不足等诱因，也有不少患者无明显诱因。一般来说，排尿晕厥后2~3分钟即可自行苏醒，不留后遗症；约半数以上的老年人可反复发作，发作间隔时间数天至数年不等。

（二）防治措施

排尿性晕厥起病突然，常因外伤招致严重的后果，因此应加强防治。要求老年人平时应多参加体育活动，增强体质，以增强自主神经的调节功能；不要懒床憋尿，起床时应先坐片刻，排尿时也不要急速用力，可做深呼吸，以减轻排尿对心率、血压的影响。对于有排尿性晕厥史的老年人，应注意保证充足的睡眠，不要劳累、酗酒，不要站立排尿，最好采取坐式或蹲式排尿。

四、前列腺增生

（一）临床表现

前列腺增生又称前列腺肥大，顾名思义，它是一种前列腺体积明显增大的疾病。

1. 前列腺本身的病变　前列腺形似一个扁平的栗子，底向上，尖朝下，大约有4cm×3cm×2cm，重量可达20克，到了老年，前列腺体积逐渐缩小，重量下降到15克。但有一部分老年人，前列腺不是逐步缩小，而是随着年龄的增长，一天天地增大，可以增重至40~80克，个别者可增重至100~150克。常见的是前列腺里边的纤维组织、平滑肌组织及腺体组织极度生长与增多。如果以纤维与肌肉组织增生为主时，前列腺会变得很硬；若以腺体组织增生为主，前列腺就变得大而软。但是，大多数前列腺肥大都是由上述几种增生共同作用所致，故增生的前列腺质地会变硬，像鸡蛋、鸭蛋或鹅蛋那么大。

2. 排尿性质及习惯的病变　前列腺增生最早期的症状是尿频和夜尿增多，系由于膀胱颈部黏膜不断受刺激及有残余尿所致。排尿困难是前列腺增生最典型的症状。开始时表现为排尿等待，排尿时极其费力，尿流缓慢，尿线变细，射程变短，排尿后仍有滴沥；若长期无法将尿液完全排尽，残余尿就会逐渐增多，使膀胱收缩力减弱，逐渐发展为尿潴留。有时因过量的尿潴留，膀胱过度充盈胀大，迫使少量尿液自动从尿道溢出，造成充盈性尿失禁，有时覆盖前列腺表面的黏膜充血或扩张的血管破裂，造成不同程度的出血而出现血尿。前列腺可因排尿不畅易并发感染和膀胱结石，出现尿频、尿急、尿痛等膀胱刺激症状。晚期可由于输尿管、肾积水而导致慢性肾功能不全、尿毒症。

（二）预防措施

1. 体育锻炼 预防前列腺增生，经常进行体育锻炼很重要。通过积极参加体育运动，如跑步、爬山、游泳、打球、做操等，可以加快机体的血液循环和新陈代谢，改善前列腺局部的血液循环，减轻前列腺淤血；有利于保持睾丸功能，延迟睾丸功能的衰退；增强机体抗病能力，减少尿道炎、膀胱炎及前列腺炎的发病机会。

2. 饮食宜忌 饮食要清淡、戒烟、忌酒，尤其不要长期饮酒和酗酒，不吃辛辣等刺激性较强的食物。

（三）前列腺增生的转化

我们知道，前列腺增生时，表现为前列腺内部的纤维组织、平滑肌组织以及腺体组织均有不同程度的增生，有的增生明显，有的增生不明显，这些增生的组织形成许许多多的圆球状结节，被称为增生结节，这些增生结节不断增生长大，使得前列腺越来越大，最终压迫尿道，产生排尿困难症状。问题的关键是这些增生的结节如何发展下去？一般说来除了结节增生变大外，还存在两种情况：①由于前列腺中小血管栓塞或前列腺内部排泄管道的阻塞，使得增生结节缺血坏死或者炎症，慢慢地萎缩，失去功能，自然无变成癌肿的可能。②增生结节生长异常活跃，内部有一部分组织细胞发生变异，呈现异乎寻常的繁殖，这就不能排除演变成肿瘤的可能。

五、尿路结石

老年人尿路结石，重在预防。

（1）有学者建议老年人平日应做到"有事无事喝口水，清茶一杯不离嘴"。长期坚持多饮水是预防尿路结石最基本而有效的措施。增加饮水量便可增加尿量，防止尿液浓缩，并能促进肾盂和输尿管的蠕动，有利于泥沙样结石及时随尿排出。老年人每日饮水量应在2500毫升以上，卧床者还要多饮些。炎热夏天大量出汗后，要注意及时补充足量水分。

（2）老年人应养成定时或随时排尿的习惯，且不可因忙于事情而拖延排尿，或懒床憋尿，这种习惯时间一长亦易形成结石。

（3）对于卧床不起的老年患者，应经常定时翻身，鼓励患者在床上多活动四肢，或由家人帮助活动肢体，以防止骨骼大量脱钙。积极预防及彻底治疗尿路感染。

（4）老年患者在增加营养的同时，应适当限制精制食品、动物内脏及家禽肉类，主张多吃粗纤维食物及水果、蔬菜（如西瓜、梨子、冬瓜、鲜藕、乌梅、核桃仁等）。

（5）积极治疗合并症，如对糖尿病、前列腺增生等进行有效的治疗，以减少尿路结石的发病机会。

（6）此外，可适当服用一点维生素A，以减少尿路上皮老化与脱落，也有利于预防尿路结石。

六、老年泌尿系统疾病的推拿按摩

（一）按摩方法

（1）按揉肺俞。

（2）点、擦大椎。

（3）揉、擦肾俞，重擦腰骶。

（4）拿按内关、外关穴。

（5）摩中脘，揉关元，转圈摩腹，斜擦少腹。

（6）揉按曲泉。

（7）重按阴陵泉和阳陵泉。

（8）拿揉三阴交。

（二）随症加穴

1. 加穴方法

（1）头昏耳鸣，腰酸胀痛，少腹以下不适或刺痛，尿频，尿急，尿痛者：加按揉风池，拿揉合谷，点按太冲，拿揉太溪和昆仑。

2. 少腹以下胀痛，头身沉重，胸脘胀闷，食少嗜睡，尿液血浊者：加按揉脾俞和三焦俞，重按丰隆和承山。

3. 年老体弱，头晕目眩，面色萎黄，神疲无力，食少便溏者：加按揉脾俞，重按足三里。

2. 注意事项 治疗期间应节制房事，并避免受凉、劳累；注意饮食，不能过量饮酒及过食肥甘辛燥的食物。

（三）慢性前列腺炎的自我按摩方法

慢性前列腺炎是泌尿外科最常见疾病，患者甚多，由于前列腺解剖结构及生理特点，病程多较长，患者深以为苦，甚至有人丧失治愈的信心。自我按摩疗效肯定，操作简便，患者能够掌握。

（1）按摩前准备：患者取下蹲位或侧向屈曲卧位，便后，清洁肛门及直肠下段。按摩前可用肥皂水润滑指套，减少不适。

（2）按摩方法：中指或食指进入肛门后，于直肠前壁触及前列腺后，按从外向上、向内、向下的顺序，规律地轻柔按压前列腺，同时做提肛动作，使前列腺液排出尿道口，并立刻小便。

（3）按摩时间：每次按摩 3~5 分钟。按摩时用力一定要轻柔，每次按摩治疗至少间隔 3 天以上。

（4）注意事项：如果在自我按摩过程中，发现前列腺触痛明显，囊性感增强，这说明前列腺炎有急性发作的可能，就要及时到正规专科门诊就诊。

（钟红卫）

第十九节　老年人心理疾病

人类的大多数疾病，都与精神因素有关，中医学历来更是把"七情"内因致病作为与"六淫"外因致病并列的重要内容。"精神变物质，物质变精神"，精神状态不良，会导致器质性的疾病；器质性的疾病，又会加重对精神状态的不良影响。这种恶性循环，在老年期表现得特别明显。因此，专门安排 3 节内容分别予以介绍老年疑病症、老年抑郁症与离退休综合征。

老年心理疾病，关键是心态的调理。推拿按摩能够调整人体身心状态，改善血液循环，保健强身，防病治病，因而对老年心理疾病具有一定的作用。

具体推拿按摩方法，对无器质性疾病者，参照第二章自我按摩成套手法酌情选练，循序渐进，持之以恒，当获良效；有器质性疾病者，参照各病推拿按摩疗法即可。

一、老年疑病症

老年疑病症就是以怀疑自己患病为主要特征的一种神经性的人格障碍。

（一）临床表现

（1）患者长时间地相信自己身体内某个部分或某几个部分有病，求医时对病情的诉说不厌其详，甚至喋喋不休，从病因、首发症状、部位、就医经过，均一一介绍，深怕自己说漏一些信息，惟恐医生疏忽大意。

（2）患者对自身变化特别敏感和警觉，哪怕是一些微不足道的细小变化，也显得特别关注，并且会不自觉地加以夸大和曲解，以期形成患有严重疾病的证据。

（3）患者常常感到烦恼、忧虑甚至恐慌，其严重程度与实际情况极不相符，他们对自己的病症极为焦虑，别人劝得越多，疑病就越重。

（4）即便客观的身体检查的结果证实患者没有病变，患者仍然不能相信，医生的再三解释和保证不能使其消除疑虑，甚至患者会认为医生有故意欺骗和隐瞒行为。

（5）老年疑病症如果不能得到及时缓解和治疗，在心理上就有可能从怀疑自己有病发展为对疾病的恐惧、甚至是对死亡的恐惧，即所谓的"老年恐惧症"，这对老年人的身心健康将会产生更严重的不利后果。

（二）病因

老年疑病症的发生与个人的人格特征、早期经历以及外界的不良刺激等因素有关。

（1）从性格来看，那些性格内向孤僻、敏感多疑、固执死板、谨小慎微的人容易产生疑病症，患者往往有较强的自恋倾向，过度关心自己的身体，对周围的事物和环境却不感兴趣，有心理学家认为，疑病症其实是自恋的另一种形式。

（2）从根源来看，患疑病症的老人往往接触过疾病的环境，例如家庭中有人患过病，或者亲密的家庭成员在患者成长的关键时期去世、或者在童年时家人对患者漠不关心等，这些早期的不幸经历对患者造成心理创伤，也有可能引发疑病症。

（3）外界的一些不良刺激也会加剧老年人的疑病倾向。例如，耳闻目睹自己社交范围内的老朋友或老同事患病或死亡，有疑病倾向的老人便往往会联想到自己，因而变得忧心忡忡。在求医过程中，也会产生一些刺激，如医生的诊断失误或治疗失当，或者医务人员使用不恰当的言语、态度和行为都可能促使老年人疑病观念的产生。

（三）防治

1. 心理治疗　对于老年疑病症的防治，心理调节是最重要的。过度关注自己的身体是疑病者的共同特征，所以老年人首先要设法转移自己的注意，可以使自己专注于某一项工作，或者热衷于某一种业余爱好，或者多交一些朋友，倾诉情感。

其次，疑病的痛苦发生在老年，对往事的追忆却涉及幼年的经历，这些早期经历往往构成了疑病的根源，因此，老年人应该多回忆过往的愉快往事，回味当时的幸福体验，多设想今后美好的生活，不要让过去的痛苦和不幸笼罩和掩盖自己。纠正自身性格的缺陷，保持乐观、开朗、自信的心态有利于老年人克服疑病症。

在治疗过程中，治疗者应和患者建立相互信赖的关系，帮助患者寻找疾病根源，解除或减轻患者的精神负担，同时尽可能避免医疗过程中不利影响的发生。

2. 药物治疗　在心理治疗之外，可以辅助以药物治疗，常用的药物有抗抑郁药和抗焦虑药，但是用量不宜过大，时间不宜过长。

二、老年抑郁症

抑郁症是指以持续的情绪低落为特征的一种情感性的心理障碍，是老年人常见的精神病患之一。抑郁症大都在 60 岁以后发病，有的人虽然会在青壮年时发病，但进入老年期后常加重或发作次数增多。

（一）临床表现

老年抑郁症的临床表现主要是情绪压抑、沮丧、痛苦、悲观、厌世、自责，甚至出现自杀倾向或自杀行为，食欲下降，失眠早醒等。老年抑郁症在症状上有其特殊性，具体来说有以下 9 个方面。

（1）兴趣丧失，无愉快感。

（2）精力减退，精神不振，疲乏无力。

（3）言行减少，好独处，不愿与人交往。

（4）自我评价下降，自责自罪，有内疚感。

（5）反复出现想死的念头或有自杀倾向，据研究，患抑郁症的老人有 10% 以上会采取自杀行为。

（6）对前途悲观失望，有厌世心理。

（7）自觉病情严重，有疑病倾向，据调查，60% 的老年抑郁症患者会出现疑病症状。

（8）睡眠欠佳，失眠早醒。

（9）食欲不振或体重明显减轻。此外，也会有记忆力明显下降、反应迟钝的症状，80%左右的老年患者会出现记忆力衰退。

老年人抑郁的后果是极其严重的，甚至有可能危及生命。由于抑郁是长期情绪低落的结果，因而很容易引发心肌梗死、高血压、冠心病和癌症等身体疾病。据美国对 250 名癌症患者的调查，其中有 156 人在发病前曾因强烈的精神刺激而发生过持续的情绪低落。同时，抑郁又是自杀的最常见原因之一。据研究，在抑郁的第一年，实施自杀的人数为 1%，而抑郁反复发作者的自杀率为 15%。所以对抑郁症不能等闲而视之。

（二）病因

老年抑郁症是一种情感性的精神疾病，其发病原因错综复杂，其中 75% 的病例都是由生理或社会、心理因素引起的。

1. 生理因素

（1）疾病因素：老年人的各种身体疾病，如高血压病、冠心病、糖尿病及癌症等，都可能继发抑郁症。

（2）药物因素：还有许多患慢性病的老人，由于长期服用某些药物，也易引起抑郁症。

（3）遗传因素：抑郁症患者的家庭成员的患病率远远高于一般人群，其子女的发病率也高，说明此病与遗传因素有一定关系。

2. 社会与心理因素

抑郁症的出现与老年期的各种丧失有较大的关系，这些丧失包括工作的丧失、收入的减少、亲友的离世、人际交往的缺乏等。

（1）老年人退休后对于角色转变在心理上常常出现不适应，如职业生涯的结束、生活节奏放慢、经济收入减少等，巨大的落差会产生失落感，导致情绪低落。

（2）交往圈子变窄，人际互动减少，缺乏情感支持，也是导致老年抑郁的常见病因。

（3）亲友的离世，特别是配偶的去世往往对老年人形成较大的精神创伤，容易诱发抑郁症。有人曾对 4489 名 55 岁以上的丧妻者进行为期 9 年的调查，发现 5%的人在丧妻后半年内去世，死亡率比未丧妻的同龄人高 40%。此外，周围的老年朋友的逝世也会引起老年人对死亡的恐惧。

（4）老年抑郁症的发生与个人的人格因素也很有关系。一般来说，素来性格比较开朗、直爽、热情的人，患病率较低，而性格过于内向、或平时过于好强的人易患抑郁症。这些老年人在身体出现不适、或慢性病久治不愈时会变得心情沉闷，或害怕绝症、或恐惧死亡、或担心成为家人累赘，从而形成一种强大而持久的精神压力，引起抑郁。

（三）防治

1. 预防

（1）由于老年抑郁症经常具有其他生理疾病的背景，甚至是其直接的病因，所以首先要尽量把已有的身体疾病治疗好，对不可治愈的疾病也应设法减轻其痛苦。

（2）要调理好离退休后的心理状态，克服自身的性格缺陷，保持一种积极向上的精神生活，培养兴趣和爱好，扩大人际交往，多参加一些社会活动。

（3）改善家庭环境也是非常重要的，丧偶的老人如条件允许的可以考虑再婚，再婚对缓解老年人的抑郁心理有较大的帮助，当然，子女晚辈对老年人也应给予充分的关心和照顾。

2. 治疗手段 在治疗方面，通常采用心理治疗和药物治疗相结合的方法。

（1）心理治疗：在本病治疗中的地位十分重要，通过倾听、理解、疏导、鼓励、保证等方式，使患者产生安全感，树立自信，帮助患者扩大活动能力、增强适应社会、应付环境的能力。

（2）药物治疗：对于抑郁症的有效率可达 70% ~ 80%，常用的药物有三环及四环抗抑郁药，但要特别注意用药的剂量及其副作用。

老年抑郁症越早治疗效果越好，一般不需住院，但对那些有身体疾病的患者、尤其有自杀倾向的人，应建议住院治疗。

3. 推拿按摩 推拿按摩对于缓解老年抑郁症表现出的情绪压抑、沮丧、痛苦、烦躁、焦虑、头痛、乏力、便秘、食欲下降、失眠早醒等症状，确有一定疗效。以下几种方法既可单独使用，也可全部使用。

（1）捏背法：病人俯卧位。将裤褪下到尾骨下缘，上衣撩起至第七颈椎。家属两手自然屈曲握成空拳，拇指伸张在拳眼上面，食指和中指横抵在尾骨上，两手交替沿脊柱向上推进，同时两手的大拇指将皮肤轻轻捏起，随捏随推，推至第七颈椎为止，如此反复 3 ~ 5 遍。在推捏过程中，每推捏 3 次，就需上提 1 次，以背脊皮肤出现微红为宜。每天施术 1 ~ 2 次。若病人有胸闷、心悸、腹胀等症状时，可加重施术手法，并延长施术时间。

（2）擦法：病人俯卧位。家属两手全掌交替着力。一手扶其腰部，另一手紧贴腰骶部皮肤，稍用力下压，向上下或左右方向，直线往返轻快急速擦，使之产生温热感为宜。

（3）自我摩法：先将两手搓热，然后顺着鼻旁、眼圈、额部、耳旁做干洗脸动作，反复摩动转圈约 2 分钟。

（4）洗头揉法：两手指微屈，彼此张开，插到头皮上，轻轻来回交叉揉动，如同理发、洗头似的，约 2 分钟。每日早、晚各施术 1 次。对于有烦躁、焦虑、头痛、头晕等症状时，应延长施术的时间。

（5）挤提法：两手手指交叉抱着后颈部，头稍向后仰，然后用掌根挤提后颈部约 1 分钟。

（6）围摩法：病人仰卧，双膝屈曲。两手掌相叠，以肚脐为中心，在中、下腹部，沿顺时针方向摩动约 5 分钟，以腹内有热感为宜。用力先轻后重，然后扩大范围摩动全腹部约 2 分钟。围摩法对于解除患者便秘有较好疗效，一般施术 7~10 天即可见效。

三、离退休综合征

（一）临床表现

离退休综合征是指老年人由于离退休后不能适应新的社会角色、生活环境和生活方式的变化而出现的焦虑、抑郁、悲哀、恐惧等消极情绪，或因此产生偏离常态的行为的一种适应性的心理障碍，这种心理障碍往往还会引发其他生理疾病、影响身体健康。

据统计，1/4 的离退休人员会出现不同程度的离退休综合征。老年人的离退休综合征是一种复杂的心理异常反应，主要表现在情绪和行为方面。患者一般会出现以下症状：性情变化明显，要么闷闷不乐、郁郁寡欢、不言不语，要么急躁易怒、坐立不安、唠唠叨叨；行为反复，或无所适从；注意力不能集中，做事经常出错；对现实不满，容易怀旧，并产生偏见。总之，其行为举止明显不同于以往，给人的印象是离退休前后判若两人。这种性情和行为方面的改变往往可以引起一些疾病的发生，原来身体健康的人会萌生某些疾病，原来有慢性病的则会加重病情。有心理学者曾对某市 20 位同一年从处级岗位上退下来的干部进行追踪调查，结果发现，这些退休时身体并无大碍的老年人，2 年内竟有 5 位去世，还有 6 位重病缠身。可见，离退休真是一道"事故多发"的坎儿。

我们可以将离退休所带来的心理障碍归纳为以下 4 个特征。

1. 无力感　许多老人不愿离开工作岗位，认为自己还有工作能力，但是社会要新陈代谢，必须让位给年轻一代，离退休对于老年人实际上是一种牺牲。面对"岁月不饶人"的现实，老年人常感无奈和无力。

2. 无用感　在离退休前，一些人事业有成，受人尊敬，掌声、喝彩、赞扬不断，一旦退休，一切化为乌有，退休成了"失败"，由有用转为无用，如此反差，老年人心理上便会产生巨大的失落感。

3. 无助感　离退休后，老年人离开了原有的社会圈子，社交范围狭窄了，朋友变少了，"想当年高朋满座，看如今门可罗雀"，孤独感油然而生，要适应新的生活模式往往使老年人感到不安、无助和无所适从。

4. 无望感　无力感、无用感和无助感都容易导致离退休后的老人产生无望感，对于未来感到失望甚至绝望。加上身体的逐渐老化，疾病的不断增多，有的老年人简直觉得已经走到生命的尽头，油干灯尽了。

当然，并非每一个离退休的老人都会出现以上情形，离退休综合征形成的因素是比较复杂的，它与每个人的个性特点、生活形态和人生观有着密切的关系。

（二）影响离退休综合征的社会心理因素

1. 个性特点　平素工作繁忙、事业心强、好胜而善于争辩、严谨和固执的人易患离退休综合征，因为他们过去每天都紧张忙碌，突然变得无所事事，这种心理适应比较困难。相反，那些平时工作比较清闲、个性比较散漫的人反而不容易出现心理异常反应，因为他们离退休前后的生活节奏变化不大。

2. 个人爱好 退休前除工作之外无特殊爱好的人容易发生心理障碍，这些人退休后失去了精神寄托，生活变得枯燥乏味、缺乏情趣、阴暗抑郁。而那些退休前就有广泛爱好的老年人则不同，工作重担卸下后，他们反而可以充分享受闲暇爱好所带来的生活乐趣，有滋有味，不亦乐乎，自然不易出现心理异常。

3. 人际关系 人际交往不良，不善交际，朋友少或者没有朋友的人容易引发离退休障碍，这些老年人经常感到孤独、苦闷，烦恼无处倾诉，情感需要得不到满足；相反，老年人如果人际交往广，又善于结交新朋友，心境就会变得比较开阔，心情开朗，消极情绪就不易出现。

4. 职业性质 离退休前如果是拥有实权的领导干部更易患离退休综合征，因为这些人要经历从前呼后拥到形单影只、从门庭若市到门可罗雀的巨大的心理落差，的确难以适应。同时，离退休前没有一技之长的人也易患此症，他们如果想再就业往往不如那些有技术的人容易。

5. 性别因素 通常男性比女性更难适应离退休的各种变化。中国传统的家庭模式是"男主外，女主内"，男性退休后，活动范围由"外"转向"内"，这种转换比女性明显，心理平衡因而也较难维持。

（三）防治

离退休是人生的一个重要转折，是老年期开始的一个标志。从前面的分析我们可以看出，离退休障碍是一种心理方面的适应障碍，表现为老年人生活习惯的不适应、人际关系的不适应、认知和情感的不适应等，这些适应障碍究其实质，就在于离退休导致了老年人社会角色的转变，他们从职业角色过渡为闲暇角色，从主角退化为配角，从交往范围广、活动频率高的动态型角色转变为交往圈子狭窄、活动趋于减少的相对静态型角色，对于部分曾是领导干部的老年人来说，还从权威型的社会角色变成了"无足轻重"的小人物，如果老年人不能很好地适应这些角色的转变，也就是说新旧角色间出现了矛盾和冲突，那么，老年人的离退休综合征就由此产生。

因此，要预防和治疗离退休综合征，老年人就应该努力适应离退休所带来的各种变化，即实现离退休社会角色的转换。

1. 调整心态，顺应规律 衰老是不以人的意志为转移的客观规律，离退休也是不可避免的。这既是老年人应有的权利，是国家赋予老年人安度晚年的一项社会保障制度，同时也是老年人应尽的义务，是促进职工队伍新陈代谢的必要手段，老年人必须在心理上认识和接受这个事实。而且，离退休后，要消除"树老根枯"、"人老珠黄"的悲观思想和消极情绪，坚定美好的信念，将离退休生活视为另一种绚丽人生的开始，重新安排自己的工作、学习和生活，做到老有所为、老有所学、老有所乐。

2. 发挥余热，重归社会 离退休老人如果体格壮健、精力旺盛又有一技之长，可以积极寻找机会，做一些力所能及的工作。一方面发挥余热，为社会继续做贡献，实现自我价值；另一方面使自己精神上有所寄托，使生活充实起来，增进身体健康。当然，工作必须量力而为，不可勉强，要讲求实效，不图虚名。

3. 善于学习，渴求新知 "活到老，学到老"，正如西汉经学家刘向所说："少而好学，如日出之阳；壮而好学，如日出之光；老而好学，如秉烛之明"。一方面，学习促进大脑的使用，使大脑越用越灵活，延缓智力的衰退；另一方面，老年人要通过学习来更新知识，社会变迁风起云涌，老年人要避免变成孤家寡人，就要加强学习，树立新观念，跟上时代的步伐。

4. 培养爱好，寄托精神 许多老年人在退休前已有业余爱好，只是工作繁忙无暇顾及，退休后正可利用闲暇时间充分享受这一乐趣。即便先前没有特殊爱好的，退休后也应该有意识地培养一些，以丰富和充实自己的生活。写字作画，既陶冶情操，也可锻炼身体；种花养鸟也是一种有益活动，鸟语花香别有一番情趣；另外，跳舞、气功、打球、下棋、垂钓等活动都能使参加者益智怡情，增进身心健康。

5. 扩大社交，排解寂寞 退休后，老年人的生活圈子缩小，但老年人不应自我封闭，不仅应该努力保持与旧友的关系，更应该积极主动地去建立新的人际网络。良好的人际关系可以开拓生活领域，排解孤独寂寞，增添生活情趣。在家庭中，与家庭成员间也要建立协调的人际关系，营造和睦的家庭气氛。

6. 生活自律，保健身体 老年人的生活起居要有规律，离退休后也可以给自己制定切实可行的作息时间表，早睡早起，按时休息，适时活动，建立、适应一种新的生活节奏。同时要养成良好的饮食卫生习惯，戒除有害于健康的不良嗜好，采取适合自己的休息、运动和娱乐的形式，建立起以保健为目的的生活方式。

7. 必要的药物和心理治疗 老年人出现身体不适、心情不佳、情绪低落时，应该主动寻求帮助，切忌讳疾忌医。对于患有严重的焦躁不安和失眠的离退休综合征的老人，必要时可在医生的指导下适当服用药物，以及接受心理治疗。

（四）退离休防老操

1. 深呼吸 两手由体前向上举，同时深吸气；再由两侧放下手，呼气。重复2次，呼吸要缓慢。

2. 伸展 两手手指交叉握，向头上高举，掌心向上，背部尽量伸展，重复数次。

3. 高抬腿踏步 大腿高抬，两臂前后大挥摆，同时踏步数十次。

4. 手腕转动 两手半握拳至胸前，向内、外转动各4次。重复2遍。

5. 手腕摆动 两手自然微屈，手腕放松，上下摆动8次。

6. 扩胸 两腿稍开立，两臂由前向上举至肩平，向两侧屈，同时用力扩胸；然后放松，使身体恢复至原站立姿势。重复做4～8次。

7. 转体 两脚开立，手臂向外伸展，身体向外侧转，左右交替，反复进行。

8. 侧体 两脚开立，左手叉腰，右手由体侧向上摆动，身体向左侧屈2次，左右交替反复进行。

9. 叩腰 两脚并拢，身体稍前倾，两手叩打腰部肌肉数十次。

10. 体前后屈 双足开立，体前屈，手心触地面，还原，再将手置于腰处，向后屈。反复进行4~8次。

11. 体绕环 双足开立，从身体前屈的姿势开始，大幅度向左、右做绕环动作，接着相反方向绕环。重复4次。

12. 臂挥摆、腿屈伸运动 两脚并拢，两臂向前、向上摆、同时起踵，再向下向后摆同时下蹲。重复4~8次。

13. 膝屈伸 两脚微开立，两手置于膝部，屈膝下蹲，然后还原。重复4次。

14. 转肩 坐凳上，两肘微屈，由前向后，由后向前各绕4次，绕动时转动双肩。重复4次。

15. 上下耸肩 两脚开立，或坐凳上，两臂自然下垂，用力向上耸肩，再放松下垂。反复若干次。

16. 转头 两脚开立，叉腰，头部从左向右，再从右向左各绕几次。

17. 叩肩、叩颈 右（左）手半握拳，扣左（右）肩8次，重复2遍；然后，手张开，用手掌外侧叩颈部，各8次。

18. 上体屈伸 两膝跪立，上体向后屈，然后身体向前屈，将背缩成圆形，呼气，臀坐在脚上。重复4次。

19. 腿屈伸 坐在地上，两腿伸直，两臂于体后支撑，两腿交替屈伸。重复4~8次。

20. 俯卧、放松 如此休息几分钟。

21. 腹式呼吸 仰卧，两腿伸直，使横隔膜与腹肌同时运动，进行深呼吸，然后用手压腹部进行呼气。

本套防老操的动作活动幅度较大，且有21节之多，故老年大学年龄太大或身体太弱的学员，每次选练的节数和每节的重复次数，依各人的体力而定。

（钟红卫）

第二十节 更年期综合征

一、更年期的概念

人的一生，由生命开始到衰老死亡，可概括为"三期两转化"。三期指都要经过的3个大的阶段，即童年和青少年时期、成年时期、老年时期。在这3个阶段中，又有2个转化时期，一是由童年步入成年的发育时期，这就是青春期；二是由中年踏入老年之际的过渡时期，称之为更年期。

更年期（来源于希腊语：梯子的一级）是人体由成熟走向衰老的过渡阶段，是不以人的意志为转移的生理现象，是生命活动规律。衰老是自然界一切生物的共同特征，表现为生物形态结构与生理功能都在发生退行性变化。对人类而言，更年期则是进入老年阶段的前奏曲。

更年期主要表现为人的内分泌功能减退或失调，最突出的是性腺功能的变化。这一变化或轻或重都会引起体内一系列平衡失调，使人体的神经系统功能与精神活动状况的稳定性减弱，从而导致人体对环境的适应力下降，对各种精神因素和躯体疾患都比较敏感，以致出现情绪波动，感情多变，并可诱发多种疾病。如果在进入更年期前，对此有足够的精神准备，有清醒的认识，则可在心理上较快地适应更年期机体内环境的调整，从而避免或减少各种症状的发生，平安度过更年期，顺利迈进老年生活。

二、男性也有更年期

通常，一谈到更年期，人们往往认为那是妇科研究的问题，与男性无关。诚然，女性到了 45 岁左右往往会出现更年期的各种表现，比如月经失调、头晕、心悸、胸闷、气短、情绪不稳、喜怒无常等现象。但是，男子会不会和妇女一样出现更年期呢？有些学者认为，男子到了 40 岁以后睾丸重量逐渐减轻，50 岁开始缩小，产生精子的能力逐渐下降，睾酮的分泌也有所下降，睾丸功能减退；垂体促性腺激素也有一定变化，肾上腺皮质分泌的男性激素也减少，这个年龄阶段的男子往往也会出现一些轻重不同的症状，所以，目前大多数学者认为男子也有更年期。

男子的生殖器官——睾丸的功能，虽然有一个逐渐衰退的变化，但是不完全丧失功能，这是与女性的根本区别。正因为如此，由中年步入老年的男性，几乎没有女性那样明显的不再排卵、绝经之生育能力丧失的标志，以及伴随出现的明显自主神经功能失调的证候。处于这个时期的男性，仍然会出现许多身体上和心理上的危机。一开始，有人用"男性更年期"这个术语来形象地概括上述现象时，不少人觉得挺滑稽。就这个问题，医学界也争论了多年，最近几年意见已趋向于一致，认为男子也有更年期，只是更年期划分的标准不如女性那样明显而已。

男子更年期症状一般比较轻而隐匿，大部分人就不知不觉地度过了更年期，这是由于男子性腺功能衰退过程不像女性那样有明显的标志，从何时才算进入了更年期也不易确定，但在情绪心理、性欲等各方面的改变与女性更年期症状基本相同，却都不如女性那样明显而急骤。男子更年期症状虽可表现与女性类似的烦躁不安、心悸、多愁、耳鸣、失眠、心血管系统功能不稳定等。但其表现常常以神经质、性功能障碍、易疲劳、记忆力减退等为主。由于男性的性腺功能衰退缓慢，男子的更年期症状出现也比较晚，一般在 55～65 岁之间发生，比女性晚 10 年左右。

三、男性进入更年期的表现

更年期既然是从壮年进入老年的过渡阶段，是一个不以人们的意志为转移的客观规律，是人体必经的变动时期，那么，在进入更年期之前必定有某些可寻的征兆。

男性更年期出现得晚，症状多不明显，常被人们忽视。一般男性更年期的先兆是心理功能减退，体力渐衰，常常感到"力不从心"，需要更多地休息，甚至怀疑自己的工作能力。并且开始察觉到性功能下降，性欲、阴茎勃起、性交、射精、情欲高潮等一系列功能开始出现减退现象。睾丸体积开始缩小，血浆睾丸酮水平低于正常等。由于神经内分泌平衡的失调，自主神经紊乱，相应的精神、心理亦有改变，有些人可表现为多疑、猜忌、精神无法集中、易怒、血脂改变、心悸、口干、多汗、浮肿等，不一而足。

只要男性年龄超过50岁，而又出现了以上种种生理与心理等方面的反应，则就应该考虑已进入了更年期。

四、男性更年期与女性更年期的临床表现

男性更年期与女性更年期相比，有许多不同之处。除了各种生理变化不如女性突出外，症状表现也不十分明显。女性更年期时，卵巢的功能由减退到完全停止，内分泌失调明显，症状多而突出；而男性的睾丸变化是缓慢渐进的，因而精子生成的能力在更年期以后也不是完全消失，男性激素分泌的降低也是缓慢的，故男性更年期比女性发生得迟，临床表现一般较轻，有些人甚至没有症状。因此，由中年步入老年的男性几乎没有女性那样明显的不再排卵、绝经，以及伴随出现的自主神经系统功能失调的证候。许多男性都能适应这个较缓慢的改变过程，所以他们大都能安稳地度过更年期而毫无自觉症状。可是，另外有些人则不然，他们的适应能力和调节能力较差，于是就出现了这样那样的临床症状，即所谓"男性更年期综合征"。

男子在更年期出现不适症状的年龄大约在50～65岁期间，一般以55岁左右为多见，也有个别发生在40岁左右或迟至70岁者。其症状主要表现在以下方面。

（一）精神神经方面

如出现神经质、烦躁、易怒、多疑、焦虑、抑郁、恐怖感、孤独感，有时会出现因自负、自卑感而丧失信心；睡眠减少、头痛、啰嗦和兴趣减低等。严重者很像精神病发作，即所谓更年期精神病。这些病人多呈抑郁型，如追问病史，常有精神情绪不稳定的既往史。

（二）血管运动性方面

夜间感到浑身发热，甚至出现踢棉被的现象；莫名其妙的头痛，局限于前额和头顶部，阴雨天气，头痛加剧；有些人眼前会出现小黑点，也有人会觉得四肢发凉、心悸、胸闷、呼吸不畅感、眩晕、局部麻木、刺痛感、耳鸣等。

（三）全身方面

精力、体力、注意力、近事记忆力、视力都下降，容易疲劳、乏力、怠惰感及纳食减退、便秘、浮肿、夜尿次数增加和排尿困难等。

（四）性功能方面

性功能减退，表现为阳痿、性欲淡漠或是无性欲等。但性功能的变化多数是心理上或过去延续下来的。

五、女性更年期综合征临床表现

（一）月经紊乱

月经紊乱是更年期首先出现的临床表现，其中70%～80%属功能性的，与性腺功能衰退有关。其表现大致有3种类型。

1. 月经周期不规则　最常表现为周期提前，月经持续时间缩短，经量逐渐减少，然后完全停止。此型出血为雌激素撤退性出血，而不是真正的月经。

2. 长期无排卵出血　临床表现为停经一段时间后发生子宫出血，持续2～4周或更长。血量多少、持续时间长短与雌激素作用持续时间及撤退速度有关。

3. 月经突然停止　此型相当少见，仅占10%，因卵巢功能衰退是缓慢进行的。

（二）潮红出汗

俗称"升火"，是由自主神经系统功能紊乱造成血管舒缩功能障碍所致。多在烦恼、生气、紧张、兴奋、激动时发生。发作一般比较突然，患者自觉有一股热气自胸部向颈部、脸部上冲，继之出现局部发红、出汗现象，也有少数表现为怕冷、面色苍白。每次发作一般持续几秒钟到几分钟不等，有的几天发作一次，有的一天发作几次。严重者可影响病人的工作、学习、睡眠和身心建康。据统计，发生在绝经前期者约占20%，绝经后期者约占80%。

（三）心慌气急

表现为胸前区不适，心慌气急，喉头发紧，出现叹气样呼吸，有时也可出现心律不齐、心动过速或过缓。这些症状每与情绪有关，而与体力活动无关。有时与潮红出汗同时发生，但与冠心病和心绞痛不同，不能用亚硝酸类药物缓解，心电图亦无心肌缺血的改变。

（四）血压改变

一般表现为收缩压升高，舒张压不高，并且波动十分明显，多数与潮红多汗同时发生。血压升高时可出现头昏、头痛、两眼发胀、胸闷、心慌等现象，与原发性高血压病不同的是这些症状呈阵发性。

（五）感觉异常

常见的感觉异常有走路飘浮感、醉感，登高有眩晕或恐惧感。有时皮肤出现感觉异常，如走蚁感或瘙痒感。还有不少人表现为咽喉部异物感，俗称"梅核气"，即患者咽喉部似有异物堵塞，吞之不下，吐之不出，查无体征，久治无效，与精神状态有关，实质是自主神经功能紊乱所致的咽喉部肌肉收缩异常，少数人还可能有嗅觉、味觉、听觉异常。

（六）神经精神症状

有两种表现。一种表现为精神抑郁、失眠多梦、情绪低落、表情淡漠、注意力不集中、常丢三落四，或无端惊恐，胆小怕事，疑神疑鬼，无病呻吟等；另一种表现为精神兴奋，情绪不稳定，易烦躁激动，敏感多疑，喜怒无常，常为一些小事而大吵大闹，争斗不休，哭笑无常，甚至神志错乱，损人毁物。

（七）心理改变

常有孤独、空虚、寂寞感，或疑病感、濒死感；不少人出现自暴自弃、自责自罪心理；有的人疑神疑鬼，终日忐忑不安。这些心理上的紊乱有时表现得相当突出，需与神经精神疾病相鉴别。

六、更年期妇女生殖器官的改变

更年期妇女体内雌激素水平逐渐下降，生殖器官逐渐产生一系列与青春期变化反向的改变，而有些变化妇女本身往往难以察觉。

（一）卵巢

绝经过渡期妇女卵巢内常有发育程度不同的卵泡，但可能无黄体。绝经后妇女的卵巢逐渐萎缩，体积减小至育龄妇女的 1/3 ~ 1/2，表面褶皱不平，质地变硬，成为一团纤维组织。卵巢内已见不到卵泡，或者仅剩个别退化或不发育的卵泡。卵巢内间质细胞却可有增生，这些细胞仍有分泌雄激素的功能。因此，绝经后妇女卵巢分泌雄激素量仅较育龄妇女略微减少，血内浓度从 1.4 ~ 2.4 纳摩尔/升（nmol/L）下降到 1.0 ~ 1.4 纳摩尔/升（nmol/L）。换言之，绝经后妇女体内雄激素/雌激素的比值增高，临床上常可见到面部出现多毛。

（二）子宫

绝经过渡期妇女虽有月经，但已停止排卵，子宫内膜长期接受单一的雌激素刺激，缺乏孕激素的对抗作用，易出现内膜增生。

绝经后妇女体内雌激素水平低落，子宫逐渐萎缩，重量减轻，如果原来有肌瘤存在，此时其体积逐渐缩小，子宫内膜亦逐渐萎缩变薄。但是一旦有机会重新接触雌激素和孕激素时，仍然可引起增殖、增生或分泌改变，仍然可有子宫出血。有时子宫内膜可有局部区域的增生形成息肉，它与萎缩的子宫内膜可同时并存，这可以是绝经后妇女再次阴道流血的原因。

此外，子宫颈亦可萎缩，分泌物减少，宫颈管可变短变窄甚至堵塞。如果宫腔内有感染时，可引起宫腔积脓。

（三）阴道

绝经后妇女体内雌激素水平低落，阴道黏膜上皮逐渐变薄、褶皱，弹性日益消失，阴道缩窄变短，分泌物减少。不仅如此，由于黏膜上皮内糖原成分减少，在阴道杆菌作用下生成的乳酸亦减少，阴道原有的酸性环境转变为碱性环境，致使抵抗力下降，易因外界细菌的侵入而发生感染。

（四）外阴

外阴的萎缩性改变出现较晚。可表现为大小阴唇皮下脂肪减少，真皮及黏膜变薄，血管弹性纤维退化，腺体分泌减少，外阴因而干皱，阴道口缩窄。

（五）其他

妇女的生殖器官是借助盆腔内许多韧带的牵引及盆底肌肉筋膜而维持在正常的位置。绝经后由于雌激素低落，盆底肌肉和盆腔韧带及结缔组织的张力与弹性下降，盆底变得松弛，可能会出现子宫下垂、膀胱膨出、直肠膨出等现象。

七、更年期后皮肤的改变及护理

（一）更年期后皮肤的变化

皮肤是第二性征的表现，也是雌激素的重要靶器官之一。毛发与皮下脂肪的分布均与雌激素的作用有关。随着年龄的增长，卵巢功能的衰退，雌激素的缺乏，妇女皮肤、毛发均发生明显变化，皮肤变薄，弹性逐渐消失，出现皱纹，特别是暴露处如面、颈、手等部位，口周围与两眼外角的皱纹更为明显。手背皮肤变薄，使皮下静脉清楚可见。另外，皮肤的水分也比年轻人少，如青年人体液为人体总重量的60%，而到老年时只有40%。因而更年期及老年期皮肤易干燥。皮肤原有的二三亿小汗腺到更年期后逐渐萎缩，分泌减少，也影响到皮肤的湿度。皮脂腺的分泌趋向减少，也使皮肤失去滋润，更重要的是随着更年期后年龄的增长，皮肤血管收缩，对皮肤各种营养物质的供应均不如青年人充盈通畅。皮肤色素细胞代谢、神经内分泌、免疫功能都随着年龄的增长而出现衰退。常常见到"老年白点病"，约占80.47%。本病为粟粒大到黄豆大的点状色素脱失斑，多无自觉症状，此与白癜风不同，不会连成大片，不必处理。皮肤的变化直接反应了人体衰老的过程。

卵巢切除后可观察到皮肤的血液循环降低。由于雌激素的缺乏，皮肤变薄，表皮细胞增生率也减少。有人观察双侧卵巢切除后，妇女的表皮在半年内变薄，用雌激素后可使表皮增加厚度。有些人通过动物试验观察到雌激素可以改变皮肤的循环分布及胶原纤维。雌激素对皮肤中黏多糖酸，尤其是透明质酸有特殊作用，雌激素可以使透明质酸浓度增加。

（二）更年期后皮肤的护理

我们可以使用一些方法延缓皮肤的衰老或改善皮肤老化的现象。

（1）首先要生活规律，精神愉快，多食高蛋白及高维生素的食物，每日要注意适当地进行户外活动及身体锻炼，以保持皮肤健康。

（2）每日还可进行皮肤按摩（详见第五章），按皮肤血管走行进行自我按摩，特别是面颈部皮肤，每天做一二次，时间15分钟左右，可防止皮肤弹性减低、眼睑下垂、皱纹增多以及颈部皮肤松弛。

（3）由于皮肤干燥，洗澡时可用41℃～42℃温水，选用碱性小的中性肥皂，冬季面部应涂擦一些甘油水等保护性油膏。

按以上方法保护皮肤，即可防止老化过早出现。目前也有不少老年人皮肤光滑少皱，也有的人皮肤苍老又复华的现象，说明人的老化虽是客观规律、不可违背，但用科学的方法延缓衰老，是完全可以实现的。

八、"更年心"

近20年来，更年期综合征几乎成了医学上一个时髦的诊断。不少45～55岁的中年妇女，因心慌、失眠多梦、潮热、烦躁，还有的血压升高、心前区疼痛，到医院就诊时，常被诊为更年期综合征。其实，对她们详细地询问病史及体检后，发现她们之中大部分人患的是一种医学上称之为"更年心"的更年期综合征。

（一）临床表现

"更年心"指绝经前期或绝经期的妇女，因卵巢功能衰退，体内雌激素水平下降，内分泌功能紊乱，同时干扰了神经递质儿茶酚胺的代谢过程及正常分泌，从而影响下丘脑促性腺激素释放激素周期性中枢和散热中枢的稳定性，造成血管性痉挛而形成心血管系统变化的疾病，主要表现为心慌、胸闷、头晕、头痛、多汗、失眠、颜面潮红、血压波动、心前区疼痛、心律不齐等。

（二）"更年心"与冠心病的临床表现区别

更年期以后女性冠心病的发病率明显增高，但也不能忽视"更年心"。据统计，患更年期综合征的妇女，其中50%的病人可出现心悸、胸闷、心前区疼痛、心律不齐、血压增高等表现，这样就必须与冠心病、心绞痛、高血压等疾病相鉴别。如更年心的心绞痛，硝酸甘油不易缓解；扩冠药物对其缺血的心电图改变也无明显改善；更年心伴发的血压升高，使用降压药效果不明显，但平静休息常能获到降压良效。

（三）防治"更年心"

"更年心"患者的主观感觉较多而且严重，常常是反复就医，心理压力很大。现代女性由于积极地参加社会竞争，投入精力过多，从而导致心理变化大。性激素能够维持相对较高的水平且持续年龄段延长，一旦卵巢功能衰退，雌激素锐减，整个机体身心机制便会失调，出现临床症状。据观察，年轻时越聪明能干且女性味浓的人，更年心就越严重。对于更年心的防治，要求社会给予足够的重视，给广大中老年妇女创造宽松的工作环境；要求病人与家人应密切配合，携手共度难关，家人应给予患者关心与理解，患者也应了解和掌握更年心知识，消除心理顾虑，增强信心，同时注意营养、参加适度运动，这样就能减轻症状。对症状严重者，在上述精神治疗和运动锻炼的基础上，可加服更年康、更年心、谷维素等药物以消除症状。对症状特别严重的，可在专科医生指导下坚持用雌激素做周期治疗，可使症状缓解。

九、克制向老伴发火

从现实家庭来看，一般是男方比女方在年龄上大1～5岁；从生理上来说女性更年期来的较男性早一些。大多数夫妻往往是同步进入更年期。这一时期的情绪相对地不稳定容易发火，同时进入更年期的夫妻互相发火恼怒，将会使得家庭失去和谐与安宁。怎样克制自己向老伴发火呢？

更年期夫妻常因生理原因，出现莫名其妙的烦恼、吵闹。因而当一方或双方均处于此期时，应了解这可能是更年期的反应，为了和气，宁可少说两句，互相谅解，不必为小事而争吵，并时时告诫自己。

在遇到重大事情时，要共同商量，尊重对方意见，妥善协商解决。生了气，最好的方法是什么措施也不采取，任其不了了之，时过境迁，慢慢会淡忘的。保持沉默，便有时间变得冷静。

在易怒时，应冷静分析发怒的因果，想想怎样使自己不过分激动；此后如何付之于建设性的行动。要设身处地替对方想一想，或许他（她）有其苦衷。

心理学家建议，对容易发怒的人自己宜采取"幽默疗法"，因为谁也不会一边情不由己地纵情大笑，一边还保持着闷闷不乐的心情。

十、男性更年期生殖器官的变化

男性更年期的主要变化源于睾丸功能的衰退，附属生殖器官也将逐渐出现一系列退行性变化。

（一）睾丸的变化

男性进入更年期，睾丸先有退行性变化。自 40 岁之后睾丸重量就开始逐渐减轻，50 岁以后其体积也缓慢缩小，至 60 岁以后就较明显缩小。这可在一些更年期男子的睾丸活检中得到证实。不过，睾丸组织生理性退化的年龄与速度常常是因人而异的，早的 40 岁以后就开始了，迟的 50 岁以后才出现，并随年龄增长而加重。

衰老使曲细精管的固有膜和基底膜增厚，生精上皮变薄，曲细精管直径变小，管腔闭塞。细胞周围间质逐渐发生局部纤维性变，使相邻的曲细精管有的完全纤维化，有的仍正常。70 岁以后明显退变，生精功能下降，但仍然不断有精子产生，并不像女性那样存在着育龄界限。

自 50 岁后睾丸间质细胞也出现多样的形态改变，随着年龄的增加，睾丸合成和分泌睾酮的功能出现一个渐衰的过程。也就是说，间质细胞对促性腺激素反应、分泌雄性激素的能力减退，会使睾酮（雄激素）减少。

射精量、精子总数也随年龄增加而渐减少，无活力、异常精子百分比增多，精浆的质量也有所下降。

（二）男性附属性器官的变化

更年期男子，精囊腺黏膜皱襞数目减少，管壁肌层萎缩，为结缔组织所代替。十几岁时，精囊腺的分泌量为 1.8ml，青壮年期增到 5ml，更年期后降到 2.3ml。在更年期后，前列腺上皮细胞由柱状变为立方形，组织内肌纤维消失，代之以致密的胶原纤维，某些小叶出现明显的萎缩性变化。这可用前列腺的组织学改变来证明。40~50 岁时前列腺上皮细胞开始变化，50~60 岁腺叶出现萎缩，腺体分泌减少至消失，60~65 岁后细胞萎缩，淀粉小体增大，数量增多，平滑肌组织萎缩，结缔组织增生，前列腺可由栗子样大小，增生致鸡蛋大小或鹅蛋大小，使尿道部分或全部阻塞。前列腺的变化是男性更年期的标志。

十一、更年期男性的皮肤改变

更年期男性的皮肤，色泽逐渐变暗、变黄，光泽减少，失去弹性。皮肤皱纹逐渐增多加深，最早出现在额部，以后在眼角、口周、面部出现。皮肤的皮脂腺分泌亦渐减少，使皮肤变干、脱屑、粗糙和出现难以忍受的瘙痒。皮肤组织内水分减少，手指、足跟易干裂。皮肤固有的酸碱度失衡，而使皮肤抵御外界细菌侵扰的能力日渐减弱。皮肤对冷热的反应，对体温和水分的调节也有减弱，因而适应生活环境的能力减低，易出现中暑。在 40 岁以后，皮肤上常常会出现棕色的色素沉着斑，这种斑点叫老年斑，一般好发在前臂及面部，随年龄的增长而增多增大。这些斑点可以增生到突起的程度，形成赘生疣。但这些变化，对健康没有什么妨碍。

随着年龄的增加，头发逐渐变白，一般先从两鬓开始，由少到多，在变白的过程中，也逐渐变软、变细、变脆、脱落。50 岁的人几乎都有白发出现，到 70 岁白发已占"统治地位"了。到 60 岁时约有 80% 出现秃发。胡须也随着年龄的增长渐渐由黑变白。阴毛、腋毛生长缓慢，渐稀疏、减少。但往往出现眉毛、鼻毛和耳毛的过度增生，也呈增龄现象。

十二、更年期夫妇正确安排性生活

据调查，人到了 70 岁时仍然有 70% 的人可以过性生活。国外学者金赛（Kinsey）等认为，绝经对女性的性生活反应并没有什么影响，而性生活水平的减弱主要来源于男性性兴趣的下降。从生理角度而言，男女双方在更年期仍然有充分的性生活欲望。如果性生活安排不当，房事不节，则会给自身健康带来不利影响。在男性房事时，会伴随着雄性激素的分泌。如房事不节，可以导致雄性激素分泌过多，对衰老及寿命有一定影响。根据国外学者艾斯得尔对雄性激素与衰老及寿命关系的实验表明：给切除睾丸的大鼠注射丙酸睾丸酮与不用药的大鼠相对照，结果发现用药组大鼠的寿命相应缩短。塔索雷给大鼠长期注射丙酸睾丸酮，结果也发现大鼠的关节软骨变性而出现过早衰老。可见房事不节对人类健康是有一定影响的。

那么更年期的性生活应当如何安排呢？对此国内外不少学者曾做了专门的研究，认为更年期早期性生活以每周 1 次为宜。这个数字适合大多数人，但少数人也有感到过频或不满足的。绝经后的女性，卵巢功能接近消失，但仍有一定的性要求，这时应以 10 ~ 15 天一次为宜。国外学者马丁分析了 628 名 20 ~ 90 岁的男性，他们从 60 岁以后性交次数呈 5 年递减规律，即 60 ~ 64 岁每周 0.7 次，65 ~ 74 岁每周 0.4 次，75 ~ 79 岁每周 0.3 次。这个性交频率表明，人类随着增龄，性欲下降，性交频率也逐渐减少。更年期的性生活安排合理与否，也因人而异。一对夫妇性生活的适当频率，应以性交后次日双方都不会感到疲劳为原则，但对性生活也要有一个适当的节制。性生活本身就是一种体力消耗。有人做过统计，性交一次，大概等于爬一次五层楼的体力消耗，在兴奋时，心率可以增加到 140 ~ 180 次/分，血压上升 20 ~ 40mmHg，心脏负荷加重。所以，患有高血压、冠心病等疾病的患者，性交并不是一个毫无危险的举动。日本的资料表明，在猝死者中，有 0.6% 是发生在性交时。应该强调的是，更年期的性生活不一定都以性交来满足，夫妇之间的亲昵感情，相互抚爱和心灵的交流，都可视为性生活之列。

十三、更年期的推拿按摩

当人们进入更年期以后，多数人会表现得思维较以前迟钝，记忆力也降低，难以较长时间全神贯注地去做某一项工作。这是脑衰老的一种具体表现，通过按摩的方法可以有效地益智健脑，这就是健脑按摩法。健脑按摩法是通过揉、按、点、摩穴位和头颈面部，起健脑益智、聪耳明目的作用，改善脑部血液循环，提高大脑的供氧量，对增强记忆，益智强脑有独特效果。

（一）按揉风池

取坐位，用两手中指的指端附着在颈后的"风池穴"（位于项后枕骨下两侧凹陷处），然后逐渐用力向下按压，待穴位出现酸胀得气感时，再以手指向内做环形揉动，直到酸胀得气感传至同侧前额眼区，再行气（即手法下所得到的感觉）片刻，移指向下按揉颈后部约 1 分钟。

（二）挤按百会

用两手中指指面附着在头顶百会穴（位于头顶部正中线上，距前发际 5 寸；或两耳尖连线与头部正中线之交点处）两侧，指距约 2 厘米，然后两指对称挤按，待酸胀感（得气）扩展至头顶部，再行气约 1 分钟。

（三）按揉太阳

用两手拇指腹附着在头两侧太阳穴（位于眉梢与外眼角连线中点，向后约 1 寸凹陷处），然后用两拇指逐渐加压按揉，待酸胀得气感自穴区扩散至头两侧时，再行气约 1 分钟。

（四）屈指按头

两手五指指间关节屈曲，五指指端附着在与手同侧发际边缘，然后五指同时用力按压，按压时待酸胀得气感出现后再向后移，再按至头顶，计 1 次。如此操作 3～5 次。

（五）摩面擦耳

两手如浴面状，掌面紧贴在同侧面部，上下往返擦动，至面部出现热感为止，约 10～15 次。然后两手掌面横置两耳，均匀用力向后推擦，回手时将耳背带到向前推擦，往返交替约 10～15 次，以两耳出现热感后为止。

（六）掩耳弹脑

两掌掌心紧按住两耳，余指置于脑后，两手食指面置于中指背上，轻轻弹敲后头枕部约 20 余次，然后手指紧贴住后头枕骨部不动，掌心骤然离开耳孔，放开时耳内出现响声，如此再连续开闭放响约 10 次。

健脑按摩操可早晚各做 1 次，有临床症状时用此法自我治疗，症状可得到缓解。平时按摩有利于脑的保健，迟缓脑的衰退，增强记忆，提高智能。

（钟红卫）

第四章　骨伤科疾病

第一节　颈肩痛与颈椎病

一、颈肩痛

（一）概念

颈肩痛是人体颈部及肩部范围内出现疼痛、酸胀等不适症状的总称，是由颈椎骨、关节、韧带、肌肉、筋膜及肩关节软组织病变或内脏疾病引起的综合征。包括颈椎病，颈肩部慢性软组织劳损、急性软组织损伤以及颈椎其他病变（如结核、炎症和肿瘤等）。

（二）治疗方法

1. 对抗疗法　此病主要是肩关节周围组织发生的病变，常致关节发生粘连。因此，功能锻炼和局部推拿、按摩、被动与主动肩关节运动等，是防止肩关节粘连、肌肉萎缩和恢复健康的根本办法。对抗疗法要持之以恒，以自我锻炼为主。每天晨起后自觉做以下3种锻炼。

（1）自动按摩运动：用健侧手揉按病肩部肌肉，由上至下、由前至后反复做按摩运动30次。

（2）肩关节运动：将病侧上肢向前高举、向对肩高举、向后旋至对肩的肩胛部、将手在胸前做圈形旋转活动，每个动作各30次。

（3）肩肢上举运动：预先在墙或树干上做好标度，然后用最大气力忍住疼痛将手臂由低到高上举，使手指触到自定的标度，连续做30次。

3项共做肩部活动180次。如能忍痛坚持，缓慢渐进，锻炼1个月，病痛可不治自愈。此法最有益于防止病残和尽快恢复功能。

2. 伸缩疗法　病人直身跪坐于软垫物上，将两肩头尽量耸起，头颈尽量缩进（似乎感到两肩头要碰上耳朵），然后将两肩尽量用力下落，这样反复伸肩、缩颈各30下，对肩颈痛（或称"整筋"）有很好的疗效。

3. 推拿疗法　此法主要由术者施4个拿摩动作。

（1）病人端坐，术者站在病人背后，一手置于病人的病肩上，另一手的手掌置于病人的同侧肘下。当患者手臂外展向上时，置于病肩上的手用力下压，以阻止胸廓肩胛骨的运动，置于肘下的手用力向上推，使病人的手臂尽量往上伸展，如此反复进行20次。

（2）术者面对端坐的病人，一手手掌置于病人病侧肘下，另一手握住病人病侧手腕，将其上肢向外做环形转动，如此反复转动20次。

（3）病人背靠墙站立，并将两手放于自己的头后，术者面对病人握住其正常一侧的肘部，使之靠墙（主要防止病人扭转身子），另一只手握住病人的病侧肘部顺势向墙壁用力下压，如此反复动作20次。

（4）令病人保持第3个手法的位置，将健侧手臂伸直过头靠墙，由术者用手抓住病人患肢的肘关节部，顺势用力朝墙壁推压，如此反复动作20次。

以上4个推拿动作共80次。如病人可忍受，应循序渐进，每个动作逐渐增至每次做30~40下，每天1次，14次为1疗程，一般可痊愈。此法对肩周炎、肩峰下滑囊炎、颈肩综合征等疗效显著。

4. 验方疗法　应用于肩臂痛、蹩筋痛、肩周炎等风湿性痛。

（1）片姜黄6g，研末，水煎服。

（2）嫩桑枝30g，切碎，用3碗水煎至2碗水连服。

（3）威灵仙5g，防己6g，甘草3g，研末，水煎服。

（4）秦艽6g，羌活3g，红花5g，丝瓜络10cm，水煎服。

（5）老生姜500g，葱子250g，醪糟（即酒酿、江米酒）200g，共捣烂后，炒热敷痛处，冷后加热再敷，对肩、臂痛有效。

5. 针刺疗法　可根据病情选中渚、肩井、昆仑、后溪、肩贞、肩外俞、手三里、曲池、肩髃等穴。每日1次，用中、强手法，至病愈止。

6. 拔火罐疗法　可在痛点（阿是穴）、肩井、肩髃、肩贞、肩外俞等穴位拔罐治疗，每日1次，12日为1疗程，或治愈为止。

7. 西药疗法

（1）有条件时可口服水杨酸钠0.6~1g，每日3次饭后服，治风湿性肩关节痛。

（2）阿斯匹林0.5~1g，每日3次，饭后服，对风湿性颈肩关节痛有去风湿止痛消炎效果。

（3）抗炎松片每次25mg，1日3~4次口服。

（4）保泰松（布他酮）每片0.1g，每次口服0.1~0.2g，日服3次，1日不得超过0.8g，1周后减量1/3，1月后减半。

二、颈椎病

（一）概念

指颈椎间盘退行性变、颈椎肥厚增生以及颈部损伤等引起颈椎骨质增生，或椎间盘脱出、韧带增厚，刺激或压迫颈脊髓、颈部神经、血管而产生一系列症状的临床综合征。主要表现为颈肩痛、头晕头痛、上肢麻木、肌肉萎缩，严重者双下肢痉挛、行走困难，甚至四肢麻痹、大小便障碍，出现瘫痪。多发在中老年人，男性发病率高于女性。

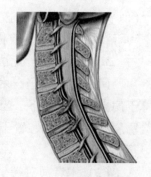

图4-1　颈椎示意图

（二）分型

1. 神经根型　颈椎间盘退行性改变或骨质增生的刺激，

压迫脊神经根，引起上肢的感觉、运动功能障碍，常表现为一侧上肢节段的运动障碍或感觉麻木。

2. 脊髓型 即颈椎间盘突出、韧带肥厚骨化或者其他原因造成颈椎椎管狭窄，脊髓受压和缺血，引起脊髓传导功能障碍者。有的从上肢开始发病，向下肢发展；有的从下肢开始发病，向上肢发展。主要表现为走路不稳、四肢麻木、大小便困难等。

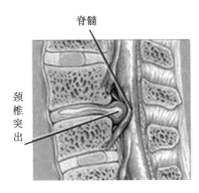

图 4 - 2 颈椎间盘突出图例

3. 椎动脉型 即由于钩椎关节退行性改变的刺激，压迫椎动脉，造成椎基底动脉供血不全者，常伴有头晕、黑蒙等症状，与颈部旋转有关。

4. 交感神经型 即由于颈椎间盘退行性改变的刺激，压迫颈部交感神经纤维，引起一系列反射性症状者，临床上比较少见，而且常与心血管疾病、内分泌疾病等混杂在一起，难以鉴别。

5. 其他型 指食管压迫型，吞咽有异物感，临床上非常罕见。

（三）发病原因

颈椎病是中、老年人常见病、多发病之一。据统计，其发病率随年龄增大而升高。

1. 慢性劳损 在颈椎病的发生发展中，慢性劳损是首要罪魁祸首，长期的局部肌肉、韧带、关节囊的损伤，可以引起局部出血水肿，发生炎症改变，在病变的部位逐渐出现炎症机化，并形成骨质增生，影响局部的神经及血管。

2. 外伤 是颈椎病发生的直接因素。往往在外伤前人们已经有了不同程度的病变，使颈椎处于高度危险状态，外伤直接诱发症状发生。

3. 不良姿势 不良的姿势是颈椎损伤的另外一大原因。长时间低头工作，躺在床上看电视、看书，喜欢高枕，长时间操作电脑，剧烈地旋转颈部或头部，在行驶的车上睡觉，这些不良的姿势均会使颈部肌肉处于长期的疲劳状态，容易发生损伤。

4. 发育不良或缺陷 颈椎的发育不良或缺陷也是颈椎病发生不可忽视的原因之一。亚洲人种相对于欧美人来说椎管容积小，更容易发生脊髓受压，产生症状。在单侧椎动脉缺如的患者中，椎动脉型颈椎病的发生率几乎是100%，区别的只是时间早晚的问题。另外，颅底凹陷、先天性融椎、根管狭窄、小椎管等等均是先天发育异常，也是本病发生的重要原因。

（四）病理生理

颈椎病的基本病理变化之一是椎间盘的退行性变。颈椎间盘运动范围较大，容易受到过多的细微创伤和劳损。其主要病理改变是：早期为颈椎间盘的脱水，髓核的含水量减少和纤维环的纤维肿胀，继而发生变性，甚至破裂。颈椎间盘变性后，耐压性能及耐牵拉性能减低。可以发生局限性或广泛性向四周隆突，使椎间盘间隙变窄、关节突重叠、错位，以及椎间孔的纵径变小。

椎间盘退变常会引起继发性的椎间不稳定，椎体间的活动度加大和使椎体有轻度滑脱，继而出现后方小关节、钩椎关节和椎板的骨质增生，黄韧带和项韧带变性，软骨化和骨化等改变。而在椎体与突出的椎间盘及韧带组织之间形成的间隙，由于有组织液积聚，再加上微细损伤所形起的出血，使这种血性液体发生机化然后钙化、骨化，于是形成了骨赘。

椎体前后韧带的松弛，又使颈椎不稳定，更增加了受创伤的机会，使骨赘逐渐增大。骨赘连同膨出的纤维环、后纵韧带和由于创伤反应所引起的水肿或纤维疤痕组织，在相当于椎间盘部位形成一个突向椎管内的混合物，对颈神经或脊髓产生压迫作用。钩椎关节的骨赘可从前向后突入椎间孔压迫神经根及椎动脉。

椎体前缘的骨赘一般不会引起症状，但文献上也有这种前骨赘影响吞咽或造成嘶哑的报告。脊髓及神经根受压后，开始时仅为功能上的改变，如不及时减轻压力，逐渐会产生不可逆的变化。因此如果非手术治疗无效，应及时进行手术治疗。

（五）好发人群

1. 长时间低头看书、坐办公室人员 由于长期保持头颈部处于单一姿势位置，导致局部过度活动，损伤局部椎间盘、韧带等，易发生颈椎病。

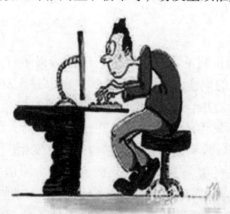

2. 头颈部外伤人员 头颈部外伤并不直接引起颈椎病，但却往往是颈椎病产生症状的加重因素，一些病人因颈椎骨质增生，颈椎间盘膨出，椎管内软组织病变等造成颈椎管处于狭窄临界状态中，外加颈部外伤常诱发症状的产生，甚至瘫痪发生。不适当的颈部按摩也常有瘫痪发生的报道。

3. 不良姿势 如躺在床上看电视，看书，高枕，坐位睡觉等。在车上坐位睡觉，睡着时肌肉保护作用差，刹车时易出现颈部损伤。

4. 颈椎结构的发育不良 先天性小椎管也是发病基础。颈椎中央椎管、神经根管狭小者颈椎病的发病率比正常人高 1 倍。

（六）典型症状

（1）颈肩酸痛可放射至头枕部和上肢。

（2）一侧肩背部沉重感，上肢无力，手指发麻，肢体皮肤感觉减退，手握物无力，有时不自觉的握物落地。

（3）病情严重的典型表现有下肢无力，行走不稳，二脚麻木，行走时如踏棉花。

（4）最严重者甚至出现大、小便失控，性功能障碍，甚至四肢瘫痪。

（5）常伴有头颈肩背手臂酸痛，颈项僵硬，活动受限。

（6）有的伴有头晕，重者房屋旋转，伴有恶心呕吐，卧床不起，少数可有眩晕，猝倒。

（7）当颈椎病累及交感神经时可出现头晕、头痛、视力模糊、二眼发胀、发干、张不开，耳鸣、耳堵、平衡失调，心动过速、心慌，胸部紧束感，有的甚至出现胃肠胀气等症状。也有吞咽困难，发音困难等症状。

多数颈椎病起病时轻或时轻时重，不被人们所重视，只有当症状持续加重而不能逆转，影响工作和生活时才引起重视。常以一个类型为主合并有其他几个类型一起，称为混合型颈椎病。如果疾病久治不愈，会引起心理伤害，产生失眠、烦躁、发怒、焦虑、忧郁等症状。

（七）辅助检查

1. 颈椎 X 线片 常表现为颈椎正常生理曲度消失或反张，椎间隙狭窄，椎管狭窄，椎体后缘骨赘形成，在颈椎的过伸过屈位片上还可以观察到颈椎节段性不稳定。

2. 颈椎 CT 可更清晰地观察到颈椎的增生钙化情况，对于椎管狭窄、椎体后缘骨赘形成具有明确的诊断价值。

3. 颈椎 MRI 可以清晰地观察到椎间盘突出压迫脊髓。常规作为术前影像学检查的证据，用以明确手术的节段及切除范围。

4. 椎 - 基底动脉多普勒 用于检测椎动脉血流的情况，也可以观察椎动脉的走行，对于以眩晕为主要症状的患者来说鉴别价值较高。

5. 肌电图 适用于以肌肉无力为主要表现的患者。主要用途为明确病变神经的定位，与侧索硬化、神经变性等神经内科疾病相鉴别，但对检查条件要求较苛刻，常常会出现假阳性结果。

（八）鉴别诊断

临床出现颈椎病的症状要与非颈椎病引起的类似症状相鉴别。如同样有眩晕症状，应先排除耳源性眩晕、前庭功能紊乱、听神经瘤、脑源性眩晕、眼源性眩晕等。又如同样是颈肩上肢痛，也要与诸如落枕、肩周炎、胸廓出口综合征、网球肘、腕管综合征、风湿关节炎、脊柱炎、肿瘤等相鉴别。

但在临床实际工作中，我们对椎动脉型颈椎病和交感神经型颈椎病往往难以鉴别，做这一诊断应慎重，以避免误诊，耽搁其他疾病的治疗。

（九）保守治疗

1. 口服药物 主要用于缓解疼痛、局部消炎、放松肌肉，对于颈椎不稳等继发的局部软组织劳损等疗效较明确，但不能从根本上治疗颈椎病。对于伴有四肢无力或麻木的患者来说，还可以使用神经营养药物辅助康复，促进受压神经的恢复。

2. 牵引法 通过牵引力和反牵引力之间的相互平衡，使头颈部相对固定于生理曲线状态，从而使颈椎曲线不正的现象逐渐改变，但其疗效有限，仅适于轻症神经根型颈椎病患者；且在急性期禁止做牵引，防止局部炎症、水肿加重。

3. 理疗 理疗是"物理疗法"的简称。就是应用自然界和人工的各种物理因子，如声、光、电、热、磁等作用于人体，以达到治疗和预防疾病的目的。但其作用也较微弱，不能从根本上治疗。且经常理疗易对皮肤产生烫伤。

（十）手术治疗

对颈椎病诊断明确，神经根压迫症状严重，保守治疗后症状无明显好转者应采取手术治疗。而对于脊髓型颈椎病患者，即主要表现为双下肢走路无力、行走不稳等症状者，则应尽早实行手术治疗，以获得良好的恢复效果，因这类患者的治疗效果与神经压迫时间长短有密切关系。而对于椎动脉和交感神经型的患者，手术效果相对来说就不太确切。

1. 颈前路手术 顾名思义，即在脖子前面进行的手术。目前大部分颈前路手术都是微创手术，手术切口小，术后恢复快。手术主要切除突出变形的椎间盘，对于伴有骨赘增生者还要去除增生的骨赘，以及两侧钩椎关节，以免残留可能的致压物。正常结构切除后的重建物多种多样，大多使用钢板和融合器来重建颈椎的高度和稳定性。不论何种内植物，主要作用是恢复颈椎正常的曲度，并将手术操作的几节颈椎长在一起。近几年还出现了人工椎间盘置换，可以保留颈椎节段间的运动功能，对适应症的病人临床疗效也很好。

2. 颈后路手术 即从脖子后方进行的手术，适用于多节段颈椎病、伴椎管狭窄或后纵韧带骨化者。后路手术主要通过切除全部或部分后方的椎板来达到间接减压的目的，手术风险比前路要小，暴露简单，对于颈椎本身生理曲度尚存在的患者疗效较好。尽管后路手术对于颈椎正常生理结构的影响相对较小，但是也需要内植物来重建颈椎的稳定性。后路单开门椎管成形术等手术可以保留颈椎间的活动度，术后后凸畸形及邻近节段退变等发生率较小。

（十一）预防

（1）树立正确的心态，掌握用科学的手段防治疾病，配合医生治疗，减少复发。

（2）加强颈肩部肌肉的锻炼，在工作空闲时，做头及双上肢的前屈、后伸及旋转运动，既可缓解疲劳，又能使肌肉发达，韧度增强，从而有利于颈段脊柱的稳定性，增强颈肩顺应颈部突然变化的能力。

（3）纠正不良姿势和习惯，避免高枕睡眠，不要偏头耸肩，谈话、看书时要正面注视。要保持脊柱的正直。

（4）注意颈肩部保暖，避免头颈负重物，避免过度疲劳，坐车时不要打瞌睡。

（5）及早彻底治疗颈肩、背软组织劳损，防止其发展为颈椎病。

（6）劳动或走路时要避免挫伤，避免急刹车时头颈受伤，避免跌倒。

（十二）注意事项

（1）颈椎病患者工作中需定时改变头颈部体位，注意休息，劳逸结合。定时抬起头并向四周各方向适当地轻轻活动颈部，不要老是让颈椎处于弯曲状态。伏案工作不宜一次持续很长时间，超过 2 个小时以上的持续低头工作，则难以使颈椎椎间隙内的高压在短时间内得到有效的恢复缓解，会加重、加快颈椎的退变。

（2）已经有颈椎病症状的患者，应当减少工作量，适当休息。症状较重、发作频繁者，应当停止工作，绝对休息，而且，最好能够卧床休息。这样在颈椎病的治疗期间，有助于提高治疗的效果，促使病情早日缓解，身体早日康复。

（3）应避免长时间吹空调、电风扇。颈椎病的发病是多种因素共同作用的结果，寒冷和潮湿容易加重颈椎病的症状。应当尽量减少在气温过低或者寒冷潮湿的条件下长期低头伏案工作的时间，以防止颈椎病症状的出现，或者颈椎病诱发颈肩背部酸痛的症状。

（4）避免参加重体力劳动，提取重物等，平常应当注意保护颈部，防止其受伤。上肢应该避免提取重物，当上肢提重物时，力量可以经过悬吊上肢的肌肉传递到颈椎，从而使颈椎受到牵拉，增加了颈椎之间的相互压力。

三、颈椎病与颈肩痛的推拿按摩

（1）一指禅推颈项部：先健侧后患侧 3～5 分钟，120～160 次/分。

【要领】 沉肩、垂肘、悬腕、指实、掌虚、紧推慢移。

（2）滚颈项肩背部：滚 5 分钟后，边滚边旋转头部。

（3）弹拨按揉颈项肩部。

（4）拿揉肩井、风池、颈项，3 遍。

（5）摇颈椎，5～7 次。

（6）擦颈项部。

【记忆歌括】 一滚弹拿按揉搓。
　　　　　　　远端颈肩自我摩。

【注意】 脊髓型颈椎病和食道型颈椎病不宜推拿按摩。

四、颈椎病与颈肩痛的中药治疗

（1）基本方：葛根 30g，秦艽 20g，威灵仙 20g，当归 20g，白芍 20g，赤芍

20g，玄胡20g，丹参30g，川芎20g，羌活15g，独活15g，天麻10g，钩藤15g，刺蒺藜15g，乌梢蛇10g，全蝎3g，蜈蚣1条，地龙10g，水牛角60g，黄芪30g。

（2）用法：粉碎，分装为20袋，每袋约20g，每日1袋，煎水温服，20天为1个疗程，连用2~3个疗程。

（3）加减：制川乌10g，桂枝15g，熟地30g，生地30g，桑寄生30g。

（陈贵全　谢林林）

第二节　腰腿痛与腰椎间盘突出症

一、腰腿痛

（一）概念

腰腿痛是以腰部和腿部疼痛为主要症状的伤科病证。主要包括西医学的腰椎间盘突出症、腰椎椎管狭窄症、腰背部慢性软组织劳损、急性软组织损伤以及腰椎其他病变（如结核、炎症和肿瘤等）。隋代巢元方《诸病源候论》指出该病与肾虚、风邪入侵有密切关系。腰腿痛多因扭闪外伤、慢性劳损及感受风寒湿邪所致。轻者腰痛，经休息后可缓解，再遇轻度外伤或感受寒湿仍可复发或加重；重者腰痛，并向大腿后侧及小腿后外侧及脚外侧放射疼痛，转动、咳嗽、喷嚏时加剧，腰肌痉挛，出现侧弯。直腿抬高试验阳性，患侧小腿外侧或足背有麻木感，甚至可出现间歇性跛行。

腰腿痛主要是由椎间盘突出、骨质增生、骨质疏松、腰肌劳损、风湿类风湿关节炎、肿瘤、先天发育异常等诱发。以25~50岁长期体力劳动或长期久坐人群为多发。

（二）病因

1. 腰部本身疾患

（1）损伤性：脊椎骨折与脱位、韧带劳损、肌肉劳损、黄韧带增厚、后关节紊乱综合征、腰椎间盘突出症、腰椎管狭窄症、脊柱滑脱症。

（2）退行性及萎缩性骨关节痛：椎体外缘及关节突关节边缘骨唇形成，腰椎间盘变性及骨质疏松等。

（3）先天性畸形：隐性脊椎裂、第5腰椎骶化、钩状棘突及半椎体等。

（4）姿势性：脊柱侧凸、腰前凸增加、驼背等。

（5）炎症：脊柱结核属特异性炎症，脊柱化脓性骨髓炎属非特异性炎症，强直性脊柱炎亦属此类。

（6）肿瘤：转移癌占较大比例，如乳腺癌和前列腺癌转移等。原发于脊柱的肿瘤有血管瘤、骨巨细胞瘤和脊索瘤等。

2. 内脏疾患

（1）消化系统疾患：消化性溃疡、胰腺癌、直肠癌等。

（2）泌尿系统疾患：肾盂肾炎、肾周围脓肿等。

（3）妇科疾患：子宫体炎、附件炎、子宫后倾、盆腔肿瘤、子宫脱垂等。

3. 神经系统疾患

只有弄清楚病因才能对症施治，获得最佳治疗效果。所以大家要谨记，如果出现明显腰腿疼痛的症状，不要过于简单处理。"腰痛归结于腰，腿痛归结于腿"，虽不能说这样的处理完全错误，但是很多时候这肯定是比较片面的处理方式，所有的检查都是为确诊服务，而确诊的目的是为了达到最佳治疗效果，为了自己的健康，请大家一定要正确对待自己的各种病证。

腰腿痛的治疗需结合实际病证选择正确的治疗方法。因腰部组织结构丰富，造成腰腿痛的具体原因亦多种多样，如果在未辨识具体原因之前盲目施治，譬如腰椎间盘突出造成压迫刺激脊髓、神经根并引起疼痛，根据突出髓核压迫部位与方向不同，盲目进行推拿容易造成血管神经进一步受到压迫和刺激，加重原有病情。

（三）诊断

1. 临床症状

（1）原发性坐骨神经痛：初起时，腰骶部或臀部疼痛。症状典型时，疼痛沿股后向小腿后外侧、足背外侧和足底放射。疼痛性质为钝痛、刺痛、锥痛或灼痛，呈持续性，伴阵发性加剧。行走、弯腰常使疼痛加重，患者常以手持腰、身体前倾而减轻疼痛。坐骨神经压痛，直腿抬高试验、压膝试验、足背屈试验、伸膝弯腰试验均阳性。

（2）椎间盘脱出：外伤后即出现腰骶部疼痛，弯腰、咳嗽、喷嚏使疼痛加剧；侧突者以腰骶神经根刺激症状或下肢麻痹症状为主；后突者呈脊髓半横贯或横贯性损伤，位置觉、震动觉障碍、截瘫。正常腰弓消失，腰部脊柱向患侧弯曲，骶棘肌痉挛，患处椎旁压痛。许多椎间盘脱出患者外伤史不明显，常致误诊，CT可证实。

（3）腰骶部脊髓肿瘤：起病缓慢，先后出现双侧坐骨神经痛症状，以后神经根受累逐渐增多并加重，有大小便失禁和椎管梗阻症状。

2. 辅助检查

（1）平片检查：脊柱各段的摄片一般包括前后位和侧位。对疑有骨性病变的患者，如骨折、结核、肿瘤、椎弓峡部不连与脊柱滑脱等，则应进行平片检查。

根据需要拍照左、右斜位片，平片检查不能诊断腰部软组织损伤和腰椎间盘突出症，因此一般软组织损伤性腰痛患者不需常规拍摄X线片。

（2）体层摄影：体层摄影又称断层摄影，用以拍摄体内任何一层组织的影象。对椎体内较小的病变，平片不能确诊时可用体层摄影，腰椎的矢状面断层片可较清楚地显示椎管的矢状径，有助于椎管狭窄症的诊断。

（3）脊髓造影：如CT检查，CT之全称为"电子计算机断层扫描"，是一种损伤较小而分辨率高的检查方法，因其能显示脊柱的横断面，故可发现结核、肿瘤的早期病灶，并有助于腰椎管狭窄症和腰椎间盘突出症的诊断。

（四）治疗

宜采用腰部推拿按摩手法，或以腰围固定腰部，或静卧硬板床休息，适当进行功能锻炼。亦可配合热敷、理疗、针灸、局部封闭及内服活血化瘀、祛风通络之剂。

1. 药物疗法

（1）方法：以消炎镇痛为主，目前常用的口服药物有非甾体消炎镇痛药、肌肉松弛剂、辅助性镇痛药、中成药、维生素类药等。

（2）缺点：药物治疗常存在不能对症下药的情况。多数药品只起到消炎止痛效果，而并非针对腰部组织本身的病理变化，所以只能暂时性缓解疼痛，无法根除症状。而且，大部分消炎镇痛药物的胃肠道反应等副作用明显，患者较难接受。

2. 物理疗法

（1）方法：以镇痛、消炎、兴奋神经肌肉和松解粘连为主。常用的有低、中、高频电疗，超短波、短波疗法等。

（2）优点：医生可根据患者病情选择适用仪器、治疗时间、治疗周期。因此患者能够得到系统有效的治疗。

3. 小针刀疗法

（1）方法：将小针刀从治疗部位刺入深部，到病变处进行切割、剥离等不同程度的刺激，以达到止痛祛病的目的。适应症主要是软组织损伤性病变和骨关节病变引发的腰腿疼痛。

（2）优点：治疗过程操作简单，不受任何环境和条件的限制。治疗时切口小，不用缝合，对人体组织的损伤也小，且不易引起感染，无不良反应，病人也无明显痛苦和恐惧感。术后无需休息，治疗时间短，疗程短，患者易于接受。

4. 中医治疗

腰腿痛多因扭闪外伤、慢性劳损及感受风寒湿邪所致。中药的优势在于相当部分的中药和食物一样，来源于大自然的矿物、植物、动物，毒副作用小。中药少有抗药性，可以持续运用直到根治疾病，这是中药的独特优势。

（1）神授通痹酒

【组成】鸡血藤、红花、威灵仙、甘草、茯苓、白芍、独活、木瓜等。

【用法和用量】一日2次，每次半两（1汤勺）；常年喝酒的人，每次1两。

（2）活络游方酒

【组成】枸杞、大熟地、红参、鹿茸、锁阳、威灵仙、川牛膝、狗脊、桃仁等。

【用法和用量】每天睡觉前口服20毫升。

5. 微创疗法

（1）方法：部分疾病譬如腰椎间盘突出症，可以采用微创手术进行治疗，如三氧氧化术、射频消融术，或多项技术合并使用（双微创术），通过毫米级的创口将微创设备探入体内直接作用于病灶。

（2）优点：创口细小，患者不用承受太多痛苦，同时也加快了术后恢复速度。患者在手术后三天至一周内即可以出院。治疗费用相对于传统手术也大幅地降低了。

6. 传统手术

传统手术包括开放式手术，激光、冷冻等手术技术。其中部分手术技术已经被淘汰，目前只在手术病情复杂，病变部位较深较大的时候采取开放式手术治疗。

（1）优点：开放式手术能够对病症较深较复杂难于操作的部位开展治疗。

（2）缺点：创口巨大，术后恢复缓慢，手术费用高，术后并发症多。

7. 康复锻炼

腰腿痛是对症状的描述，真正的原因是腰椎间盘突出，腰痛的同时，突出物压迫神经，造成疼痛向下放射。椎间盘突出患者不要穿任何带跟的鞋，高跟鞋有害是常识，而中跟鞋和坡跟鞋的作用也一样，都是让重心前移，容易导致脊柱弯曲加大，与高跟鞋相比只是程度的问题，而且学术界早就指出，中跟鞋有益健康是伪科学。这个不利因素很容易被忽视，对于椎间盘突出患者，是雪上加霜，需要康复锻炼的患者更要注意。

只要人体重心向后移动，就可以矫正姿势，有利于脊柱的挺拔，减小腰椎曲度，减缓症状，有益无害，矫正一点是一点。症状减轻后，仍然要坚持一段时间作为巩固。巩固期内可能没有什么感觉，但巩固期是必须的，防止复发是患者特别需要注意的。巩固期内也要注意温和锻炼的康复锻炼原则，切忌急躁和急于求成，防止过量运动超过自身耐受。

（五）预防

1. 一般预防

（1）保持良好的生活习惯，防止腰腿受凉，防止过度劳累。

（2）站或坐姿势要正确。脊柱不正，会造成椎间盘受力不均匀，是椎间盘突出的隐藏根源。正确的姿势应该"站如松，坐如钟"。同一姿势不应保持太久，适当进行原地活动或腰背部活动，可以解除腰背肌肉疲劳。

（3）锻炼时压腿弯腰的幅度不要太大，否则不但达不到预期目的，还会造成椎间盘突出。

（4）提重物时不要弯腰，应该先蹲下拿到重物，然后慢慢起身，尽量做到不弯腰。

从生物力学的角度上看，腰4～腰5及腰5～骶1椎间盘所承受的压力最大，其活动度也最大，而位于这两个节段的后纵韧带却相对较窄，因而腰4～腰5及腰5～骶1椎间盘是最容易受损的部位，临床上也是以腰4～腰5及腰5～骶1椎间盘突出最为常见。

（5）饮食均衡，蛋白质、维生素含量宜高，脂肪、胆固醇宜低，防止肥胖，戒烟控酒。

（6）工作中注意劳逸结合，姿势正确，不宜久坐久站，剧烈运动前先做准备活动。

（7）卧床休息宜选用硬板床，保持脊柱生理弯曲。

（8）避寒保暖。

（9）腰椎间盘突出是运动系统疾病，预防原则就是减少运动、放松休息。

（10）平时应加强腰背肌锻炼，加强腰椎稳定性。

2. 产后预防

（1）妊娠期间穿轻便柔软的鞋子，不要穿高跟鞋，避免弯腰等腰部活动过大的动作。要均衡合理地进食，避免体重增加过多而增大腰部的负担，造成腰肌和韧带的损伤。

（2）婴儿床不要过低或过高，最好购买可以升降的婴儿床，小童车的高度也要适中，避免母亲以过度弯腰或久站、久蹲姿势来照顾婴儿。

（3）喂奶姿势要正确。无论坐着或躺着喂奶，均要保持轻松和舒适。坐着喂奶时选择低凳为好，如果坐在床边喂奶，可把一只脚放在一个高度合适的凳子上，或身体靠在床头上。最好在膝上放一个枕头抬高婴儿，这样还可承受部分重量。

（4）存放母亲和孩子用品的衣橱要高低适中，以不用弯腰即可伸手拿到物品为宜；宝宝洗澡时也可把洗澡浴盆放在高度适宜的茶几上，这样可以避免久蹲或弯腰给宝贝洗澡；厨房工作台也要高低适中，还要放一把椅子，避免做家务时久站。

（5）注意腰部保暖，根据天气变化及时添加衣物，避免冷风吹袭而加重腰腿疼痛。床垫不宜太软；保持充分睡眠，睡觉时宜采取仰卧姿势或侧睡，要注意变换卧床姿势。避免提过重或举过高的物体，不穿高跟鞋，不要过早跑步、走远路，取拿物品避免姿势不当。搬抬重物尽量利用手臂和腿的力量，减少腰部用力，不要用力过猛。

（6）注意劳逸结合。清理房间时间不要过长，以腰部无不适感、酸痛感为宜；要两腿交替站立，膝盖略微弯曲。产后 3 个月内要避免过劳和久站。

（7）调节情志。身心愉快，有助于放松紧张的肌肉，防止腰痛的发生。

（8）平衡膳食，适当加强营养。多吃些富含维生素 C 、维生素 D 和 B 族维生素的蔬菜和水果，避免微量元素和矿物质摄入不足。

（9）积极进行产后康复活动。产后 2 周后，可在医生的指导下进行腰肌和腹肌的康复运动，如每天起床后做二三分钟的腰部运动，以增强腰椎的稳定性，防止腰痛发生。

（10）注意个人卫生，性生活不宜过频、过早；适时避孕，避免孕后流产。

3. 日常锻炼方法

（1）平卧在床上，双膝弯曲把脚放在床上，而后用力将臀部抬起，离开床面约 10 厘米，这时会感到腰背肌在用力，坚持约 3~5 秒钟放下，如此反复 10 次。每天做 3 次。

（2）俯卧在床上，双上肢伸直放在身体两侧，上身用力抬起约 10 厘米，这时会感到腰背肌在用力，坚持 3~5 秒钟放下，如此反复 10 次。每天做 3 次。

（3）腹肌的锻炼：仰卧起坐，每次做 10 个。每天 3 次。

（4）站立扭髋：两脚分开与肩同宽，双手叉腰，两侧髋关节向左右两侧扭动，同时肩部也随着向后微微倾斜，左右各做 50 次，共做 100 次。

（5）前弯后伸：两脚分开与肩同宽，脚尖向内，慢慢向前弯腰，使手逐渐接触地面，然后再向后伸腰，向后伸到最大限度，反复做 10 次。

（6）交叉扭腰：两脚分开与肩同宽，脚尖向内，两臂伸直，一手在体侧，一手举过头，如果左手在上，先向右侧后方摆，然后右手在上，向左侧后方摆，腰部也随之扭动，左右各做 100 次。

（7）深膝蹲：两脚分开与肩同宽，下蹲的时候脚跟不要离地，臀部靠近小腿，同时双手握拳前伸。开始时动作要慢，站起来时伸腰收回双拳。动作由慢到快，反复做 100 次。

（8）前挺腿：躺卧在床上，尽量屈膝，然后脚跟用力慢慢向斜上方蹬出伸直，再把伸出的腿收回成屈膝姿势，两腿交替做 20 次。

（9）飞燕式：俯卧于木板床上，两臂靠在身体两侧伸直，然后头和肩以及双臂向后上方抬起，与此同时，双腿伸直向上抬高，使整个身体像一只飞燕，反复做 10 次。或双手置于臀部，让患者同时挺胸、仰颈及双下肢呈伸直状后伸，以使全部身体及腹部与床面相接触。

（10）反弓式：仰卧，双下肢呈屈曲状置于床上，双肘或双肩及头后部作为支点，通过挺胸及双侧骶棘肌等收缩而使身体呈弓状。若患者力量足够大，双肘和双肩亦可离开床面，仅以双足和头部作支点。

（11）头足倒置：即头朝下，脚向上的倒立健身方法。正确的姿态要求手臂伸直，肩部展开，腰腹紧收，倒置直立呈"1"字形，保持身体平衡。

二、腰椎间盘突出症

（一）概念

腰椎间盘突出症简称"腰突症"，是由腰椎骨质增生、腰椎间盘及椎管内外软组织退行性变以及腰部损伤等刺激或压迫腰部血管、神经、脊髓而产生的一系列症状，是纤维环破裂后髓核突出压迫神经根造成以腰腿痛为主要表现的疾病。腰椎间盘相当于一个微动关节，是由透明软骨板、纤维环和髓核组成，分布在腰椎骨间。腰椎间盘退行性改变或外伤致纤维环破裂，髓核从破裂处脱出，压迫腰椎神经，从而出现腰腿放射性疼痛。

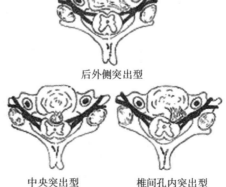

后外侧突出型

中央突出型　　椎间孔内突出型

图 4-3　腰椎间盘突出症类型

（二）分类

腰椎间盘突出症突出的髓核止于后纵韧带前方称为"突出"，而穿过后纵韧带进入椎管内的，称为"脱出"。根据髓核向后突出的部位分为 3 型。

1. 后外侧方突出型 纤维环的后方最薄弱的部位在椎间盘中线两侧，此处本身薄弱，同时缺乏后纵韧带的强力中部纤维的支持，因此是腰椎间盘突出最常见的部位。临床上最为多见，约占 80% 左右。

2. 中央突出型 指髓核通过纤维环后部中央突出，达到后纵韧带下。除引起坐骨神经症状外，还可刺激或压迫马尾神经，表现为会阴部麻痹及大小便障碍。

3. 椎间孔内突出型和极外侧型 指髓核向后经后方的纤维环及后纵韧带突入椎管，进入椎间孔内。此型容易漏诊，但所幸其发生率低，仅 1% 左右。

（三）发病原因

1. 腰椎退行性变 目前认为，其基本病因是腰椎间盘的退行性变。退行性变是一切生物生、长、衰、亡的客观规律，由于腰椎所承担的特殊的生理功能，腰椎间盘的退行性变比其他组织器官要早，而且进展相对要快。这个过程是一个长期、复杂的过程。所谓腰椎间盘退行性改变指由于椎间盘受体重的压迫，加上腰部又经常进行屈曲、后伸等活动，易造成椎间盘的挤压和磨损，尤其是下腰部的椎间盘，从而产生退行性改变。

2. 椎间盘自身解剖因素的弱点

（1）椎间盘在成人之后逐渐缺乏血液循环，修复能力也较差，特别是在退变产生后，修复能力更加微弱。

（2）椎间盘后外侧的纤维环较为薄弱，而后纵韧带在腰 5～骶 1 平面时宽度显著减少，对纤维环的加强作用明显减弱。

（3）腰骶段先天畸形可使发病率增高，这些异常常造成椎间隙宽度不等，并常造成关节突关节受到更多的旋转劳损，使纤维环受到的压力不一，加速退变。

3. 种族、遗传因素 有色人种发病率较低，如印第安人和非洲黑人等发病率较其他种族明显要低。

4. 常见的诱发因素

（1）年龄因素：腰椎间盘突出症的好发年龄在 30～50 岁，平均手术年龄在 40 岁。

（2）身高与性别：有人认为身材过高也易发腰突症，而男性发病率是女性的 5 倍。

（3）腹压增加：临床上有约 1/3 的病人在发病前有明确的增加腹压的因素，如剧烈的咳嗽、喷嚏、屏气、用力排便等，均使腹压增高，破坏了椎节与椎管之间的平衡状态。

（4）不良体位：人在完成各种工作时，需要不断更换体位以缓解腰部应力，如长期处于某一体位不变，即可导致局部的累积性损伤。特别是长期处于不良姿势更容易诱发本病。

（5）职业因素：重体力劳动者发病率最高，白领劳动者最低。汽车驾驶员由于长期处于颠簸和振动状态，椎间盘承受的压力大且反复变化，也易诱发椎间盘突出。

（6）受寒受湿：寒冷或潮湿可引起小血管收缩、肌肉痉挛，使椎间盘的压力增加，可能造成退变的椎间盘破裂。

（四）发病机制

1. 机械压迫机制 突出的椎间盘对神经根、马尾神经、硬脊膜等产生压迫，使静脉回流受阻，毛细血管血流减少，影响神经根的营养，进一步增加水肿，从而增加了神经根对疼痛的敏感性，这是引起腰腿痛的主要原因。但随着研究的深入，已发现这一观念并不能解释所有临床表现，如有些患者在影像学资料上可见椎间盘突出严重，压迫明显，而临床症状轻微。大量研究表明神经根机械压迫并不是腰腿痛的唯一原因。

2. 炎性反应机制 在手术中常可发现神经根炎性充血水肿。原因在于破裂的椎间盘会释放出许多化学刺激性物质，导致受累的神经根或脊神经节发生炎症反应。此时神经根对疼痛敏感度增加，即使没有突出髓核的直接压迫，也会出现腰腿痛的症状。

3. 神经体液机制 生物化学物质和神经肽在疼痛感受中起着重要作用。背根神经节是机体内多种神经肽的制造场所和输送站，椎间盘纤维环、后纵韧带、关节囊部位富含神经肽。损伤时神经肽类物质释放，可直接刺激周围的感受器引发疼痛。

（五）病理生理

1. 突出前期 髓核因退变和损伤可变成碎块状物，或呈瘢痕样结缔组织；变性的纤维环可因反复损伤而变薄变软或产生裂隙。此期病人可有腰部不适或疼痛，但无放射性下肢痛。也有的人原无病变，可因一次大的暴力引起髓核突出。

2. 突出期 外伤或正常的活动使椎间盘压力增加时，髓核从纤维环薄弱处或破裂处突出。突出物刺激或压迫神经根即发生放射性下肢痛，或压迫马尾神经发生大小便功能障碍。在老年患者，可因椎间盘退变，整个纤维环变得软弱松弛，椎间盘可呈弥漫性向周围膨出。

3. 突出晚期 腰椎间盘突出病程较长者，椎间盘本身和其他邻近结构均可发生各种继发性病理改变。

（六）临床表现

1. 腰部疼痛 腰痛是大多数本症患者最先出现的症状，发生率约91%。少数病人只有腿痛而无腰痛，所以说并不是每一个患者一定会发生腰痛。还有一些患者先出现腰痛，一段时间后出现腿痛，同时腰痛自行减轻或消失，来就诊时仅主诉腿痛。痛多为刺痛，常伴有麻木、酸胀的感觉。

2. 下肢放射痛 腰腿痛在外伤、劳累和受寒后容易发作，每次发作时间约2~3周，可以逐渐缓解。在发作时如卧床休息，疼痛往往减轻。从事重体力劳动尤其是反复弯腰活动者发生腰腿痛的几率高。缺乏锻炼的人，因腰背部肌力差，即使偶尔弯腰抬重物或腰部扭伤，也易诱发腰腿痛。任何使腹压增加的因素如咳嗽、用力排便、大笑、喷嚏、抬举重物、慢性咳嗽等，都容易诱发腰腿痛，或使已发生的腰腿痛加重。

3. 腰部活动受限　腰椎间盘突出症患者腰椎的前屈后伸活动与椎间盘突出的程度密切相关。如纤维环未完全破裂，腰椎取前屈位置，后伸受限。原因在于腰椎前屈时，椎板间的黄韧带紧张，增加了椎管容积和椎间隙后方空间，相应的后纵韧带紧张度增加使突出的髓核部分还纳，从而减轻了神经根压迫的症状。

4. 脊柱侧凸　这是腰椎间盘突出症患者为减轻疼痛所采取的姿势性代偿畸形。表现为腰椎向左侧或右侧弯曲，在背部触摸正中位置的棘突可以发现棘突偏歪，但这并不是腰椎间盘突出症的特有体征，约50%的正常人也有脊柱棘突偏歪。

5. 跛行　腰椎间盘突出症发生的跛行多为间歇性，即行走一段距离路程后出现下肢疼痛、无力，弯腰或蹲下休息后症状可缓解，仍能继续行走。随着时间的推移，症状逐渐缓慢加重，出现上述症状之前的站立时间或者行走距离逐渐缩短，行走距离越短，表明病情越重。

6. 感觉麻木　腰椎间盘突出症的病人中，有一部分不会出现下肢的疼痛，而仅出现肢体的麻木感，这多数是因为椎间盘组织压迫神经的本体感觉和触觉纤维引起的。大腿外侧是常见的麻木区域，当穿衣裤接触时可以有烧灼感，长时间站立可加重麻木感。大腿外侧感觉障碍的原因多为纤维环膨出或关节退变，而并非由于椎间盘突出。

（七）诊断

1. 症状诊断

（1）腰痛和一侧下肢放射痛是该病的主要症状。腰痛常发生于腿痛之前，也可二者同时发生；大多有外伤史，也可无明确之诱因。疼痛具有以下特点：①放射痛沿坐骨神经传导，直达小腿外侧、足背或足趾。②一切使腹压增高的动作，如咳嗽、喷嚏和排便等，都可加重腰痛和放射痛。③活动时疼痛加剧，休息后减轻。④卧床体位多为侧卧位，并屈曲患肢；个别严重病例在各种体位均疼痛，只能屈髋屈膝跪在床上以缓解症状。合并腰椎管狭窄者，常有间歇性跛行。

（2）脊柱侧弯畸形：主弯在下腰部，前屈时更为明显。侧弯的方向取决于突出髓核与神经根的关系：如突出位于神经根的前方，躯干一般向患侧弯。

左：髓核突出位于神经根内前方，脊柱向患侧弯，如向健侧的弯则疼痛加剧。

右：髓核突出位于神经根外前方，脊柱向健侧弯，如向患侧的弯则疼痛加剧。

（3）脊柱活动受限：髓核突出，压迫神经根，使腰肌呈保护性紧张，可发生于单侧或双侧。由于腰肌紧张，腰椎生理性前凸消失。脊柱前屈后伸活动受限制，前屈或后伸时可出现向一侧下肢的放射痛。侧弯受限往往只有一侧，据此可与腰椎结核或肿瘤鉴别。

（4）腰部压痛伴放射痛：椎间盘突出部位的患侧棘突旁有局限的压痛点，并伴有向小腿或足部的放射痛，此点对诊断有重要意义。

（5）直腿抬高试验阳性：由于个人体质的差异，该试验阳性无统一的度数标准，应注意两侧对比。患侧抬腿受限，并感到向小腿或足的放射痛即为阳性。有时抬高健肢而患侧腿发生麻痛，系因患侧神经受牵拉引起，此点对诊断有较大价值。

（6）神经系统检查：①腰 3~4 突出（腰 4 神经根受压）时，可有膝反射减退或消失，小腿内侧感觉减退。②腰 4~5 突出（腰 5 神经根受压）时，小腿前外侧足背感觉减退，第 2 趾肌力常有减退。③腰 5~骶 1 间突出（骶 1 神经根受压）时，小腿外后及足外侧感觉减退，第 3、4、5 趾肌力减退，跟腱反射减退或消失。④神经压迫症状严重者患肢可有肌肉萎缩。

2. 诊断要点 腰椎间盘突出症在青壮年人中常见，尤以体力劳动者或长时间坐立工作者多发，发病率男女无明显差别。当出现以下症状时，可怀疑出现腰椎间盘突出，配合影像学检查，不难做出诊断。

（1）外伤后出现腰部疼痛或单侧下肢疼痛。

（2）腰疼部位多位于下腰部偏一侧，腿疼多为一侧由臀部向远端的放射性疼，可伴有麻木感。

（3）单侧鞍区（骑自行车与车座接触的部位）或一侧（双侧）小腿外侧，足背外侧或内侧疼痛或麻木，或疼痛和麻木同时存在。

（4）腰或腿疼痛，在卧床休息后多可缓解，下床活动一段时间后又出现疼痛。

（八）辅助检查

1. X 线检查 腰椎间盘所包括的髓核、纤维环和软骨板密度均较低，在 X 线下并不显影，因此临床上腰突症患者的腰椎 X 线平片可仅有一些非特异性的变化，甚至无异常变化。因此单纯腰椎平片并不能作为有无腰椎间盘突出症的直接依据。但 X 线能发现腰椎的退行性改变和结构异常，对提示椎间盘的退变有重要意义，并且能排除其他的一些腰椎疾患，如腰椎结核、肿瘤和腰椎滑脱等。典型的腰椎间盘突出症患者通过病史、体征和 X 线平片即能做出初步的诊断。

2. CT 检查 腰椎的 CT 可以清楚地显示椎间盘突出的部位、大小、形态和神经根、硬脊膜受压的情况，同时还可显示黄韧带肥厚、小关节增生、椎管和侧隐窝狭窄等情况。对腰椎间盘突出症诊断的准确率达到 80% ~92% 。

3. 核磁共振（MRI） 核磁共振没有辐射，可以多方位成像（横断面、冠状面、矢状面和斜面），对解剖细节显示较好，对组织结构的细微病理变化更敏感（如骨髓的浸润），可以排除神经和脊柱肿瘤等。对于一些落到椎管的髓核组织也不会遗漏。

4. 脊髓造影 脊髓造影利用椎管内蛛网膜下腔的空隙，注入造影剂后在 X 线下摄片，来显示椎管内部结构。目前常用水溶性造影剂，能较清晰地显示硬膜腔、马尾神经和神经根鞘。对腰椎间盘突出症的诊断可达 90% 左右。X 线表现主要为硬膜囊压迫征象和神经根鞘压迫征象。但由于 CT 和 MRI 在临床的广泛应用，无创伤且诊断率更高，脊髓造影在临床上的应用已经大大减少；而且由于它副作用较大，甚至可能造成截瘫等严重情况，目前主张慎重选用。

5. 肌电图　肌电图是对周围神经与肌肉的电生理检查方法，可用于观察并记录肌肉在静止、主动收缩和支配其的周围神经受刺激时的电活动，同时也可用来测量周围神经的传导速度。在腰椎间盘突出症中，肌电图主要通过检查双下肢肌肉的兴奋性来反映相应神经根的状态，并根据异常电活动的分布范围来判断椎间盘突出和神经根受压的节段。在脊神经根和马尾神经受压的病人，肌电图阳性率可达80%～90%，但与 CT 和 MRI 相比并不是首选的检查手段，可用于辅助诊断和判断神经根的受压情况，同时也可以用来作为判断治疗后神经根恢复情况的指标之一。

（九）中医辨证

1. 气滞血瘀型　患者一般可有明显外伤史。伤后即感腰部不能活动，疼痛难忍，脊柱侧弯。腰4～5 或腰5～骶1 一侧有明显压痛点，并向下肢放射，咳嗽加重；后期可见下肢疼痛麻木，甚至肌肉萎缩，直腿抬高试验阳性。舌质紫暗，脉涩弦数。此为受伤后，气血瘀阻经络，气血运行不畅，不通则痛。

2. 风寒湿型　无明显外伤史，病因不明显，逐渐感到腰部伴下肢重著疼痛，转侧不利。渐渐加重，脊柱侧弯，亦有椎旁压痛及放射痛。遇天气变化时，疼痛加重。苔白腻脉沉缓。此属风寒湿之邪所致。

3. 肾虚型　患者素体禀赋不足，或长期患有慢性病，以致肾脏精血亏损，无以滋养经脉，出现腰腿疼痛，酸重无力，缠绵数年，时轻时重。①属肾阳虚者，伴有畏寒肢冷，面色浮白，尿后余沥甚则不禁，气喘。②属肾阴虚者，多有头晕目眩，耳鸣耳聋，面部潮红，口干咽燥，五心烦热等。

（十）非手术治疗

是治疗腰椎间盘突出症的基本疗法，约80%以上的患者经保守治疗均可得到缓解和痊愈。但保守疗法的判断对医生也提出了更高的要求，不仅要全面询问患者病史、仔细检查身体和认真参照相关辅助检查，同时要对疾病有一个较全面的了解和掌握，不仅要采取恰当的疗法，还要指导病人进行正确的康复锻炼，另外要详细了解病人的心理状况，尤其是对长期患病或有心理恐惧的病人，要让其放下思想包袱，主动积极地配合治疗，才能够取得良好的治疗效果。

1. 药物治疗

（1）消炎镇痛药物：主要有扶他林，此类药物适合于大多数病人，但少数病人有胃肠道反应等副作用，如恶心、呕吐、胃痛、腹泻等，有消化道溃疡的病人慎用或禁用。

（2）减轻神经根水肿药物：如甘露醇、激素等，这类药物的消炎镇痛作用非常突出，在腰椎间盘突出症的急性发作期尤其明显，但甘露醇对肾功能不全者慎用，激素在停止用药容易出现症状反跳现象。

2. 中药汤剂治疗

（1）常用方药：桂枝芍药汤。

（2）处方：桂枝 6～9g，白芍 12g，赤芍 15g，牛膝 15g，杜仲 15g，威灵仙

15g，鹿含草 12g，露蜂房 10g，地龙 12g。

（3）加减：①痛重者：加制川草乌 9g（先煎半小时以上），全虫 3 ~ 5g，元胡 12g。②血压高者：加钩藤 15g，天麻 10g。③有瘀者：加当归 15g，桃仁 10g。④气虚者：加黄芪 30g，党参 15g。⑤虚寒者：加鹿角胶 5g（烊化），附子 15g（先煎半小时以上）。⑥有钙化者：加海藻 15g，牡蛎 30g。

（4）用法：连服 7 ~ 10 天后，改服丸剂。丸剂按上方比例加倍，水泛为丸，每小包 10g，一日 2 ~ 3 次，每次服 1 包。

此系全国中医防治腰腿痛学术研讨会处方。

3. 外用中药治疗　中医中药是传统医学的组成部分，博大精深，历史悠久，是中国的国粹，一直以来被国人引以为骄傲。外用中药对于腰椎间盘突出治疗的传统理论依据为"风寒湿邪，痹阻经脉，致使经脉不通，不通则痛"，所以外用中药治疗是以祛风散寒、解痉通络，活血化瘀为目的。

（1）膏药治疗：由于膏药具有较高的稠度，故其具备有效成分含量高、析出速度缓慢、作用长期持久、局部疗效切实等一系列优点。目前最常用的外用膏药是佛手堂膏，其有效成分可以消除腰椎间盘突出的髓核对神经的压迫，坚持使用，效果不错。

（2）兰氏坤元膏验方：系百余中草药纯手工精心熬制而成，有大治腰椎、颈椎、肩周炎、增生骨病之功效。主治腰椎间盘突出症，肩周炎、颈椎病、骨质增生等。主要成分为川断、羌活、威灵仙、地龙、马钱子、穿山甲、制川乌、桃仁等百余味名贵中药材。

4. 食物疗法　腰椎间盘突出症患者在生活中可配合食疗。

（1）海带 25g，荔枝 15g，小茴香 15g。加水共煮，每日饮服 1 次。

（2）生韭菜（或根）500g，捣汁温服，每次 500ml，每日 2 次。

（3）芝麻 15g，大米 100g，将芝麻用水淘净，轻微炒黄后研成泥状，加大米煮粥。每日 1 剂，供早餐食用。

（4）黑芝麻 15g，薏苡仁 10g，磨粉，水冲。每天 1 次。

（5）淡菜 300g，烘干研末，与黑芝麻 150g 炒熟，拌匀，早晚各服 1 匙。

5. 推拿治疗

（1）揉法：沿腰背部顺行向下至小腿进行揉摩，以放松身体，舒通经络使气血得以畅通。

（2）点按法：点按双侧腰肌，改变腰肌紧张状态。

（3）弹筋法：弹拨腰肌，兴奋肌肉，恢复肌纤维组织弹性。

（4）推法：用双手掌根沿脊柱两侧自背部开始推至臀部，以调达气血、疏通经络，使腰背肌肉得到调整。

（5）按揉法：沿受累的神经路线重点按揉至小腿，以松解肌肉，改善受累区血液循环，恢复麻木区的神经组织。

（6）捏拿法：翻身仰卧捏拿股四头肌，改善肌肉弹性，恢复肌张力。

（7）点穴法：自腰部开始依次点按肾俞、环跳、承扶、殷门、风市、委中、阳陵泉、承山、昆仑、涌泉穴，以通经活络，改善神经传导，促进神经组织恢复。

（8）推理法：沿大腿后侧顺行向下至跟腱进行推理，使下肢整体气血流通，肌肉舒展。

（9）摇法：仰卧位，屈膝屈髋后进行旋转摇动，以松解通利腰骶关节与椎间关节，调整关节内在平衡。

6. 微创治疗 微创治疗是近年来医学领域发展起来的一种新型治疗手段，代表着医学发展的新方向。与传统手术相比，微创治疗具有治疗时间短、不开刀、无痛苦、不出血、零损伤、恢复快等显著优势，越来越受到医生和患者的欢迎。

微创治疗方法的目的是消除腰椎间盘突出的髓核以解除对神经的压迫。微创治疗技术采用可视设备，创口不足 1 厘米有些甚至不足 1 毫米。消融或摘除髓核，从根本上解除致病因素，因而能够取得很好的效果。

7. 其他治疗 包括卧床休息、牵扯引治疗、物理治疗。

（十一）手术治疗

1. 目的及方法 腰椎间盘突出症的手术原则是严格无菌操作，尽量保留不必去除的骨结构和软组织结构，以最小的创伤达到足够的显露，仔细彻底地去除病变组织，达到治疗目的。传统的椎间盘摘除术有开窗法、半椎板切除以及全椎板切除等方法。开窗法软组织分离较少，骨质切除局限，对脊柱稳定性影响较小，大多数椎间盘突出可采用此方法。椎间盘突出合并明显退行性改变，需要比较广泛的探查或减压者，可采用半椎板切除术。中央型突出粘连明显，或中央型腰椎管狭窄需要双侧探查及减压者，可采用全椎板切除。除传统的椎间盘摘除术外，还有经皮腰椎间盘摘除术以及最近的微创腰椎间盘摘除术。

2. 手术并发症 如果保守治疗无效，手术不失为一种安全有效的方法，腰突症的手术是一种非常成熟的手术。但任何外科手术都具有一定的风险，腰突症手术也不例外。手术相关并发症有术中出血、血管损伤、硬脊膜损伤、马尾神经损伤、神经根损伤等。手术后围手术期有可能出现休克、深静脉栓塞、呼吸困难、肺部感染及肺不张、尿路感染、腹胀、呕吐等全身并发症。需要密切观察病情，及时发现异常，迅速给予正确处理。

尽管存在以上风险，只要诊断明确，术前准备充分，术中操作仔细，术后密切观察，严格遵守诊疗常规，对于经验丰富的医生来说，发生上述并发症的可能性极低，至于民间相传的手术导致瘫痪的情况更是极为罕见。术后并发症包括以下几种。

（1）下肢疼痛未消失：可能由于患病时间太长，神经受压过久，或者压迫太厉害，导致神经根炎症不能消退，功能难以恢复。（术后给予充分的营养神经药物，大多数患者会有较满意的好转。）或由于患者术后活动不当，或神经根管狭窄压迫未解除致下肢疼痛仍存在。若术后疼痛消失，一段时间以后复发，或健侧肢体出现疼痛，最常见的原因是继发退行性改变、不稳引起椎管或神经根管狭窄，或其他节段有新的突出或狭窄。

（2）腰痛未消失：尤其是老年患者，大多合并有骨质疏松和腰肌劳损，治疗好腰椎管狭窄后，仅仅解决了导致腰痛的一个毛病，而其他疾病仍然存在，所以手术后腰痛还会存在。骨质疏松需要长期药物治疗，腰肌劳损需要坚持不懈的锻炼才会见效。

（3）少见的并发症：①硬膜外血肿：较大的血肿会造成神经根及马尾受压，应及早手术清除。②腰椎间隙感染：如果术后1周左右出现剧烈腰痛及腰肌痉挛，伴低热、白细胞升高，应考虑腰椎间隙感染。给予抗菌素治疗和石膏固定。③另外还可能有一些远期并发症，如脊柱融合失败、内固定器械松动断裂、脊柱不稳定、脊柱畸形、神经根粘连等。

（十二）康复锻炼方法

康复锻炼对腰椎间盘突出症患者非常重要，而且是必不可少的。

1. 矫正姿势 腰椎间盘突出的根本原因就是长期的不合理姿势，所以矫正姿势是核心和根本。康复锻炼是最基本的保守治疗方法，通过矫正姿势减小腰椎曲度，使腰部保持直立挺拔，可以减轻突出物对神经和脊髓的压迫，使症状减轻或消失，如果症状消失，就达到了临床治愈的标准，但仍要继续坚持康复锻炼，巩固和强化正确的姿势，避免复发。即便是手术后也要通过康复锻炼来巩固效果，避免腰椎不稳而复发。正确姿势是要让腰部和脊柱保持挺拔，减小腰椎前凸，倒走锻炼是一种行之有效的方法，倒走时人体重心向后移动，有利于脊柱尤其是腰椎的挺拔，因为脊柱就在人体的背后，所以重心后移是矫正姿势的有效方法。站立的时候也一样，双脚前脚掌踩一本厚书，只要让脚跟低于脚掌，重心后移，就可以减小腰椎曲度矫正姿势。有条件的，可以使用负跟鞋，鞋底是前高后低的，随时强制重心后移，减小腰椎曲度，在日常生活中使用可以替代倒走，更安全更容易坚持。

2. 适度原则 康复锻炼也须注意不要过量运动，稍微感到疲劳就需要休息，保持低强度的温和锻炼。只要人体重心向后移动，就可以矫正姿势有利于脊柱的挺拔减小腰椎曲度，也许当时感觉不到，但只要坚持下去就能慢慢减缓症状，有益无害，矫正一点是一点，症状减轻后，仍然要坚持一段时间作为巩固，巩固期内可能没有什么感觉，但巩固期是必须的，防止复发是患者特别需要注意的。同时要注意温和锻炼的原则，切忌急躁和急于求成，不要追求立竿见影的主观感受效果，防止过量运动超过自身耐受，会适得其反。在众多的体育运动项目中，游泳运动较为适合腰椎间盘突出症患者。但应注意运用正确的游泳姿势及游泳池水温不宜过低，并在游泳前要进行充分的准备活动，游泳的时间不宜过长，运动中有一定的时间间歇，以避免腰部过度疲劳。

3. 日常锻炼方法

（1）站立扭髋：两脚分开，与肩同宽，双手叉腰，两侧髋关节向左右两侧扭动，同时肩部也随着向后微微倾斜，左右共做100次。

（2）平卧在床上，双膝弯曲把脚放在床上，而后用力将臀部抬起，离开床面约

10 厘米，这时会感到腰背肌在用力。坚持约 3~5 秒钟放下，如此反复 10 下。每天做 3 次。

（3）腹肌的锻炼：仰卧起坐，每次做 10 个，每天 3 次。

（4）交叉扭腰：两脚分开，与肩同宽，脚尖向内，两臂伸直，一手在体侧，一手举过头。如果左手在上，先向右侧后方摆，然后右手在上，向左侧后方摆，腰部也随之扭动，左右各做 100 次。

（5）前弯后伸：两脚分开，与肩同宽，脚尖向内，慢慢向前弯腰，使手逐渐接触地面，然后再向后伸腰，向后伸到最大限度，反复做 10 次。

4. 注意事项　应注意康复锻炼和通常意义的锻炼是不同的，通常的锻炼属于活动身体、游戏和竞技，没有什么禁忌，但患者就不同了，患有腰椎间盘突出症患者首先要注意改变生活方式，不适宜穿带跟的鞋，有条件的可以选择负跟鞋。日常生活中应多睡硬板床，睡硬板床可以减少椎间盘承受的压力。千万不要忘记自己的身体情况，切忌挑战自己的极限，不要做高强度的剧烈运动和过度运动，避免一时兴起而忘乎所以，尤其是有身体与他人接触的竞技项目尽量不要参与。

（十三）疾病护理

1. 护理要点

（1）急性期应睡硬板床，绝对卧床 3 周。

（2）注意腰部保暖。

（3）避免咳嗽、打喷嚏，防止便秘。

（4）症状明显好转后，可逐步进行背肌锻炼，并在腰围保护下，下地做轻微活动。

2. 护理方法

（1）术后最初 24 小时内应保持平卧位，腰部垫小枕，可以压迫刀口减少出血。注意观察患者的一般情况，包括呼吸、血压、脉搏等。

（2）注意保持引流管通畅，不要使引流管受重压或折弯，维持其负压和无菌状态。同时注意观察伤口渗血、渗液情况，观察引流液的颜色、成分和总的引流量等。

（3）术后 24 小时内应反复检查病人会阴部及双下肢感觉运动变化情况，如果神经受压不见好转反而进行性加重，同时引流管不够通畅引流量很少，说明椎管内出血量较多，局部形成血肿，导致神经受压。应立即手术探查，避免神经受压过久出现不可逆性瘫痪。

3. 注意事项

（1）卧床休息：是术后治疗的重要组成部分。术后一段时间内要卧床休息，手术后的病人常规卧床两三天。一般是内固定手术后的患者下床早；单纯髓核摘除下床晚，因为纤维环的疤痕形成需要较长时间。具体时间由每一个医院、每一位主刀医生的习惯而定，短则三五天，长则几个月。床铺最好是特硬席梦思或硬板床，上面铺厚垫。卧床期间，翻身应该由别人协助，肩膀和臀部要同时翻过去，腰部不能扭转，以免影响腰部肌肉韧带等的愈合。使用尿壶和一次性的尿布，在床上解大小便，尽量不要抬高臀部。卧床休息阶段结束后，可开始逐渐下地在室内活动，但一开始仍需佩戴腰围大约6周对腰部进行保护。

（2）锻炼：从手术后拔除引流管开始，患者就应该逐步加强腰背肌肉锻炼，恢复日常活动后更应坚持不懈。可以仰卧，用双侧足跟和肩背部作为支点，收缩腰背部的肌肉将臀部抬离床面，坚持住几秒钟后再缓慢放下，反复练习。也可以俯卧，利用腹部作为

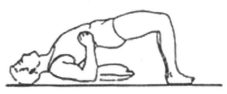

图4-4 术后锻炼姿势

支点，双腿伸直，双手抱在脑后，主动收缩腰骶部肌肉，努力将头部和腿部同时抬离床面，坚持住几秒钟再缓慢放下。或者侧卧，伸直下肢，用力将其朝上抬高，坚持住一会儿后再放下，反复多次，可以加强肌肉力量，有利于早日康复。

（3）日常生活：戒烟非常重要，尤其对做腰椎融合手术的病人。可以饮少量红酒。室内活动没有问题后可以转向室外活动，到小区和附近的街道走走。手术以后2～3个月左右，可以恢复坐办公室等非体力劳动。术后3～4个月左右，可以酌情恢复部分体力劳动，但始终要避免弯腰搬运重物，肩挑手提重物等活动。日常生活中要避免弯腰弓背等不良姿势，避免剧烈的体育运动。

（十四）预防

腰突症"防"重于"治"，要求平时注重腰部锻炼，起居要避风、寒、湿，劳逸结合，饮食结构合理。预防工作应从学校、家庭、工作和职业前训练开始，要了解正确的劳动姿势，注意劳动保护，避免加速腰椎间盘退变和在腰椎间盘退变基础上的损伤。

1. 坚持健康检查 应定期进行健康检查，注意检查有无脊柱先天性或特发性畸形。对于从事剧烈腰部运动工作者，如运动员和杂技演员，应该加强腰背部保护，防止反复损伤。

2. 改正不良的劳动姿势 避免久坐久站。

3. 加强肌肉锻炼 强有力的背部肌肉，可防止腰背部软组织损伤。腹肌和肋间肌锻炼，可增加腹内压和胸内压，有助于减轻腰椎负荷，如可以经常进行游泳等体育锻炼。

4. 使用硬板软垫床 睡眠是人们生活的重要部分之一，床的合适与否直接影响人的健康，过软的床垫不能保持脊柱的正常生理曲度，所以最好在木板上加1个10厘米厚的软垫。

5. 避免体重过重

6. 注意保暖

7. 腰肌劳损的推拿按摩

（1）按压腰肌两侧（痛点）。

（2）点按承扶（大腿后侧正中线，臀部横纹中点处）、殷门（承扶穴与委中穴

连线的中点处）、委中、承山穴各半分钟。

（3）腰肌硬结处用拇指搓筋法。

（4）双拇指向腰肌方向用推法。

8. 急性腰扭伤的推拿按摩

（1）寻找压痛点，在压痛点及其周围用滚法。

（2）弹拨压痛点上下方。

（3）直擦骶棘肌。

（4）腰部斜板法。

（陈贵全　谢林林）

第三节　肩周炎与肩袖损伤

一、肩周炎

（一）概念

肩周炎是以肩关节疼痛和活动不便为主要症状的常见病症。本病的好发年龄在 50 岁左右，女性发病率略高于男性，多见于体力劳动者，所以又称"五十肩"。如得不到有效的治疗，有可能严重影响肩关节的功能活动。本病早期肩关节呈阵发性疼痛，常因天气变化及劳累而诱发，以后逐渐发展为持续性疼痛，并逐渐加重，昼轻夜重，肩关节向各个方向的主动和被动活动均受限。肩部受到牵拉时，可引起剧烈疼痛。肩关节可有广泛压痛，并向颈部及肘部放射，还可出现不同程度的三角肌的萎缩。

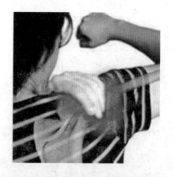

图 4-5　肩周炎

中医学认为，肩周炎由肩部感受风寒所致，又因患病后胸肩关节僵硬，活动受限，好像冻结了一样，所以又称"冻结肩""肩凝症""漏肩风"。

（二）临床表现

1. 肩部疼痛　初起时肩部呈阵发性疼痛，多数为慢性发作，以后疼痛逐渐加剧，或钝痛、或刀割样痛，且呈持续性，气候变化或劳累后，常使疼痛加重，疼痛可向颈项及上肢（特别是肘部）扩散，当肩部偶然受到碰撞或牵拉时，常可引起撕裂样剧痛。肩痛昼轻夜重为本病一大特点，多数患者常诉说后半夜痛醒，不能成寐，尤其不能向患侧侧卧，此种情况因血虚而致者更为明显；若因受寒而致痛者，则对气候变化特别敏感。

2. 肩关节活动受限　肩关节向各方向活动均可受限，以外展、上举、内外旋更为明显，随着病情进展，由于长期废用引起关节囊及肩周软组织的粘连，肌力逐渐下降，加上喙肱韧带固定于缩短的内旋位等因素，使肩关节各方向的主动和被动活动均受限，当肩关节外展时出现典型的"扛肩"现象，特别是梳头、穿衣、洗脸、叉腰等动作均难以完成，严重时肘关节功能也可受影响，屈肘时手不能摸到同侧肩部，尤其在手臂后伸时不能完成屈肘动作。

3. 怕冷　患肩怕冷，不少患者终年用棉垫包肩，即使在暑天，肩部也不敢吹风。

4. 压痛　多数患者在肩关节周围可触到明显的压痛点，压痛点多在肱二头肌长头肌腱沟、肩峰下滑囊、喙突、冈上肌附着点等处。

5. 肌肉痉挛与萎缩　三角肌、冈上肌等肩周围肌肉早期可出现痉挛，晚期可发生废用性肌萎缩，出现肩峰突起，上举不便，后弯不利等典型症状，此时疼痛症状反而减轻。三角肌有轻度萎缩，斜方肌痉挛。冈上肌腱，肱二头肌长、短头肌腱及三角肌前、后缘均可有明显压痛。肩关节以外展、外旋、后伸受限最明显，少数人内收、内旋亦受限，但前屈受限较少。

6. X线及化验室检查　常规摄片，大多正常，后期部分患者可见骨质疏松，但无骨质破坏，可在肩峰下见到钙化阴影。实验室检查多正常。年龄较大或病程较长者，X线平片可见到肩部骨质疏松，或冈上肌腱、肩峰下滑囊钙化征。

（三）病因

肩周炎按形成原因分为原发性和继发性两种。肩关节是人体全身各关节中活动范围最大的关节。其关节囊较松弛，关节的稳定性大部分靠关节周围的肌肉、肌腱和韧带的力量来维持。由于肌腱本身的血液供应较差，而且随着年龄的增长而发生退行性改变，加之肩关节在生活中活动比较频繁，周围软组织经常受到来自各方面的磨擦挤压，故而易发生慢性劳损并逐渐形成原发性肩周炎。

1. 肩部原因

（1）本病大多发生在40岁以上中老年人，软组织退行性病变、对各种外力的承受能力减弱是基本因素。

（2）长期过度活动、姿势不良等所产生的慢性致伤力是主要的原因。

（3）上肢外伤后肩部固定过久，肩周组织继发萎缩、粘连。

（4）肩部急性挫伤、牵拉伤后治疗不当等。

2. 肩外因素

颈椎病，心、肺、胆道疾病发生的肩部牵涉痛，因原发病长期不愈使肩部肌肉持续性痉挛、缺血而形成炎性病灶，转变为真正的肩周炎。

（四）病理生理

肩关节周围的病变主要发生在盂肱关节周围。

1. 肌和肌腱　可分2层。外层为三角肌，内层为冈上肌、冈下肌、肩胛下肌和小圆肌四个短肌及其联合肌腱。联合肌腱与关节囊紧密相连，附着于肱骨上端如袖套状，称为旋转肩袖或肩袖。肩袖是肩关节活动时受力最大结构之一，易于损伤。肱二头肌长头肌腱起于关节盂上方，在肱骨结节间沟与横韧带形成的纤维管道中穿过，此段是炎症好发之处。肱二头肌短头起于喙突，经盂肱关节内前方到上臂，受炎症影响后肌肉痉挛，影响肩外展、后伸。

2. 滑囊 有三角肌下滑囊、肩峰下滑囊及喙突下滑囊。其炎症可与相邻的三角肌、冈上肌腱、肱二头肌短头肌腱相互影响。

3. 关节囊 盂肱关节囊大而松弛，肩活动范围很大，故易受损伤。上述结构的慢性损伤主要表现为增生、粗糙及关节内、外粘连，从而产生疼痛和功能受限。后期粘连变得非常紧密，甚至与骨膜粘连，此时疼痛消失，但功能障碍却难以恢复。

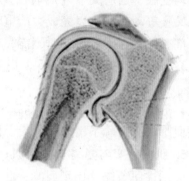

图4－5　肩关节示意图

（五）肩周炎的诊断检查

1. X 线检查 诊断肩周炎是摄 X 线片的目的之一，是作为肩部骨折、脱位、肿瘤、结核以及骨性关节炎、风湿、类风湿关节炎等疾病的鉴别诊断手段。

（1）早期的特征性改变：主要是显示肩峰下脂肪线模糊变形乃至消失。所谓肩峰下脂肪线是指三角肌下筋膜上的一薄层脂肪组织在 X 线片上的线状投影。当肩关节过度内旋位时，该脂肪组织恰好处于切线位，而显示线状。肩周炎早期，当肩部软组织充血水肿时，X 线片上软组织对比度下降，肩峰下脂肪线模糊变形乃至消失。

（2）中晚期改变：中晚期肩部软组织钙化，X 线片可见关节囊、滑液囊、冈上肌腱、肱二头肌长头肌腱等处有密度淡而不均的钙化斑影。在病程晚期，X 线片可见钙化影致密锐利，部分病例可见大结节骨质增生和骨赘形成等。此外，在肩锁关节可见骨质疏松、关节端增生或形成骨赘或关节间隙变窄等。

2. 肩关节造影 肩关节造影是向肩关节腔注入造影剂后摄 X 线片，以定位确诊肩部疾病的辅助检查方法。一般是以 60% 泛影葡胺 10 毫升，加 2% 利多卡因 10 毫升稀释，再加入 1:1000 的盐酸肾上腺素 0.5 毫升，注入关节腔后，摄取中心线向定端倾斜 20 度的前后立位肩关节内旋、外旋片各 1 张，摄中心线向定端倾斜 10 度的外旋、外展片各 1 张。

（1）关节囊缩小，关节容量减少；腋隐窝缩小或闭塞；肩峰下滑液囊或肱二头肌长头腱鞘不显影。

（2）关节囊破裂，造影剂自破裂处溢出，在关节外腋窝内呈现不规则片状或袋状影。

（3）肩胛下滑液囊破裂，溢出的造影剂主要积于肩胛下窝内，不超过关节盂缘之外。

（4）肩峰下滑液囊的形态、容量、滑囊壁下冈上肌的表面形态，以及肩袖损伤的情况，能可靠地反映肩袖破裂情况以及断端回缩情况等。

（六）分类与分型

1. 分类 肩周炎按不同的发病部位及病理变化可分成 4 大类。

（1）肩周滑液囊病变：包括滑囊的渗出性炎症、粘连、闭塞及钙质沉积等病理变化。可累及肩峰下滑囊或三角肌下滑囊、喙突表面的滑囊等。

（2）盂肱关节腔病变：冻结肩或继发性粘连性关节挛缩症早期均可有关节腔内的纤维素样渗出，晚期出现关节腔粘连、容量缩小。

（3）肌腱、腱鞘的退化性病变：肱二头肌长头肌腱及腱鞘炎、冈上肌腱炎（疼痛弧综合征）、钙化性肌腱炎、肩袖断裂及部分断裂、撞击综合征等。

（4）其他肩周围病变：如喙突炎、肩纤维组织炎、肩胛上神经卡压征、肩锁关节病变等。

2. 分型 不同肩周炎患者临床表现也不尽相同，病情有轻重之分。

（1）轻型：肩部酸痛，夜间不影响睡眠，肩关节功能活动轻度受限，前屈后伸正常。

（2）中型：肩部疼痛较重，可影响夜间睡眠，个别体位可引起剧烈疼痛，肩关节功能活动中度受限。

（3）重型：肩部疼痛严重，夜间影响睡眠，多个体位均可引起剧烈疼痛，活动受限，影响日常生活和工作。

（七）治疗方法

1. 药物治疗 肩周炎主要症状是肩痛，有时放射到上臂，夜间疼痛明显，肩关节活动受限，影响洗脸、背手、梳头和穿衣等，若疼痛不重，不必服药，若疼痛较重可服非甾体类消炎止痛药，但要注意药物的副作用，口服药对肝、肾、胃肠损伤较大。

2. 外用中药治疗 外用中药治疗肩周炎基于"风寒湿邪，痹阻经脉，致使经脉不通，不通则痛"的理论，所以外用中药治疗是以祛风散寒、解痉通络、活血化瘀为目的。代表方剂有：兰氏坤元膏、灵胎黑膏等。

3. 食物疗法

（1）川乌粥：生川乌头约 5g，粳米 50g，姜汁约 10 滴，蜂蜜适量。把川乌头捣碎，研为极细粉末。先煮粳米，粥快成时加入川乌末，改用小火慢煎，待熟后加入姜汁及蜂蜜，搅匀，稍煮即可。具有祛散寒湿、通利关节、温经止痛之效。适用于肩周炎风湿寒侵袭所致者。

（2）白芍桃仁粥：白芍 20g，桃仁 15g，粳米 60g。先将白芍水煎取液，约 500ml；再把桃仁去皮尖，捣烂如泥，加水研汁，去渣；用二味汁液同粳米煮为稀粥，即可食用。具有养血化瘀、通络止痛之效。适用于肩周炎晚期瘀血阻络者。

（3）桑枝鸡汤：老桑枝 60g，薏苡仁 10g，老母鸡 1 只，盐少许。将桑枝切成小段，与鸡共煮至烂熟汤浓即成，加盐调味，饮汤吃肉。具有祛风湿、通经络、补气血之效。适用于肩周炎慢性期而体虚风湿阻络者。

4. 中医综合治疗

（1）中药汤剂：以祛风散寒、解痉通络、活血化瘀为目的。方选独活寄生汤。

【组成】独活9g，桑寄生12g，秦艽9g，防风9g，细辛3g，当归9g，川芎6g，白芍9g，熟地9g，肉桂3g，茯苓15g，杜仲12g，牛膝10g，人参（现多用党参）12g，炙甘草3g。

【功效】祛风湿，止痹痛，利关节，强筋骨，益肝肾，补气血痹，通闭。

【主治】风寒湿痹证，属于肝肾两亏、气血不足者，症见腰膝冷痛，肢体屈伸不利，或麻痹不仁，畏寒喜温，舌淡苔白，脉细弱。

【方解】独活、桑寄生为主药：独活祛风除湿，桑寄生补肝肾、强筋骨、祛风湿、利关节。秦艽、防风助独活祛风除湿，细辛搜风通络，肉桂温阳活血，都助独活祛邪。当归、川芎、白芍、熟地为补血祖方四物汤，助桑寄生补血活血，取其"治风先治血，血行风自灭"之意。人参、茯苓、甘草即补气祖方四君子汤去白术，助桑寄生补气健脾，取其"气为血帅，气行则血行"之意。杜仲、牛膝助桑寄生补肝肾、强筋骨、祛风湿、利关节。都助桑寄生扶正。各药合用，是为标本兼顾，扶正祛邪之剂。针对风、寒、湿三气着于筋骨的痹证，为临床常用有效的方剂。

【加减】此方适当加减可通治各种新旧伤科病症。

风邪盛：症见游走性、肩颈痛，重用防风、秦艽，加桑枝，肉桂改桂枝。

寒邪盛：症见痛甚拘挛，重用肉桂，加制川乌、制附片。

湿邪盛：症见沉重肿痛，重用云苓，加苡仁、苍术、防己。

肝肾虚：症见腰膝酸软甚，加续断、狗脊、菟丝子、巴戟天、虎骨。

气血虚：气虚重用人参、茯苓、甘草，加白术（防伤胃）；血虚重用当归、川芎、白芍、熟地，加鸡血藤。

顽固难愈：加蜈蚣、全蝎、僵蚕、白花蛇、乌梢蛇、木瓜、千年健。

新病肾不虚：酌减扶正药。

（2）拔罐：拔罐治疗肩周炎常选用的穴位有肩井、肩髃、肩前、肩贞、天宗等穴位。每次选2个穴位，交替使用。

（3）刮痧：刮痧治疗肩周炎常选用的经络有手臂外侧的肺经、大肠经。每周可刮1~2次。

（4）针灸：针灸治疗肩周炎常选用的穴位有肩井、肩髃、肩前、肩贞、大椎、曲池、外关、腕骨等穴位。选用1~1.5寸针灸针，用75%酒精棉球消毒皮肤，刺入穴位，留针20~30分钟。每日1次。2周为1疗程。

（5）推拿按摩：包括①拿揉肩部法。②上肢搓揉搓法。③拿肩井法。④点按肩髃法。⑤点按肩髎法。⑥按揉风池法。⑦揉肩井法。⑧揉肩中俞法。⑨揉天宗法。⑩重按大椎法。⑪肩部摇晃法。⑫收展举落法。⑬拍肩部法。⑭抖上肢法。

（6）理疗：选用超短波等高频电磁疗法，每日1次，10天为1疗程。可起到消炎、镇痛、解痉、改善血液循环、松弛肌肉的作用。

5. 功能锻炼 目前，对肩周炎的治疗，多数学者认为，服用止痛药物只能治标，暂时缓解症状，停药后多数会复发。若患者能坚持功能锻炼，预后相当不错。

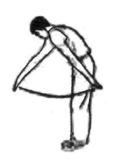
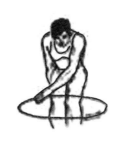
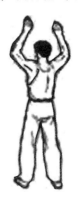

图 4-6 前后摆动　　　图 4-7 回旋画圈　　　图 4-8 正身爬墙

（1）前后摆动：躯体前屈（即弯腰），上肢下垂，尽量放松肩关节周围的肌肉和韧带，然后做前后摆动练习，幅度可逐渐加大，做 30～50 次。此时记录摆动时间，然后挺直腰，稍作休息。休息后再做持重物（0.5～2 公斤）下垂摆动练习，做同样时间的前后摆动 30～50 次，以不产生疼痛或不诱发肌肉痉挛为宜。开始时，所持的重物不宜太重。可以先用 0.5 公斤，再逐步添加到 1 公斤，慢慢再添加到 2 公斤。

（2）回旋画圈：患者弯腰垂臂，甩动患臂，以肩为中心，做由里向外，或由外向里的画圈运动，用臂的甩动带动肩关节活动。幅度由小到大，反复做 30～50 次。

（3）正身双手爬墙：患者面向墙壁站立，双手上抬，扶于墙上，用双侧的手指沿墙缓缓向上爬动，使双侧上肢尽量高举，达到最大限度时，在墙上作一记号，然后再徐徐向下返回原处。反复进行，逐渐增加高度。

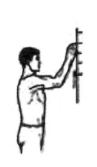
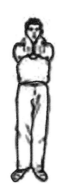
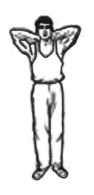
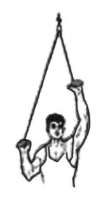

图 4-9 侧身爬墙　　　图 4-10 肩内收　　　图 4-11 肩外展　　　图 4-12 拉滑车

（4）侧身单手爬墙：患者侧向墙壁站立，用患侧的手指沿墙缓缓向上爬动，使上肢尽量高举，到最大限度，在墙上作一记号，然后再徐徐向下返回原处，反复进行，逐渐增加高度。

（5）肩内收及外展：患者仰卧位，两手十指交叉，掌心向上，放在头后部

（枕部），先使两肘尽量内收，然后再尽量外展。

（6）拉滑车

（7）梳头：患者站立或仰卧均可，患侧肘屈曲，作梳头动作。

以上8种动作不必每次都做完，可以根据个人的具体情况选择交替锻炼，每天3～5次，一般每个动作做30次左右，多者不限，只要持之以恒，对肩周炎的防治会大有益处。

6. 运动疗法

（1）屈肘甩手：患者背部靠墙站立，或仰卧在床上，上臂贴身、屈肘，以肘点作为支点，进行外旋活动。

（2）手指爬墙：患者面对墙壁站立，用患侧手指沿墙缓缓向上爬动，使上肢尽量高举，到最大限度，在墙上作一记号，然后再徐徐向下返回原处，反复进行，逐渐增加高度。

（3）体后拉手：患者自然站立，在患侧上肢内旋并向后伸的姿势下，健侧手拉患侧手或腕部，逐步拉向健侧并向上牵拉。

（4）展臂站立：患者上肢自然下垂，双臂伸直，手心向下缓缓外展，向上用力抬起，到最大限度后停10分钟，然后回原处，反复进行。

（5）后伸摸棘：患者自然站立，在患侧上肢内旋并向后伸的姿势下，屈肘、屈腕，中指指腹触摸脊柱棘突，由下逐渐向上至最大限度后呆住不动，2分钟后再缓缓向下回原处，反复进行，逐渐增加高度。

（6）梳头：患者站立或仰卧均可，患侧肘屈曲，前臂向前向上并旋前（掌心向上），尽量用肘部擦额部，即擦汗动作。

（八）康复疗法

1. 急性期或早期　最好对病肩采取一些固定和镇痛的措施，以解除病人疼痛，如用三角巾悬吊，并对病肩做热敷、理疗或封闭等治疗。

2. 慢性期　主要表现为肩关节功能障碍。这时以功能锻炼和按摩为主，配合理疗进行治疗。肩周炎康复治疗的方法主要是医疗体操。

（1）体操练习：双手握住体操棒，在体前，手臂伸直，然后反复用力向上举，尽量向头后部延伸；在体后，双手握棒，用力向上举。

（2）手指爬墙练习：侧面或前面站立，抬起患侧的前臂，以食指和中指贴墙，然后沿墙向上慢慢做爬墙式运动。

（3）患侧手臂后摸：病侧手于体后，上抬摸背部。如果患侧手臂活动不便，可用健侧手帮助患侧手上抬。

（九）肩周炎的预防

1. 注意事项

（1）加强体育锻炼：加强体育锻炼是预防和治疗肩周炎的有效方法，但贵在坚持。如果不坚持锻炼，不坚持做康复治疗，则肩关节的功能难以恢复正常。

（2）充分补充营养：营养不良可导致体质虚弱，而体质虚弱又常导致肩周炎。

如果营养补充得比较充分，加上适当锻炼，肩周炎常可不药而愈。

（3）保暖防寒：受凉常是肩周炎的诱发因素，因此，为了预防肩周炎，中老年人应重视保暖防寒，勿使肩部受凉。一旦着凉也要及时治疗，切忌拖延不治。

（4）加强肌肉锻炼：加强肩关节肌肉的锻炼可以预防和延缓肩周炎的发生和发展。据调查，肩关节肌肉发达、力量大的人群中，肩周炎发作的几率下降了很多，所以，肩关节周围韧带、肌肉的锻炼强大，对于肩周炎的治疗恢复有着重要的意义。

2. 预防措施

（1）掌握正确的坐姿和手部姿势。大腿与腰，大腿与小腿应保持 90 度弯曲；上臂和前臂弯曲的弧度要保持在 70 ~ 135 度；手腕和前臂呈一条直线，避免工作时手腕过度弯曲紧张。

（2）尽量避免长时间操作电脑。如果工作离不开电脑，那么要做到每小时休息 5 ~ 10 分钟，活动一下颈肩部和手腕。

（3）电脑桌上键盘和鼠标的高度，应当稍低于坐姿时肘部的高度。这样才能最大限度地降低操作电脑时对腰背、颈部肌肉和手部肌腱鞘等部位的损伤。

（4）显示屏应比视线略低，以保证颈部血液循环通畅，减少颈肩肌肉紧张而引起的疲劳。

（5）不要让手臂悬空。有条件的话，使用手臂支撑架，可以放松肩膀的肌肉。

（6）多做颈肩部活动。

3. 日常保健方法

（1）双侧手心相对，手指交叉，然后反转用力向下向外推出，连续 5 次。

（2）耸肩 5 次，然后双手揉肩 3 分钟。

（3）双侧手心相对，以最大幅度缓慢分别向两侧平行分开然后合并，并伴随头向一侧后仰，然后向另一侧后仰，连续 10 次。

二、肩袖损伤

不少中老年人经常主诉活动时肩关节疼痛或僵硬，当肩关节活动到某一角度时疼痛或无力，胳膊抬不起来，夜间睡觉经常会痛醒，不能侧卧，疼痛持续 1 年以上，期间到过不少医院，都当作"肩周炎"治疗，但是久治不愈，曾做过推拿、理疗、中药、针灸、封闭等，也遵照医嘱每天坚持锻炼，爬墙、拉吊环、棍棒操、绳操，虽然有过各种保守治疗，但是仍不见好转。每次运动后疼痛加重，情况继续恶坏。经过仔细的检查后，发现原来他们都患了同一种损伤——"肩袖损伤"。

肩袖由冈上肌、冈下肌、小圆肌、肩胛下肌的肌腱组成，附着于肱骨大结节和肱骨解剖颈的边缘，其内面与关节囊紧密相连，外面为三角肌下滑囊。其环绕肱骨头的上端，可将肱骨头纳入关节盂内，使关节稳定，协助肩关节外展，且有旋转功能。冈上肌附着于肱骨大结节最上部，经常受肩峰喙肩韧带的磨损，从解剖结构和承受的机械应力来看，该部位为肩袖的薄弱点，当肩关节在外展位做急骤的内收活动时，易发生破裂，因肢体的重力和肩袖牵拉使裂口愈拉愈大，而且不易愈合。

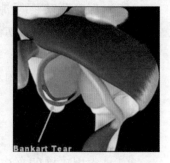

图4-13　肩袖损伤图

（一）病因病机

多见于40岁以上男性，如为青年人，绝大多数伴有严重外伤史。由于肩袖受肩峰保护，直接暴力很少造成肩袖破裂。间接暴力多因肩袖随年龄增长发生退行性变后上肢外展，手掌扶地骤然内收而破裂，尤因冈上肌肌力薄弱，而承受牵拉力最大，故易破裂，约占50%。

肩袖损伤依破裂程度可分为部分破裂和完全破裂两类。若处理不当，部分破裂可发展为完全破裂。

（二）诊断及鉴别诊断

1. 临床表现　多见于40岁以上的男性，如为青年人必有严重外伤史，当肩袖破裂时，患者常自觉有撕裂声响，局部肿胀，皮下出血，伤后局部疼痛限于肩顶，并向三角肌止点放散，大结节与肩峰间压痛明显，患者不能主动外展肩关节。

2. 检查

（1）压痛：大结节与肩峰间压痛明显，根据压痛部位的大小，可以确定肩袖破裂范围的大小。局部压痛点用1%普鲁卡因封闭，待疼痛消失以后患者可以主动外展肩关节，表明肩袖未破裂或仅为部分破裂，若封闭后仍不能主动外展，则表明严重破裂或完全破裂。

（2）弹响：肩袖裂口经过肩峰下时则弹响，尤其完全破裂者更为明显。

（3）疼痛弧：部分破裂者肩关节外展60度～120度范围内出现疼痛。

（4）裂隙：完全破裂者，可以摸到破裂的裂隙。

（5）肌肉萎缩：早期因有丰满的三角肌遮盖不明显，日久将同现冈上肌、冈下肌失用性萎缩，尤以冈下肌明显。三角肌有时不但不萎缩反而肥大。

（6）关节活动异常：肩袖破裂较大时患臂不能外展，而由耸肩活动代替。由于肩袖破损，三角肌的收缩，肱骨沿其垂直轴向上，迫使肩胛骨在胸壁上滑动并旋转，出现肩关节活动异常，同时抗阻力外展力量减弱。

（7）上臂下垂试验：行局部麻醉后，将患侧上臂被动外展至90°，如不加以支持，患肢仍能保持这一位置，表示肩袖无严重损伤，如不能维持被动外展位置则表明肩袖严重破裂或完全破裂。

3. X线检查　可关节内充气，亦可碘油造影，如发现肩关节腔与三角肌下滑囊阴影相互贯通，表示肩袖完全破裂。

4. 鉴别诊断　与下列疾病相鉴别。

（1）肩部骨折脱位。

（2）肱二头肌长头肌腱断裂，断裂部多位于肱骨结节间沟处。急性外伤破裂时剧痛，肘部屈曲无力。慢性破裂者，屈肘力量逐渐减弱。抗阻力屈肘试验无力感或疼痛加重。

（3）牵拉肩。

（三）治疗

1. 手法治疗 急性期忌用手法治疗，在功能恢复期可在肩关节周围使用穴位点按、拿捏、弹拨、摇肩、牵抖等手法，并配合肩外展及上举被动运动，争取及早恢复肩关节功能。

2. 固定疗法 不完全破裂者大多不需要手术治疗，多采用在局部封闭下将肩部外展、前屈、外旋，用"人"字形石膏或外展夹板支架固定3~4周，以使肩袖破裂部分接近而获得愈合。

3. 药物治疗

（1）内服药：初期以活血行气、消肿止痛为主，可用云南白药、跌打丸；后期以舒筋、活络、止痛为主，口服舒筋丸。

（2）外用药：外用消瘀止痛膏、接骨续筋膏等。

4. 局部封闭疗法 局部疼痛较剧烈的患者，可在肩峰下间隙行局部封闭。

5. 手术疗法 肩袖部分破裂经4~6周非手术治疗，仍不能恢复肩关节有力、无痛、主动的外展活动，及完全破裂和陈旧性破裂的患者，均应行手术修补。

（四）功能锻炼

在疼痛可以耐受的情况下可进行肩关节功能锻炼。开始时以被动活动为主，3个月内应避免做提举重物等动作。

（陈贵全　谢林林）

第四节　膝关节病

膝关节由股骨内、外侧髁（即股骨下端关节面）和胫骨内、外侧髁（即胫骨上端关节面）以及髌骨构成，为人体最大且构造最复杂的关节，也是老年人最容易患病的关节。

膝关节到15~16岁才发育完善，16~30岁步入膝关节功能的"黄金时代"。人体半月板从30岁开始退化，到50岁后变化尤其明显，而女性退化速度更快。此外，大部分患者伴随有软骨破裂，对膝关节的磨损更为严重。

膝关节承担的重量随人体的运动和步态方式有很大的变化，膝关节站立位的静态受力（双足着地）为体重的0.43倍，而行走时可达体重的3.02倍，上楼时则可达到4.25倍，下楼梯时受力更大。而突然从高处跳下（例如1米高）足以造成老年人半月板和韧带损伤，形成关节内积液与肿胀。

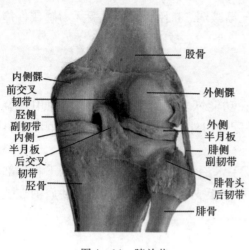

图 4-14　膝关节

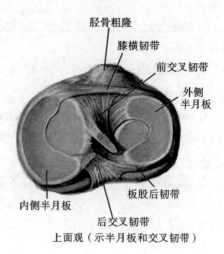

图 4-15　半月板

一、病因

1. 慢性劳损　长期姿势不良，负重用力，体重过重，导致膝关节软组织损伤。

2. 肥胖　体重的增加和膝骨性关节炎的发病成正比。肥胖亦为病情加重的因素。肥胖者的体重下降则可以减少膝骨关节炎的发病。

3. 骨密度下降　当软骨下骨小梁变薄、变僵硬时，其承受压力的耐受性就减少，因此，在骨质疏松者出现骨性关节炎的几率就增多。

4. 外伤和力的承受　包括经常的膝关节损伤，如骨折、软骨、韧带的损伤。异常状态下的关节，如在髌骨切除术后关节尚处于不稳定状态，当关节承受肌力不平衡并加上局部压力，就会出现软骨的退行性变。正常的关节和活动甚至剧烈运动后是不会出现骨性关节炎的。

5. 遗传因素　不同种族的关节受累情况是不相同的，如髋关节、腕掌关节的骨性关节炎在白种人多见，但有色人种及中国人中少见。性别对发病亦有影响，本病在女性较多见。

二、临床表现

（1）发病缓慢，多见于中老年肥胖女性，往往有劳累史。

（2）膝关节活动时疼痛加重，其特点是初起疼痛为阵发性，后为持续性，劳累及夜间更甚，上下楼梯疼痛明显。

（3）膝关节活动受限，甚则跛行。极少数患者可出现交锁现象或膝关节积液。

（4）关节活动时可有弹响、磨擦音，部分患者关节肿胀，日久可见关节畸形。

（5）膝关节痛是本病患者就医常见的主诉。早期症状为上下楼梯时的疼痛，尤其是下楼时为甚，呈单侧或双侧交替出现，出现关节肿大，多因骨性肥大造成，也可出现关节腔积液。出现滑膜肥厚的很少见。严重者出现膝内翻畸形。

三、诊断

（1）反复劳损或创伤史。

（2）膝关节疼痛和发僵，早晨起床时较明显，活动后减轻，活动多时又加重，休息后症状缓解。

（3）后期疼痛持续，关节活动明显受限，股四头肌萎缩，关节积液，甚至出现畸形和关节内游离体。

（4）膝关节屈伸活动时可扪及摩擦音。

（5）膝关节正、侧位 X 照片，显示髌骨、股骨髁、胫骨平台关节缘呈唇样骨质增生，胫骨髁间隆突变尖，关节间隙变窄，软骨下骨质致密，有时可见关节内游离体。

四、推拿按摩治疗

1. 按揉血海穴与梁丘穴

（1）位置：下肢绷紧，膝关节上侧肌肉最高处，内为血海、外为梁丘。

（2）作用：刺激此二穴可有效增加股四头肌的血液供应，配合股四头肌锻炼可以防止肌肉萎缩，尤其对改善膝关节骨性关节炎的抬腿无力、屈伸困难，效果显著。

2. 按揉内外膝眼穴与委中穴

（1）位置：屈膝，在膝部的髌骨与髌韧带外侧凹陷处为犊鼻穴，内侧凹陷处为膝眼穴。委中穴位于腘横纹中点，股二头肌腱与半腱肌肌腱的中间。

（2）作用：刺激此三穴可增加关节内血液供应和润滑液的分泌，防止因摩擦造成的疼痛。

3. 按揉阴陵泉穴与阳陵泉穴

（1）位置：阴陵泉穴位于小腿的内侧，膝下高骨后侧凹陷处。阳陵泉穴位于膝盖斜下方，小腿外侧高骨稍前凹陷处。

（2）作用：刺激此二穴可以疏通下肢经络，改善小腿无力、疼痛等异常感觉。

4. 按揉足三里穴与三阴交穴

（1）位置：三阴交穴位于内踝高点上四横指处。足三里穴位于外膝眼下四横指处。

（2）作用：刺激此二穴可以令下肢有力。具有补益肝脾肾，健步强身的作用。

5. 掌揉髌骨

（1）手法：以掌心扣按髌骨，在保持足够压力的情况下，使髌骨产生向内向上的轻微运动，在此基础上，带动髌骨做环转运动 2～3 分钟。按压时，以髌骨下产生酸胀温热为宜。

（2）适用症：适用于膝关节骨质增生、髌骨软化症、膝关节水肿及伸膝装置外伤性粘连、风湿、类风湿关节炎等。

6. 推揉膝关节内外侧肌腱

（1）手法：以拇指推揉膝关节内外侧肌腱 2~3 分钟，以产生酸胀温热感为宜。

（2）适用症：适用于膝关节肌腱韧带损伤。有舒筋活血，改善膝关节功能，保持膝关节稳固等作用。

7. 叩击膝关节周围

（1）手法：腕关节放松，以五指轻轻叩击膝关节周围。

（2）作用：解除膝关节肌腱韧带紧张，改善膝关节血液循环。

8. 点揉阿是穴（即点揉搓痛点）

（1）手法：用手指按压，找到膝关节周围的压痛点，用拇指或食指指腹在压痛点处进行点揉，压痛点多位于膝关节内外侧、髌骨上下及膝后腘窝处及小腿后侧。膝后腘窝处可以用食中指点揉。按揉每个痛点时注意力度，先由轻至重点揉 20 次，再由重至轻点揉 20 次。

（2）作用：舒筋活血，减轻疼痛。

9. 推按膝关节上下肌肉

（1）手法：用手在膝关节上下进行推按，以膝关节及其上下肌肉有温热舒适感为度。

（2）作用：改善膝关节周围血液循环，消除疲劳，促进炎症吸收。

10. 擦膝关节

（1）手法：使用少林活血汤等药酒及扶他林等按摩介质摩擦膝关节，以膝关节有温热舒适感为度。

（2）作用：改善膝关节及其周围肌肉韧带的血液循环，舒筋活络，消除疲劳，促进炎症吸收，减轻疼痛。

11. 拿捏股四头肌

（1）手法：以拇指和其余四指相对拿捏股四头肌（即膝盖上丰厚的肌肉）约 1~2 分钟，以微微酸胀为度。

（2）作用：有效增加股四头肌内的血液供应，特别是适用于膝关节骨性关节炎的患者，股四头肌内侧萎缩、膝关节不能伸直者。

12. 拿揉小腿肚

（1）手法：用手掌轻揉地拿揉小腿肚。每侧各 1 分钟，以小腿肚微微发热为佳。

（2）作用：松解患者小腿肚痉挛的肌肉，增加小腿后侧肌群的血液供应。

13. 搓揉、拍打及推擦下肢

（1）手法：以双手手掌按压并吸附住患者的腿部双侧皮肤及皮下组织，做快速的搓动，由大腿向小腿方向操作，以深层组织有热感为宜。然后再由上向下拍打和推擦下肢。

（2）作用：有助于促进下肢血液循环，消除炎症。

14. 弹拨腘窝内两侧的"大筋"与委中穴

（1）手法：用双手除拇指外其余四指触摸膝关节后腘窝内的两侧，可以摸到两侧各有1根"大筋"，此即是大小腿主要肌腱穿行处。膝关节病患者多由于膝关节不能充分伸直而引起这些肌腱"挛缩"，久之腿就会无法伸直。

（2）作用：用双手四指经常弹拨此两处"大筋"，可以起到舒筋通络的作用，松解挛缩，恢复肌腱原来的长度。这样，渐渐地膝关节就能伸直了。

五、膝关节病的预防

膝关节的养护要点在于练养相兼，即锻炼韧带、节约关节。

（1）避免在潮湿处睡卧，不要汗出当风，不要在出汗后立即洗凉水浴或洗脚，以防风、湿、寒邪气对膝关节的侵害，膝关节不应过于劳累或负荷过重。

（2）坚持做双侧股四头肌收缩的静力训练，即取卧或坐姿，双下肢伸直，用力绷紧大腿前方肌肉群，持续 10 ~ 20 秒，放松 5 ~ 10 秒，重复 20 ~ 30 遍，每日 4 ~ 5 次，做 3 周有效，并自我按摩双腿。

（3）及时和妥善治疗关节外伤、感染、代谢异常、骨质疏松等原发病。

（4）可多食含钙多的食品补钙。应以食补为基础，注意营养的平衡，多食奶制品（如鲜奶、酸奶、奶酪）、豆制品（如豆浆、豆粉、豆腐、腐竹等）、蔬菜（如胡萝卜、小白菜、小油菜）及紫菜、海带、虾、鱼等海鲜类。同时应多晒太阳及补充维生素 D，以促进钙吸收。必要时，适量补充钙剂。但应注意一定要在医生指导下补钙。

（5）坚持适量体育锻炼，防止骨质疏松。有规律的运动能够通过加强肌肉、肌腱和韧带的支持作用而有助于保护关节，预防骨关节病的发生。

（6）在站起和坐下时，注意先把膝关节轻微适当地反复屈曲几下，然后站起或坐下，有利于保护膝关节。

（7）在超市购物时，尽量不要用手去提购物袋（篮），因为会加重膝关节负重，所以推荐使用购物车。

（陈贵全　谢林林）

第五节　其他老年人常见的骨伤科疾病

一、骨质疏松症

老年性骨质疏松症是一种以骨组织微结构被破坏为特征的全身性疾病，多发生于老年人和绝经后的妇女，中医称之为"骨痿"，认为肾虚是发生骨质疏松症的主要原因。女性发病年龄一般在绝经后 20 年以上，男性发病年龄大约在 70 岁以上，女性发病率为男性的 2 倍。

骨质疏松症是推拿按摩的禁忌症，70岁以上确诊为患骨质疏松症的老年人，不宜在脊柱、髋部、腕部等部位进行推拿按摩，特别是拿法、压法等重手法。

（一）骨质疏松的防治

1. 补钙

2. 积极治疗与骨质疏松有关的原发疾病 如糖尿病、甲亢、类风湿关节炎、肾病和肝病等。

3. 适当运动、避免摔跤 根据每个人的身体状况每天进行适当的体育活动以增强肌力，维持骨密度和骨强度。但要注意避免摔跤，骨质疏松症骨折多发生在脊椎和髋部。

（二）补钙的注意事项

1. 钙在体内的作用 钙是人体内含量最多的元素，约有1200克，也是最容易缺乏的元素之一。人体是否缺钙与两方面原因有关。一是峰值骨量，即在35岁左右时，人体骨量达到人生中最高骨量时的钙含量，主要由遗传因素、补钙因素和锻炼因素决定；二是钙流失情况，由钙的补充、流失量及生活习惯所决定，如嗜烟酒，咖啡、茶、可乐、盐摄入量过高，少吃肉或吃太多肉都可导致钙的流失。

体内的钙约99%构成骨盐，分布在骨骼和牙齿中，约1%分布在体液中。虽然体液含钙量少，但起的作用却很大。

（1）维持血管的正常通透性：当体液中钙含量降低，毛细血管通透性增强，血液中的成分可以渗出血管外，这就是某些过敏性疾病的发病机制。注射钙制剂，可以降低毛细血管通透性，过敏性疾病即可缓解。

（2）抑制神经肌肉的兴奋性：钙离子有降低神经骨骼肌兴奋性的作用。血钙浓度低到每100毫升血7毫克以下时，神经骨骼肌兴奋性增强，可以出现手足搐搦症或惊厥。这时静脉推注钙制剂，提高血钙浓度，惊厥即可停止。

（3）参与肌肉的收缩：血浆里的钙与骨骼肌收缩有直接关系，对维持心肌的正常收缩也起重要作用。如果钙浓度过高，可以减弱肌肉的收缩，引起心跳减慢或心脏停跳。

（4）参与血液凝固过程：抽血化验时，常在血液标本中加入枸橼酸钠或草酸钾等抗凝剂，枸橼酸和草酸可与血液中的钙离子结合，使钙离子减少，血液标本则不凝固。

2. 影响钙吸收的因素

（1）食物中钙浓度：食物中含钙量多，肠道内钙浓度就高，肠道钙吸收量也多，肠道钙吸收量与肠道钙浓度成正比。另外，肠道钙吸收量与机体缺钙程度一致，机体缺钙越多，肠道吸收钙也越多。

（2）肠道酸碱度：肠道内偏酸，有利于钙吸收；肠道内偏碱，不利于钙吸收。因为钙盐在酸性环境中易溶解，在碱性溶液中难溶解。乳酸、氨基酸均能促进钙盐溶解，有利于肠道钙吸收。

（3）食物中某些成分：食物中如含有过多的碱性磷酸盐、草酸盐、植酸等，能与钙形成不溶解的化合物，影响肠道钙吸收。如菠菜含有钙，也有草酸盐，它们容易结合成不溶解的化合物，所以菠菜中的钙不易吸收。

（4）食物中的钙磷比例：人乳中钙、磷之比为2:1，牛乳中钙、磷之比为1.2:1。牛乳中含钙少、含磷多，容易形成难溶性的磷酸钙，影响肠道钙、磷吸收。如果吃牛乳的孩子，添加含钙多、含磷少的白萝卜，纠正钙、磷比例，即能提高钙吸收量。

（5）维生素D能促进肠道钙吸收

（6）年龄与肠道状况：钙吸收随年龄增长而逐渐减少。婴儿每日肠道钙吸收量为食入总量的60%，而成人仅为食入总量的15%～20%。

3. 钙的合理摄入量　据中国营养学会《中国居民膳食营养素参考摄入量》公布的数据，婴儿每天钙的摄入量应为300mg左右，5岁之后增加到每天400mg，7岁之后达到每天800mg，成年人也是800mg，老年人钙需要量增加，每天需要1000mg，孕妇和哺乳期妇女需要量更高，每天需要1200mg。老年人之所以钙需要量增加，主要是由于上了年纪之后，激素发生变化，如妇女绝经之后雌激素降低，影响钙的吸收，进而影响骨的构建。

粗略计算，1毫升牛奶能够提供的钙量约为1毫克。因此每天早上饮用一袋250ml左右的鲜牛奶，晚上饮用250ml左右的酸奶，就能大概增加500mg钙的摄入。再加上日常膳食中摄入的钙，基本能够满足每天钙的需求。

需要注意的是，补钙并非越多越好。摄入钙过多，可能干扰人体对其他营养素的吸收利用。体内钙含量过高会造成钙盐沉积，从而影响磷的吸收，反而会给身体造成一定的损害。如果补钙过量，还会增加患肾结石的风险。

4. 老人科学补钙

（1）补钙莫忘食醋：补钙的最好办法是从食物中摄取。含钙较多的食物有牛奶、鸡蛋、猪骨头汤、鱼虾、黄豆、萝卜缨、芹菜、韭菜等。但是，补钙时莫忘吃醋，有人做过这样的实验，把经人为引起骨质疏松的老鼠分为普通食物组和吃醋食物组（钙的摄取量相同），一个月后检查两组老鼠骨头的强度，结果发现吃醋食物组的老鼠骨强度明显增加。因为醋与食物中的钙能产生化学反应，生成既溶于水又容易被人体吸收的醋酸钙。因此，提倡食物中加点醋，如糖醋排骨、糖醋鱼等。

（2）注意食物中钙磷的比例：钙在人体内的吸收和利用还常常受到其他成分的影响，对钙的吸收利用率影响较大的是钙磷的含量比例。当钙和磷的比例在1:1～2:1时，钙的吸收率最高。在食品中，钙磷之比在此范围内的要数水产品，所以，补钙应多吃些水产品为好。

（3）宜在夜间补充钙质：夜间人体最需要钙，而且最容易吸收。由于夜间入睡后不进食物，但人体血液中仍需要一定数量的钙，这时只有从体内唯一含钙部分———骨骼中索取；另一方面，由于就寝时人体的含钙量较少，因此，临睡前摄取钙质能很快被吸收。

5. 补钙食品

（1）乳类：牛、羊奶及其奶粉、乳酪、酸奶、炼乳。

（2）豆类：黄豆、毛豆、扁豆、蚕豆、豆腐、豆腐干、豆腐皮、豆腐乳等。

（3）鱼虾蟹类与海产品：鲫鱼、鲤鱼、鲢鱼、泥鳅、虾、虾米、虾皮、螃蟹、海带、紫菜、蛤蜊、海参、田螺等。

（4）肉类与禽蛋：羊肉、猪脑、鸡肉、鸡蛋、鸭蛋、鹌鹑蛋、猪肉松等。

（5）蔬菜类：芹菜、油菜、胡萝卜、萝卜缨、芝麻、香菜、雪里蕻、黑木耳、蘑菇等。

（6）果类：柠檬、枇杷、苹果、黑枣、杏脯、橘饼、桃脯、杏仁、山楂、葡萄干、胡桃、西瓜子、南瓜子、桑椹干、花生、莲子等。

食补药补都是补钙的好方法。补钙的同时还要补充维生素 D 以有利钙的吸收。其实最好的最有效的且不花钱的方法是：多晒太阳。

6. 补钙的时间、次数和方法问题

比较科学合理的补钙方法，一是在饭后，要分次分量，二是要嚼碎，三要睡前服。

（1）饭后分次分量：饭后服用补钙剂。在饭后服用，因为吃完饭以后胃酸分泌是最充分的时候，钙的吸收在人体来讲需要提供一个比较酸性的环境，这样在酸性环境里钙的吸收会更好。再有就是最好是分次服用，比如说一天补充 1000 毫克的钙质。如果要一次服用吸收率大概是 20% 也就是 200 毫克，如果要是分两次或者三次服用吸收率会达到 30% 也就是 300 毫克，或者更多。这样比一次服用效果会好一些。

（2）嚼碎服用：药剂嚼碎以后药片表面积增大，有利于钙的吸收。

（3）最好在睡觉之前服用钙剂。比如说一般人晚上都是在七点钟吃晚饭，这样食物中的钙可以维持前半夜的血钙浓度，在后半夜食物中所提供的钙差不多已经消耗掉了，这样血钙浓度就要依靠骨钙进入血，转化为血钙维持。所以说如果要是晚上 7 点钟吃，差不多到 12 点食物中的钙就消耗掉了。如果在睡觉之前再补充一次钙剂，就可以提供后半夜钙的需要量，防止后半夜骨钙的丢失。

二、股骨头坏死

股骨头坏死又称"股骨头缺血性坏死"，为常见的骨关节病之一。大多因风湿病、血液病、潜水病、烧伤等疾患引起，先破坏邻近关节面组织的血液供应，进而造成坏死。其主要症状从间断性疼痛逐渐发展到持续性疼痛，再由疼痛引发肌肉痉挛、关节活动受限，最后严重致残而跛行。激素药亦会导致本病的发生。中医学认为疾病发生原因为内因外因相互作用，使人体阴阳失去平衡，气血的失调而生疾，亦称"髀枢痹""骨痹""骨萎"。

（一）病因

股骨头坏死的病因多种多样（约 60 多种），比较复杂，难以全面系统地分类，这与发病机理不清有关。常见的致病因素如下。

1. 创伤 如外力撞击引起股骨颈骨折、髋关节脱位、髋关节扭挫伤等。创伤是造成股骨头坏死的主要因素。但创伤性股骨头缺血坏死发生与否、范围大小，主要取决于血管破坏程度和侧支循环的代偿能力。

2. 药物 多因气管炎、哮喘、风湿、类风湿、颈肩腰腿痛、糖尿病、皮肤疾患等，而长期服用激素类药物。由于大量或长期使用激素，导致了激素在机体内的积蓄而发病，这是早期的一种说法。近期认为股骨头坏死的发生与激素使用的种类、剂型、给药途径有直接关系，与激素的总量及时间并不成正比。但长期大量使用激素或日用量过大，剂量增减突变也是发生股骨头坏死的原因之一。

3. 酒精刺激 由于长期大量的饮酒而造成酒精在体内的蓄积，导致血脂增高和肝功能的损害。血脂的升高，造成了血液黏稠度的增高，血流速度减缓，使血液凝固性增高，因而可使血管堵塞，出血或脂肪栓塞，造成骨坏死。临床表现为酒后加重、行走鸭子步、心衰、乏力、腹痛、恶心呕吐等。

4. 风、寒、湿邪 临床表现为髋关节疼痛、寒湿为甚、下蹲困难。

5. 肝肾亏虚 表现为全身消瘦、面黄、阳痿、早泄、多梦、遗精、乏力等。

6. 骨质疏松 临床表现为下肢酸软无力、困疼、不能负重、易骨折。

7. 扁平髋 表现为行走鸭子步，下肢短、肌肉萎缩，行 50 米左右疼痛逐渐加重，功能受限等。

8. 骨髓异常增生 表现为患肢寒冷、酸痛、不能负重、易骨折、骨明显萎缩等。

9. 骨结核合并骨坏死 表现为结核试验阳性，午后低烧，疼有定处，消瘦，盗汗，乏力等。

10. 手术后骨坏死 常见于骨移植、血管移植 3 年后，骨的血供应不足而发生骨坏死。

11. 气压性、放射性、血液性疾病

在以上诸多因素中，以局部创伤、滥用激素药、过量饮酒引起的股骨头坏死多见。但不论哪种原因，其共同的核心问题是引起了股骨头的血液循环障碍，而导致骨细胞缺血、变性、坏死。

（二）中医学认识

1. 外伤所致 由外力作用于髋关节局部，轻者皮肉受损，严重者出现骨断筋伤，使经络、筋脉受损气滞血瘀，气血不能蓄养筋骨而出现髀枢痹，骨萎。

2. 六淫侵袭 六淫中以风寒、湿邪最易侵袭人体、风寒邪侵袭人体经络、气血不通，出现气滞血瘀筋骨失于温煦、筋脉挛缩、屈伸不利，久之出现股骨头坏死。

3. 邪毒外袭 外来邪毒侵袭人体，如应用大量激素，辐射病减压病等，经络受阻，气血运行紊乱，不能正常养筋骨，出现骨萎，骨痹。

4. 先天不足 先天之本在于肾，肾主骨生髓，先天不足，肝肾亏损，股骨头骨骺发育不良或髋臼发育不良，髋关节先天脱位，均可导致股骨头坏死。

5. 七情所伤 七情为喜怒忧思悲恐惊，七情大过，情志郁结，脏腑功能失调，导致气机失降，出入失调久之肝肾亏损，不利筋骨，使筋弛骨软。

中医学认为与股骨头坏死病变关系最为密切的为肝、脾、肾三脏。肾为先天之本，主骨生髓，肾健则髓充，髓满则骨坚；反之，则髓枯骨萎，失去应有的再生能力。肝主筋藏血，与肾同源，两脏荣衰与共，若肝脏受累，藏血失司，不能正常调节血量，"心主血，肝藏之，人动则运于诸经，人静则血归于肝脏"，若血液藏运不周，营养不济，亦是造成缺血性股骨头坏死的重要因素。脾胃为后天之本，气血生化之源，脾健胃和，则五谷腐熟，化气化血，以行营卫；若脾胃失健运，生化气血无源，则筋骨肌肉皆无以生。

（三）症状

1. 疼痛 疼痛可为间歇性或持续性，行走活动后加重，有时为休息痛。疼痛多为针刺样、钝痛或酸痛不适等，常向腹股沟区、大腿内侧、臀后侧和膝内侧放射，并有该区麻木感。

（1）早期：疼痛开始为隐痛、钝痛、间歇，活动多了疼痛加重，休息可以缓解或减轻。但也有呈持续性疼痛的，不管是劳累还是休息，甚至躺在床上也痛。而且，疼痛逐渐加重。此时在 X 线上虽然没有明显的形态异常改变，但是髋关节已有不同程度的功能受限。比如病人患侧髋关节外展、旋转受限，下蹲不到位等。

（2）晚期：股骨头塌陷、碎裂、变形，有的可造成髋关节半脱位，此时的疼痛与髋关节活动、负重有直接关系。活动时关节内因骨性摩擦而疼痛，静止时头臼之间不发生摩擦，疼也就不明显了。此时，行走、活动疼痛加重，动则即痛，静则痛止或减轻。

总之，早期是以疼痛为主，伴有功能受限；晚期以功能障碍为主，伴有疼痛。

2. 关节僵硬与活动受限 患髋关节屈伸不利、下蹲困难、不能久站、行走鸭子步。早期症状为外展、外旋活动受限明显。

3. 跛行 为进行性短缩性跛行，由于髋痛及股骨头塌陷，或晚期出现髋关节半脱位所致。早期往往出现间歇性跛行，儿童患者则更为明显。

4. 体征 局部深压痛，内收肌止点压痛，4 字试验阳性，Allis 征阳性试验阳性。外展、外旋或内旋活动受限，患肢可缩短，肌肉萎缩，甚至有半脱位体征，有时轴向叩痛阳性。

5. X 线表现 骨纹理细小或中断，股骨头囊肿、硬化、扁平或塌陷。

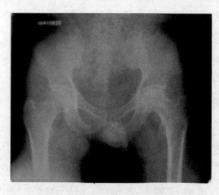

图 4－16　股骨头 X 线片图

（四）疾病分类

1. 股骨头全部坏死 较少见，是指股骨头从关节边缘起全部坏死。头下型股骨颈骨折常常可以引起全头坏死。

2. 股骨头锥（楔）形坏死 最多见。正常股骨头分为中心持重区和内、外无压区。头中心锥形坏死即为持重区骨坏死。

3. 股骨头顶半月状坏死 发生率很高，骨坏死发生于股骨头的前上方，死骨呈半月状，髋关节蛙式外展位 X 线照片显示最为清楚。

4. 股骨头灶性骨坏死 病情最轻，这一类型一般不发生股骨头塌陷。

5. 股骨头核心性坏死

6. 非血管性骨坏死

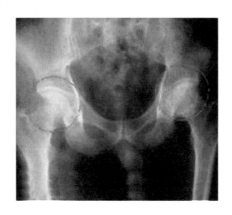

图 4 - 17　股骨头坏死图

（五）饮食保健

股骨头坏死是一种慢性疾病，病程较长，治疗效果缓慢，使患者容易产生比较沉重的心理负担，旷日持久的病程，本身就是一种沉重的心理压力；疾病所致的疼痛或不适，治疗的痛苦或麻烦，检查的复杂与繁琐，也必然对心理产生影响；髋关节的活动障碍，限制了日常的活动，甚至丧失了工作、学习、料理生活的能力；经济上的损失与困难又起着雪上加霜的作用；另外，长时间的休养，给家属、亲友带来了不少麻烦和困难，进而产生人际关系方面的矛盾和问题。所有这些都可使慢性病人的心理活动发生变化。

1. 多食含钙的食物 从 X 线片上我们不难发现股骨头坏死，尤其中晚期，都会伴有骨的矿物质含量，即钙质含量的丢失。所以每日给予充足的钙质，可以弥补骨骼中矿物质成分的丢失。在普通食物中，含钙最丰富的是乳制品，如牛奶、酸奶、冰淇淋等。它们不仅富含钙质，还富含另一种人体所需的重要矿物质——磷。这些乳制品中的钙磷比值比较适中，可使钙磷等物质充分吸收。牛奶中还含有蛋白质、乳糖等物质。如果每天喝 2 杯牛奶（约 480 毫升）就足以达到成人的钙需要量。当然由于老年人本来钙质就丢失很多，所以钙需要量更大。

为了更好地使乳制品中的钙、磷成分吸收，应该每天在食用乳制品的同时，保证每日晒太阳 1 小时左右，这样会收到更好的效果。牛奶在加热时需不断搅拌，防止磷酸钙沉积下来，造成钙、磷的损失；牛奶与含有植酸、草酸及食物纤维的食物同时食入时会降低钙的吸收，故牛奶不宜与菠菜同食，也不可与浓茶一起喝。为了进一步增加牛奶中钙、磷的吸收，在普通牛奶中加入鱼肝油（含大量维生素 A 和维生素 D）或加服维生素 A、维生素 D，也可促进钙、磷等的吸收。

另一种含较多钙质的食物是动物骨头汤。而且在骨头汤中还含有脂肪酸以及蛋白质，其中脂肪酸包括饱和脂肪酸和不饱和脂肪酸。蛋白质、脂类、钙等物质都是骨骼形成时的重要物质，因此，多喝骨头汤对治疗股骨头坏死也有一定的帮助。但骨头汤中钙离子较少，钙的浓度较低，故在煮汤时，先将骨头砸裂，可增加矿物质和蛋白质的溶出率。

海产品中，如鱼、虾含有较多的钙、磷，而且钙磷比例合理，是钙磷的优质来源，所以多食海鲜类食物，对股骨头坏死病人大有好处。食用鱼、虾时，选择合适的烹调方法，可虾、皮同食，因为这些成分含钙更高。

2. 主食需搭配适宜　　股骨头坏死患者主食应以米、面、杂粮为主，但要注意做到品种多样，粗细搭配适宜。

3. 不宜吃辛辣食物　　股骨头坏死患者不宜吃辛辣食物，不过量饮酒、戒烟，多食用新鲜蔬菜和水果等。

4. 减少甘厚味食物　　如果肥甘厚味吃得过多，活动量又少，使体内血脂增高，血液黏稠度增加，血流缓慢反而不利于股骨头的修复。

5. 减少酒类的摄入　　股骨头坏死患者饮白酒、啤酒有百害而无一利，只有饮用少量的葡萄酒有软化血管作用，骨关节病患者在刚饮酒后会觉得症状减轻，这是因为酒精抑制中枢神经系统的功能，而酒性过后症状会加重，长期依赖饮酒止痛，对人体危害更大，特别是股骨头坏死患者必须戒酒。

（六）保健方法

1. 重视精神调养，避免不良刺激

（1）尽量避免外界环境的不良刺激对人体的影响。优美的自然环境，良好的社会环境，幸福的家庭氛围，有利于精神的调养，因而要积极创建这种环境和氛围，尽量避免来自自然环境、社会环境、家庭因素等方面的不良刺激。家庭成员和患者要积极配合医生治疗，防止外源性的精神刺激形成了内源性因素而间接地对机体产生的不良刺激。精神负担可间接地影响机体有序的生理功能，也可因异常的情志变化，加重病情，影响身心健康。

（2）提高自我心理调摄能力。过激过久的情志刺激，在超越人的心理调节范围时，就成为致病因素，亦即《灵枢·本脏》所说的："志意和则精神专直，魂魄不散，悔怒不起，五脏不受邪矣。"因而要求患者能通过养生保健手段，达到自我心理调节，以提高人的精神正气，对机体营造一个能产生抗病治病能力的条件。

2. 房事有节　　对于已婚的病患者，要节制性欲和性生活。中医学认为，性生活消耗肾精，对治疗本病极为不利。因此在未治愈前，必须加以节制。如果消耗过度或不加以节制，必致肾虚，肾虚则不能充养其骨，以致骨质松软脆弱，抗病能力下降。

3. 传统之保健养身法　　我国的气功养生与治病之术，是中华文化遗产的瑰宝。

它不是迷信，只是少数别有用心的人给它冠以神秘的面纱，肆意歪曲它。现代科学技术对气功的研究已不断证明气功养生术是一门学问，其内容十分丰富，如五禽戏、太极拳、易筋经、八卦掌等，都各具特色。有的以动为主，旨在运动健身，使人体各部位的关节、筋骨、肌肉得到充分的锻炼，使百脉通畅，气血调和，各系统功能活跃。有的以静为主，主动地练意、气、形，强调自我的身心锻炼，从而更好发挥保健抗病的功效。据说美国有的医学科学工作者，将少年儿童时期的男女和进入老年时期的男女，组织长期打太极拳作为健身的体育锻炼，经数年后，其测得结果表明：儿童不缺钙，身体素质高，不易患骨骼上的疾病；老年人不易患股骨头坏死症，摔跤后骨的应力增强，不易骨折等。他们的结论是：以打太极拳进行体育锻炼，达到养生治病目的，不是中老年人的专利，对生长发育期的儿童也同样有效。

所以，在股骨头各期治疗中的下地活动期，可以根据病情需要，坚持做以动为主或以静为主的气功保健性辅助治疗，以增加肌肉骨骼的应变调节能力。

（六）中医治疗

1. 中医治疗综合方法

（1）中医外治法：中医外治法源远流长，千百年来，与针灸、汤醴相媲美，是中医治疗学的重要组成部分。"凡病多从外入，故医有外治法。"中医学最早的治病方法就是外治疗法，如砭石放血、草茎敷裹创伤、干草烤食御寒等，就是针法、敷贴、热熨法的原始起源。

中医外治的起源则是《内经》，其中记载了砭、针刺、针灸、按摩、熨、渍、浴、蒸、涂嚏等外治法。《伤寒论》还创用了塞鼻、灌耳、舌下含药、润导、粉身等法，也是我们经常使用的中医外治法，疗效显著，使用方便。在股骨头坏死治疗中，外治法也是中医的常用手段，即将具有破瘀清腐、通脉养骨、生髓长骨的膏药于体外贴敷，通过靶向给药治疗股骨头坏死。

人们已经注意到现行一些用药方式、如口服、注射，等给人体带来的损伤，包括一些需长时服药造成的药源性疾病（药物治疗过程中，造成的人体新的疾病）的日益增多，现中药外治法尤为引人瞩目。

通过体外贴敷，使药物直接作物于局部病灶而起到全身或局部的治疗作用，且能够更切近病灶，增加局部药物的强度，起到活血化瘀、运行气血、消肿止痛、死骨吸收、新骨再生的功效。

首先可以将纯中药制剂直接注射到股骨头内，药物不用通过血液循环直达病变部位，强制药物吸收，不仅大大缩短了治疗时间还提高了疗效。让药物直接在坏死部位起作用，使骨内膨胀的脂肪颗粒回缩，骨内压降低恢复到正常，这样也就解除了对血管、血管窦的压迫，使受压的骨内血管及血管窦有了自己生存的空间，换言之就是有了自己的"房子"，可以不受压了，使血液重新进入股骨头内，恢复骨内循环，与此同时注入的生骨制剂起作用，使坏死组织吸收，新骨生成，最终达到了股骨头坏死治愈的目的。

（2）中医的辨证论治：对不同病期，不同病证而侧重活血化瘀、疏通经络、去腐生新、配补肝肾、强筋壮骨等，从而改善机体的内环境，为新骨的生成提供了物质基础，促进血管的再生和侧支循环的建立，促进新骨的生成。

（3）理疗和功能锻炼：在治疗中也是必不可少的，股骨头坏死治疗中配合针对性的针灸、按摩、理疗、中药熏蒸等辅助治疗，可以在短时间内收到更明显的效果。

这样，通过中医学的局部与整体相结合、动静相结合的治疗理论而综合的治疗股骨头坏死的疗法在临床治疗中取得了卓越成绩，在治疗股骨头坏死中大有发展前景。

2. 按摩注意事项

（1）在按摩时要分清病情轻重。轻者，在股骨头坏死周围施加力量，可做外展、内收功能活动，以帮助改善关节活动障碍。重者，股骨头坏死面积大，关节强直重，按摩时要轻柔，用力不要过猛，不要过力压迫髋关节，以免加重病情。

（2）老年人骨骼含钙量减少，无机成分增多，骨质疏松，医生在按摩时注意手法不要过猛。

（3）股骨颈骨折病人，不易做按摩。

（4）患股骨头坏死病人在感冒发烧时或局部有炎症时不易做按摩。

（5）患血友病骨股头坏死患者不易做手法治疗。

三、风湿关节炎

风湿关节炎的典型表现是轻度或中度发热，游走性多关节炎，受累关节多为膝、踝、肩、肘、腕等大关节，常见由一个关节转移至另一个关节，病变局部呈现红肿、灼热、剧痛。部分病人也有几个关节同时发病，不典型的病人仅有关节疼痛而无其他炎症表现，急性炎症一般于 2～4 周消退，不留后遗症，但常反复发作。若风湿活动影响心脏则可发生心肌炎，甚至遗留心脏瓣膜病变。

（一）临床表现

风湿关节炎是风湿热的一种表现。风湿热是由 A 组乙型溶血性链球菌感染所致的全身变态反应性疾病，病初起时常有丹毒等感染病史。风湿热起病急，且多见于青少年。风湿关节炎可侵犯心脏，引起风湿性心脏病，并有发热、皮下结节和皮疹等表现。风湿关节炎有两个特点：一是关节红、肿、热、痛明显，不能活动，发病部位常常是膝、髋、踝等下肢大关节，其次是肩、肘、腕关节，手足的小关节少见；二是疼痛游走不定，一段时间是这个关节发作，一段时间是那个关节不适，但疼痛持续时间不长，几天就可消退。血化验血沉加快，抗"O"滴度升高，类风湿因子阴性。治愈后很少复发，关节不留畸形，有的病人可遗留心脏病变。

1. 疼痛

（1）关节疼痛是风湿病最常见的症状，全身关节都有可能发生疼痛。

（2）肌肉也会出现疼痛症状，而且还可能出现肌无力、肌酶升高、肌源性损害等，如系统性红斑狼疮、混合性结缔组织病、皮肌炎等。

2. 不规律性发热 风湿发作之前会出现不规则的发热现象，但不会有寒战，用抗生素治疗无效，同时还会出现血沉快。

3. 皮肤黏膜症状 皮肌炎、干燥综合征、白塞病、脂膜炎等，会出现皮疹、口腔溃疡、皮肤溃疡、网状青紫、眼部症状等。

4. 雷诺征 指端在遇冷或情绪变化时会发白，然后转变成紫色，最后转变成红色并伴有麻木、疼痛和严重的皮肤溃疡。

5. 自身抗体血液指标异常 包括抗 ENA 抗体、抗 ds－DNA 抗体、抗血小板抗体、抗核抗体、抗心磷脂抗体等指标。

（二）鉴别诊断

1. 类风湿关节炎 为多发性、对称性的指掌等小关节炎和脊柱炎。

2. 脓毒血症引起的迁徙性关节炎 常有原发感染的临床征候，血液及骨髓培养呈阳性且关节内渗出液有化脓趋势，并可找到病原菌。

3. 结核性关节炎 多为单个关节受累，好发于经常活动的手、摩擦或负重的关节。

4. 莱姆关节炎 由蜱传播的一种流行病。

5. 痛风 痛风的发病率有明显增多趋势，痛风早期易与风湿关节炎相混淆。痛风多见于男性，好发部位为第一跖趾关节，也可侵犯踝、膝、肘、腕及手指等关节。发作时多急骤起病，数小时内出现红、肿、热、痛，疼痛剧烈时不能触碰，因高尿酸血症，尿酸结晶沉积于关节附近或皮下，形成痛风结节。结节逐渐增大，致使局部畸形及骨质破坏。血清尿酸常在 357μmol（6mg/dl）以上，关节腔穿刺或结节活检，可见到针状尿酸结晶。

（三）综合治疗

综合治疗是治疗风湿病的关键。

1. 药物治疗 治疗的原则是早期诊断和尽早合理、联合用药。

（1）非甾体抗炎药：此类药物因可抑制前列腺素的合成而迅速产生抗炎止痛作用，对解除疼痛有较好效果，但不能改变疾病的病程。临床上常用的有盐酸氨基葡萄糖颗粒、布洛芬、青霉胺、双氯酚酸、阿司匹林、吲哚美辛等。

（2）慢作用抗风湿药：此类药物多用于类风湿关节炎及血清阴性脊柱关节病。对病情有一定控制作用但起效较慢。常用的有金合剂（肌注或口服）、青霉胺、柳氮磺胺吡啶、氯喹等。

（3）细胞毒药物：此类药物通过不同途径产生免疫抑制作用。常用的有环磷酰胺、甲氨喋呤、金独春等。它们往往是系统性红斑狼疮、类风湿关节炎和血管炎的二线药物，副作用虽较多且较严重，但对改善这些疾病的愈后有很大的作用。

（4）肾上腺皮质激素：本类药物是作用较强的抗炎、抗过敏药物，能明显改善系统性红斑狼疮等结缔组织病的愈后，但不能根治这些疾病。其众多的副作用随剂量加大及疗程延长而增加，故在应用时要衡量它的疗效和副作用而慎重选用。

2. 外科疗法 包括各种矫形手术、人工关节的置换、滑膜切除等。手术不能治愈疾病只能改善关节功能和生活的能力。

3. 代替疗法 鉴于目前针对风湿关节炎的传统疗法只是缓解疼痛没有根治的疗法，所以自 20 世纪 80 年代开始，世界上各发达国家（美、日、欧等）盛行代替疗法——利用纯天然锯峰齿鲛（大青鲨）软骨粉治疗各种关节炎，并取得临床上的疗效验证。现在，在欧洲一些国家已把鲨鱼软骨萃取物认定为药品，日本也选定了企业专门提供临床之用。

4. 中医外治法

（1）热熨疗法：防己 30g，威灵仙 30g，苍术 30g，马钱子 10g，生川、草乌各 10g，南星 10g，生姜 40g，当归 30g，木瓜 30g，牛膝 30g，樟脑 30g，红花 30g，防风 30g，生半夏 7g，生附子 6g，桂枝 35g。将上药共研末，用酒拌湿，装入布袋。将药袋围摊于关节周围，缠扎，外用热水袋热熨 30 分钟，每日 3～4 次。本法适于遇冷加重的寒痛。

注意事项：此药毒性大，用后要认真洗手。此方严禁内服。

（2）热敷疗法：生川、草乌各 30g，乌附片 30g，当归 30g，丹参 30g，白芥子 30g，生麻黄 15g，干姜 15g，桂枝 12g，木通 12g，白芍 20g，细辛 10g，乳香、没药各 10g，三七 5g，麝香 0.5g（另包），虎力散 4 支（云南个旧市制药厂生产），马钱子散 2 包（山西历城制药厂生产），葱白 4 根，白酒适量。除麝香外，全部中药共研细末，将马钱子散和虎力散掺入，再将葱白捣烂均匀和入，后入白酒，调成稀糊状，入锅内炒热至不灼伤皮肤为度。入麝香 0.25g 和匀，以约 0.5cm 厚度摊于辅料上，趁热敷于患处，外以绷带固定。

注意事项：严禁内服。敷药可采用晚敷晨去法；上药一剂可重复使用 5～7 次，每次重复使用时，需按上法加入麝香、葱白和白酒，随炒随用；患部皮肤如果起泡，则应立即停药，局部涂以龙胆紫药水，以防破溃感染。本方只适用于寒邪偏胜者，若为湿热痹痛，禁用此方。

5. 其他治疗 包括物理、康复、职业训练、心理等治疗，是本类疾病综合治疗的不可缺少的部分。

（四）验方治疗

风湿关节炎的传统治疗方法是益气养血、祛风除湿、搜风通络、化痰祛瘀。以"治风先治血，血行风自灭"为理论基础。

1. 中药验方

（1）药方：海风藤、宽筋藤、忍冬藤、丁公藤、石楠藤、鸡血藤各 30 克。

（2）用法：共研细末，每服 2 克，每日 3 次，28 天为 1 疗程。

（3）疗效：用药 1 疗程，有效率达 91%。

2. 内服药酒疗法

（1）药方：白术、杜仲、淫羊藿各 12 克，全蝎、秦艽、防风、川乌、草乌、木瓜、牛膝、当归、川芎、金银花、麻黄、乌梅各 9 克，蜈蚣 3 条，白酒 250 毫升，红糖 250 克。

（2）制法：将药、酒共置陶罐内，布封口，泥糊紧，文火煎2小时后，埋地下或放进井水中，去火毒，一昼夜后滤渣取液备用。

（3）用法：每顿饭后服35毫升，日3次，10天为1疗程。

3. 外用药酒疗法

（1）处方：大血藤、络石藤、青风藤各30克，木瓜、没药各15克，牛膝、木防己、丹皮、乳香、田七各12克，桃仁、桑枝各6克，白酒500毫升。

（2）用法：药浸酒内1周后，用棉花蘸药酒涂擦患处，日3～5次。

（3）疗效：治风湿关节炎外擦1疗程见效，3疗程可愈。有效率达90%。

4. 按摩疗法　按摩疗法是一种安全有效的治疗方法。目的在于补肾健骨、舒筋活络、健脾祛湿、疏风定痛，以促进患者受累关节功能的恢复和全身状况的改善，为进一步治疗打下基础。按摩治疗应注意：

（1）切忌粗疏大意、手法粗暴。

（2）做到有的放矢，不盲目下手。

（3）切忌急于求成，避免因手法不当而使关节受损或发生病理性骨折。全身状况差的或处于严重风湿活动期、有明显血管炎的病人应禁忌按摩疗法，以免病情恶化。

5. 新鲜植物外熨　外熨是由中医学精髓"烫熨疗法"传承与发展而来，外熨疗法正式用于临床始于春秋战国。外熨是国宝、是国粹，在中医学发展的历史长河中曾经辉煌灿烂。民国时期由于当时的政府歧视排斥中医的政策，使这一疗法散落于民间。新鲜植物外熨的诞生，代表外熨疗法重出江湖，标志着中医学精髓重新得到了继承和发展。

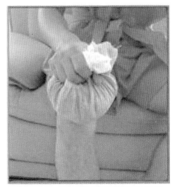

图4-1　外熨治疗风湿性关节炎

将原植物（鲜药）萃取精华作为外熨熨料，融合野生珍稀动物提取精华液，通过人工在炒锅中翻炒加热至90度左右，迅速用涤棉布包裹，然后反复外熨患者病灶或疼痛处，约20分钟后重新加热连续外熨，以此反复。以达到彻底治愈腰椎间盘突出、强直性脊柱炎、风湿关节炎、类风湿关节炎等疑难杂症的效果，也是现在所有保守治疗手段当中治疗效果最显著的一种。新鲜植物外熨疗法简单、安全、方便，具有天然、鲜活、整体的特点。新鲜植物外熨在病灶外治疗，不经过胃肠肝肾，对肝肾肠胃没有破坏性作用。

（五）饮食疗法

风湿关节炎的治疗，不仅可以采用中医、西医治疗，也可以辅以饮食疗法，加快康复进程。

风湿关节炎病人在配制药膳时，应遵循中医辨证论治的基本原则，采用"虚者补之，实者泻之，寒者热之，热者寒之"等法则。配膳时要根据"证"的阴阳、虚实、寒热，分别给予不同的药膳配方。一般而言，风（行）痹患者宜用葱、姜等辛湿发散之品；寒（痛）痹患者宜用胡椒、干姜等温热之品，忌食生冷；湿（着）痹患者宜用茯苓、苡米等健脾祛湿之品；热痹患者一般有湿热之邪兼夹的病机，药膳宜采用黄豆芽、绿豆芽、丝瓜、冬瓜等食物，不宜吃羊肉及辛辣刺激性食物。

1. 木瓜汤

（1）组成：木瓜4个，白蜜1千克。

（2）做法：将木瓜蒸熟去皮，研烂如泥，白蜜1千克炼净。将两物调匀，放入净瓷器内盛之。每日晨起用开水冲调1~2匙饮用。

（3）功效：通痹止痛。

2. 老桑枝煲母鸡汤

（1）组成：老桑枝60g，雌鸡1只（约500g）。

（2）做法：将老桑枝和鸡加水适量煲汤，用食盐少许调味，喝汤吃肉。

（3）功效：温经散寒，清热除湿。

3. 木瓜粥

（1）组成：木瓜10g，薏苡仁30g，梗米30g。

（2）做法：木瓜与薏米、梗米一起放入锅内，加冷水适量、武火煲沸后文火炖，薏苡仁酥烂即可食用。喜糖食者可加入白糖1匙，宜每日或间日食用。

（3）功效：祛湿消肿，解热镇痛。

4. 川乌粥

（1）组成：生川乌头3~5g，梗米30g，姜汁10滴，蜂蜜适量。

（2）做法：将乌头捣碎、研为极细末，梗米煮粥，沸后加入川乌头末改文火慢煎，熟后加入生姜汁及蜂蜜搅匀，稍煮一二沸即可。宜温服。患者有热性疼痛，在发热期间及孕妇忌服。本方不可与半夏、瓜蒌、贝母、白及、白蔹等中药同服。

（3）功效：祛寒止痛。

5. 胡椒根煲老母鸡

（1）组成：胡椒根60g（鲜品90g），老母鸡1只（约500~750g），红枣6个。

（2）做法：先将老母鸡剖杀，去毛及内脏，洗净血污，斩成粗块备用；胡椒根洗净沙泥，斩成小段备用；红枣洗净去核。将老母鸡肉、胡椒根、红枣肉同放进砂锅内，加进适量清水，用武火煮开后，再用中火煲1.5个小时，然后用食盐调味，待温分次饮汤吃鸡肉、红枣。

（3）功效：滋补气血，温散寒湿。

6. 黄芪蛇肉汤

（1）组成：活蛇1条（肉250g），黄芪30g，当归9g，生薏米60g，红枣5个。

（2）做法：取活蛇剖杀，去头及蛇皮、内脏，洗净血污，斩成小段备用；黄芪洗净，切成小段；当归、生薏米洗净杂质，当归切成薄片；红枣洗净去核。将上物同放砂锅内，加适量清水，先用武火煮开后，改用文火煮汤约1.5个小时。调味后待温，饮汤吃蛇肉。

（3）功效：补气活血，祛湿逐痹。

7. 熟附子狗肉汤

（1）组成：鲜狗肉150g，熟附子10g，桂枝9g，生姜15g，红枣6个。

（2）做法：先将鲜狗肉洗净血污，斩块状备用；生姜洗净沙泥，去皮切成片状；桂枝、熟附子洗净；红枣洗净去核。然后用铁锅放油烧滚，下姜片和鲜狗肉，将狗肉炒至微黄赤、干水，再将狗肉、生姜片铲起放进砂锅内，加进洗净的熟附子、桂枝、红枣肉和适量清水，先用武火煮开，再用文火煮2.5个小时，至狗肉熟烂，口尝其汤无麻辣感为度。加食盐调味，待温随量饮汤吃肉。

（3）功效：祛风除湿、逐寒止痛。

（六）疾病预防

1. 加强锻炼，增强身体素质 经常参加体育锻炼，如保健体操、练气功、太极拳、做广播体操、散步等，大有好处。凡坚持体育锻炼的人，身体就强壮，抗病能力强，很少患病，其抗御风寒湿邪侵袭的能力比一般没经过体育锻炼者强得多。

2. 避免风、寒、湿邪侵袭 要防止受寒、淋雨和受潮，关节处要注意保暖，不穿湿衣、湿鞋、湿袜等。夏季暑热，不要贪凉，暴饮冷饮等。秋季气候干燥，但秋风送爽，天气转凉，要防止受风寒侵袭。冬季寒风刺骨，注意保暖是最重要的。

3. 劳逸结合 饮食有节、起居有常，劳逸结合是强身保健的主要措施。临床上，有些风湿关节炎患者的病情虽然基本控制，处于疾病恢复期，但往往由于劳累而加重或复发，所以要劳逸结合，活动与休息要适度。

4. 保持正常的心理状态 有一些患者是由于精神受刺激，过度悲伤，心情压抑等而诱发本病的；而在患了本病之后，情绪的波动又往往使病情加重。这些都提示精神（或心理）因素对本病有一定的影响。因此，保持正常的心理状态，对维持机体的正常免疫功能是重要的。

5. 预防和控制感染 有些风湿关节炎是在患了扁桃体炎、咽喉炎、鼻窦炎、慢性胆囊炎、龋齿、慢性中耳炎等感染性疾病之后而发病的。医学研究认为这是由于人体对这些病原体发生了免疫反应而引起本病的。所以，预防感染和控制体内的感染病灶也是重要的。

英国研究人员最近研究发现，大量吃红肉会增加患风湿关节炎的危险。

6. 提高免疫力 生活上要注意保证充足的睡眠，保持情绪乐观，限制饮酒，适当参加体育运动，并注意适当补充优质蛋白质、各种维生素。

7. 避免诱因 受凉、受潮湿、精神紧张、过度疲劳、失眠、外伤（如关节扭伤、跌伤和骨折）等都是风湿关节炎症状加重的诱发因素，必须避免。另外治疗用药要严格按照医嘱规定进行，服药不规律、擅自停药也是诱发或加重的因素。

8. 注意饮食调节 要强调饮食的营养，又要重视进食品种的恒定性。进食品种的突然改变，是风湿关节炎病情加重或症状恶化的重要因素，而高热量、高蛋白、高脂肪饮食也有可能导致复发。

（陈贵全　谢林林）

附　美容美体

第一节　独具特色的健美观

世界卫生组织早在 1948 年的《宪章》中就指出，健康不仅是免于疾病和虚弱，而且是保持身体上、精神上和社会适应方面的完美状态。因此，对于老年人来说，无论美容、丰乳，还是减肥，都应植根于身心健康这一根本目标。以中医理论为指导的中国保健推拿，在这方面则独具特色。然而，按摩健美的理论迄今仍相当薄弱，作者试作如下探讨，以资共享。

一、形神统一的健美观

中医学认为："有诸内必形诸外"。即形体是内脏功能的反映。健美，首先是健，然后才谈得上美。只有内脏功能正常，精充、气足、神全，才能骨壮、肤润、体美。此外，中医学还认为，内在气质和品质的美是形体健美的根本，"心正则体正"，"神全则貌全"，如果心术不正、气质不良，纵是英俊伟男，窈窕淑女，亦不过"金玉其外，败絮其中"，徒有其表，算不上美。如商代的国君殷纣王，虽然英俊强壮，能文能武，但由于阴险凶恶，暴虐无道，所以在历史上被视为坏人的典型。中医学既重视形体美，又重视精神美。认为形体美必须体现精神美，精神美能够影响形体美。因此，按摩健美，突出"以人疗人"、"手摸心会"的特点，强调身心结合的综合训练，以健美意识为主导，既健美形体，更陶冶情操，从而达到"形神俱美"的目的。

二、内外结合的健美观

中医学认为，人与自然是一个统一的整体。要健美身心，就应当选择良好的健美环境。因此，进行按摩健美操作，在户外，就应当选择鲜花丛中、绿荫深处、高山流水、明月清风等良好的自然条件；在室内，则应根据按摩健美的需要，对房间的色调、布置等做合理的安排。中医学亦重视人与社会的统一性，认为要健美身心，首先必须心平气和，恬静愉悦。因此，如果对人对事勾心斗角、尔虞我诈，则难以进入健美境界。

三、整体与局部统一的健美观

中医学认为，整体可以影响局部，局部亦可以反映整体，只有整体脏腑功能正常，经络气血旺盛，才能容貌不衰，身体强健，永葆青春。而体表局部则往往是脏腑的"缩影"，可反映整体的生理和病理信息。正如《丹溪心法》说："欲知其内者，当以观乎外；诊于外者，斯以知其内。"按摩健美，既有整体性的按摩方法，亦有美容、丰乳、减肥等局部性的健美按摩方法。整体按摩方法，具有协调性；局部按摩方法，富于针对性。整体按摩与局部按摩有机结合，自能获得健美。

四、脏腑经络与健美

脏腑经络是构成人体的基础，其中，肺、脾、肾等脏腑和膀胱经、肝经、胃经、大肠经、小肠经、任脉、督脉等经脉与健美的关系最为密切。

1. 肾 肾为先天之本，主管生长、发育、生殖与衰老。因此，对于整个形体美，尤其是外阴和乳房等性征和副性征的发育、保持和健美，具有极大的意义。

2. 肺 肺主皮毛，与皮肤关系密切。肺的功能正常，则皮肤润泽而富有弹性；反之，则皮肤干涩粗糙，皱纹增多。因此，要保持全身皮肤毛发的健美和减少面部皱纹，必须益气理肺。

3. 脾 脾胃为后天之本，气血生化之源，主管四肢和肌肉。脾胃功能正常，则肌肉丰满，面色红润，四肢健美；脾胃的功能异常，则面黄肌瘦，四肢无肉。因此中医健美，须始终不忘健脾和胃。足阳明胃经，起于鼻旁迎香穴，营养面部，下行经过乳房和腹部，主管乳房的发育，再下行至足，因此，与面部美容、胸腹部和下肢健美关系密切。《黄帝内经·素问·上古天真论》指出："女子五七，阳明脉衰，面始焦，发始堕"，即女子35岁左右，由于足阳明胃经脉气衰减，而引起颜面憔悴，头发脱落等变化。说明中年妇女的健美，尤当重视胃经。临床实践证明，刺激该经可收缩眼袋，改善晦暗无华的脸色，使皮肤转为白嫩，丰乳紧腹，还能防治痤疮、黄褐斑、扁平疣等皮肤疾患。

4. 膀胱经 足太阳膀胱经起于目内眦（睛明穴），经过额部、头顶、背部而至臀部，然后行于下肢。因此，与面部、腰背部、臀部和腿部的健美密切相关。临床实践证明，刺激该经可以减肥、调经、改善肤色和脂性肤质，改善面部浮肿松弛，防治痤疮和脂溢性皮炎，缓解皮肤过敏，对老年斑和雀斑也有一定疗效。

5. 肝经 足厥阴肝经，从脚沿下肢内侧上行，环绕生殖器，经腹部，止于胁部期门穴，主管乳头发育。因此，与眼角、面部、乳房、臀部和下肢的健美关系密切。临床研究显示，刺激该经可调整脂肪、糖代谢失调，对于减肥、防治雀斑和黄褐斑、改善青黄肤色，减少皮疹有效。还能调节情绪，使人心情舒畅。

6. 大、小肠经 手阳明大肠经与手太阳小肠经，都从上肢行至头部，与上肢和肩部、面部的健美关系密切。刺激这两条经脉可使面部红润光泽，收紧面部皮肤，还对皮肤过敏有一定疗效。

7. 任、督脉 任督二脉，是经脉的总纲，对全身的健美起着整体协调作用。

五、丹田穴与健美

丹田的位置和数目，由于历史的原因，有多种不同的界定。这里所指的丹田穴，是与健美关系最为密切的印堂、肚脐和涌泉，分别称为上丹田、中丹田和下丹田。因为它们都正好符合一个代表美感的数字——"黄金数"。所谓"黄金数"，是一个长度比例数字0.618，古今中外美妙的图案和造型，都符合这一常数。例如，古代雄伟壮丽的宫殿庙宇，高与宽的比值即符合这一常数；被誉为标准女性美的维纳斯女神，其造型也符合这一常数。而标准身材的人，从印堂到脖子的长度与从头顶到脖子的长度的比值；从肚脐到脚底的长度与从头顶到脚底的长度的比值；从涌泉穴到脚跟的长度与脚掌长度的比值，也都符合这一常数。正因为"黄金数"具有美感，所以人们以眉心点红为美，吉普赛女郎以裸露肚脐为美，敦煌壁画"反弹琵琶"以翘脚现涌泉为美。

六、现代医学与健美

现代医学认为，人体健美主要与神经系统、消化系统、内分泌系统等的功能状态有关。在内分泌系统中，性激素水平的提高能够延长或更接近人生青春期的最佳状态，这对于健美有重要的意义。平常老年人常常戏说的"扭住青春不放"，从本质上看，在很大程度上是"扭住性激素水平"。现代研究证明，推拿按摩对神经系统、消化系统、内分泌系统等均有良好的调节作用，再加上局部特定经脉腧穴的推拿按摩，内外兼施，产生显著的健美效果，达到标本兼顾，美容、丰乳和减肥的目的。

实践证明，推拿按摩的健美作用是双向性的。例如对于胖瘦，推拿按摩健美既能使胖者减肥，又能使瘦者增肉，总的趋于丰满健壮不肥不瘦的平衡协调状态。此外，由于推拿按摩健美是在古今医学理论指导下进行的，因此，在获得健美效果的同时，不少人原有的一些疾病也不药而愈，兼获治病之效。

第二节 美　容

美容是让容貌变美丽的一种艺术。《简易经》里记载："简之矩只容能存之，易之规只美能化之。容则容物亦可护物，物之附表也。美其表、愚蠢目、健其本、乐而可为也。""美其表"即美容的意思，把外表美容一下，可以愚弄蠢笨的眼睛，使对方心中提高对本人的价值观点。看来，"面子"是很重要的。

面部是全身的"门面"，眼睛是心灵的"窗户"。"装饰门面"，明亮窗户，自然是健美的重要内容。美容按摩就是通过按摩手法美化面容。面部按摩要求手法稳定，部位准确，动作轻灵，力度适中，快而有序，有节奏感。

一、常用手法

按法、摩法、揉法、搓法、滚法、拍法、啄法、叩法、点法、推擦法、拿捏法、拉抹法、振颤法。

二、全套操作

(一) 额部按摩手法

(1) 眉、发际上下拉抹。

(2) 三条线打圈。

(3) 太阳穴交叉，横向打圈。

(4) S 形拉网。

(5) 纵向提拍。

(6) 纵向手掌拉抹。

(7) 滚动拉抹。

(二) 眼部按摩手法

(1) 点按上眼眶穴位：攒竹、鱼腰、眉梢。

(2) 轮刮上眼眶。

(3) 轻抚眼球。

(4) 点按睛明。

(5) 按压下眼眶及附近穴位：承泣、球后、四白、瞳子髎。

(6) 轻弹下眼眶。

(7) 按压拉抹下眼眶。

(8) 拉抹鱼尾纹。

(9) 8 字拉抹。

(10) 正反圈轻抚眼部。

(三) 鼻部按摩手法

(1) 正面向下拉抹。

(2) 正面向上提拉。

(3) 侧面上下拉抹。

(4) 揉鼻翼。

(5) 揉按迎香。

(6) 轻弹鼻翼。

(7) 拉抹鼻全部。

(四) 口周部按摩手法

(1) 交叉按压口周部。

(2) 点按口周穴位：人中、承浆、地仓。

(3) 搓下颌。

(4) 滚下颌。

(5) 揉下颌。

(五) 面颊部按摩手法

(1) 三条线打小圈。

（2）三条线快速轻捏。

（3）三条线快速轻弹。

（4）面颊部弹指。

（5）面颊部交叉弹指。

（6）纵横拉抹面颊部。

（六）全面部按摩手法

（1）按额托下颌。

（2）点按重点穴：人中、承浆、地仓、颊车、迎香、鼻通、承泣、睛明、印堂、瞳子髎、阳白、太阳。

（3）额部向上拉抹。

（4）面颊部向上拉抹。

（5）颈部向上拉抹。

（6）合掌分开按压面部。

（七）耳部按摩手法

（1）揉捏耳垂。

（2）揉捏提拉外耳轮。

（3）按压内耳轮。

（4）鸣天鼓。

（5）夹耳向上提拉。

（八）头部按摩手法

（1）双手拇指纵向按压重点穴：神庭、百会。

（2）单手拇指纵向按压重点穴：头维、百会。

（3）双手拇指横向按压重点穴：神庭、耳尖；前顶、耳尖；百会、耳尖。

（4）全头部手指按压。

（5）头部轻啄。

（6）轻提头发。

（7）整理头发。

（8）合掌叩头。

（九）项部按摩手法

（1）双手指尖向下轻推项部。

（2）按揉风府。

（3）按揉玉枕。

（4）按揉风池。

（5）轻拍项部。

（十）肩背部按摩手法

1. 双手捏拿，轻拍肩部。

2. 双手轻抚，轻叩胸部。

3. 双手用力揉压肩背部。

4. 双手轻拍肩背部。

（简易示范操作可查看光盘）

三、其他手法

（一）5 分钟脸部按摩美容法

适合于紧张、忙碌工作者。

1. 消除眼下皱纹（1 分钟） 在眼区抹些护肤霜。将双手的食指按在双眼角两侧，中指按在眉梢下端；用力把皮肤和肌肉朝太阳穴方向拉，直到眼睛感到绷紧为止。双眼闭张 6 次，松手休息。重复 6 遍。

2. 消除眼角皱纹（1 分钟） 将食指或中指按在双眼两侧；轻闭双眼，同时用中指或无名指撑住眼皮，当眼皮垂下时，手指缓缓地朝两旁耳朵方向拉；从 1 数到 5，然后松手休息。重复 6 次。

3. 消除前额皱纹（1 分钟） 在额上涂些护肤霜。双手合掌，拇指朝脸部靠在额正中，两手上下移动，拇指至手腕部分的肌肉便按摩额；以同样的方法从额的一侧（太阳穴开始）按摩至另一侧，缓慢来回做 3 次，放松、休息。重复 2 次。

4. 健美下巴（1 分钟） 在下巴上涂些护肤霜。用右手中指从左侧嘴角的下端开始，用力按摩下巴左半部分，来回 10 次；再调转方向，用左手中指按摩下巴右半部分。还可以用手指将下巴尽量往上推，使下唇紧贴上唇，从 1 数到 15，放松。

5. 健美脸颊肌肉（1 分钟） 先涂护肤霜。将食指或中指按在嘴边，然后轻轻推向鼻子，再用力把手指经过脸颊，拉向两旁耳朵方向。

（二）胖圆脸按摩法

胖嘟嘟的圆脸，令许多女士烦恼。脸上的骨骼结构我们无法改变，但脸颊内的皮下脂肪却可以依靠穴位的按摩，以按揉提拉等方式消除，而且还能预防皱纹。

1. 纵拉脸颊部赘肉 涂上按摩霜之后，在颊骨部分纵拉赘肉，并向外拉开。然后位置慢慢向下移，到鼻翼为止。一次动作约 5 秒，持续进行 1 分钟。

2. 伸展鼻唇沟的皱纹，使脸部光滑 双手贴在脸颊上，着重于抚平鼻唇沟的皱纹（鼻翼的细纹），皮肤以横向拉开。手掌由内向外推，至外围轮廓为止约 2~3 秒。反复进行 1 分钟。

3. 托高脸颊的赘肉 涂上按摩霜后，轻轻地摩擦皮肤。由颊骨部分往上推托，并进行摩擦式的按摩。一个个动作慢慢进行，持续 1 分钟。

4. 以指尖拍打颊骨 沿着眼眶，以指尖拍打颊骨，直到太阳穴。

（三）按压穴位美容法

（1）涂上护肤霜，放松脸部肌肉。按摩从下颚开始，到耳边，然后再以额头为中心点向外侧按摩。眼周的按摩方法是从鼻子到眼角两侧做旋转式按摩。

（2）用手掌或手指按压锁骨凹陷处，刺激淋巴。如果指甲太长，则用"手指肚"紧紧压住锁骨的凹陷处，3 秒钟后放开手指，连续做 3 次。

（3）用大拇指顶起下颚两侧的凹陷处。将头部的重量全部由大拇指来支撑，也就是用大拇指托起头部，每次动作3秒钟，重复做3次。

（4）将下颚的凹陷处往上压。顺着脸的线条向上压，让脸部线条逐渐清晰起来，动作要有力但避免戳伤下巴的凹陷处，重复做3次，每次做3秒钟。

（5）从下颚到耳边轻轻抚摸。从下颚到耳根背后，再从鼻翼两侧到颧骨下的凹陷处，最后回到耳边，做来回的平滑按摩，重复10个来回。

（6）按摩额头。用食指、中指、无名指三根手指，轻轻横向按摩额头，做10个来回，让额头舒展开来。

（7）内眼角用大拇指往下压。用大拇指紧紧将内眼角往下压，让眼皮的肌肉变得紧实，但注意眼睛要放松，做3次，每次3秒。

（8）从内眼角到外眼角轻轻按压。紧实眼部肌肤，一定要沿着眼睛下方的骨线往下压。从内眼角到外眼角，由内到外地按压，重复3次，每次3秒。

9. 沿着眉骨按摩眼皮。两眉用食指轻压，要沿着眼睛的上方骨，按摩到眼尾处。同样也是做3次，每次3秒钟。

（四）雀斑的按摩与中医疗法

明代陈实功著《外科正宗·雀斑》记载："雀斑乃肾水不能荣华于上，火滞结而为斑"。

1. 按摩治疗

（1）主穴：迎香、印堂或神庭、巨阙。

（2）配穴：合谷、足三里、三阴交。

（3）方法：每日按摩30分钟，隔日1次。

2. 中医辨证分型治疗

（1）肾水不足，火滞郁结型：多有家族史，自幼发病，皮损色泽淡黑，以鼻为中心，对称分布于颜面，互不融合，夏季加重增多，冬季减轻变淡，无自觉症状，舌脉亦如常人。

【方药】六味地黄丸。伴阴虚火旺者，宜滋阴降火，方选知柏地黄丸。

（2）火郁经络，风邪外搏型：皮损呈针尖、粟粒大小黄褐色或咖啡色斑点，范围较广，颜面、颈部、手背等暴露部位为多，夏季或日晒后加剧，无自觉症状，舌脉一般正常。

【方药】犀角升麻汤（犀角、升麻、防风、羌活）加川芎、白芷、黄芩、甘草、白附子。便秘者加大黄、当归；口干喜冷饮者加知母、石膏。

（五）老年斑的按摩与中药治疗

很多老年人的脸上或手背上长出大小不等褐色斑点，这就是我们常说的老年斑。老年斑在医学上称之为"老年性色素斑"，好发于老年人的面部、手背及前臂等平常裸露的皮肤上。老年斑是组织衰老的一种先兆斑，表示细胞进入了衰老阶段。现代医学认为，进入老年后，体内的许多生理活动就开始走"下坡路"，新陈代谢减慢，细胞代谢功能减退，抗氧化能力降低。当摄取脂肪过多时，容易发生氧化，产生褐色素，逐渐衰老的细胞不能将色素排出体外，于是沉积在细胞内，形成老年斑。色素不仅聚集于皮肤形成老年斑，而且存在于各脏器组织内，会影响各脏器的正常功能。如果沉积在血管壁上，会使血管发生纤维性病变，导致动脉硬化；大量存积于脑细胞内，影响脑功能，导致老年人记忆智力障碍、抑郁症，甚至老年性痴呆症。老年斑一般无明显症状，但随着年龄的增长，老年斑的数量逐渐增多，面积也逐步扩大，不仅影响容颜，而且预示着身体逐步走向衰老，给老年人带来很大的心理压力。

中医学理论认为，年老体虚，肝、脾、肾三脏渐虚，致肝郁血瘀、痰浊内生，瘀血、痰浊不能排出体外，留于皮肤则形成了老年斑。因此，老年斑的治疗应以调理、肝、脾、肾功能为主。

通过按摩，可以补肾壮阳、疏肝健脾、活血通络、化痰消瘀，减少老年斑的形成。

1. 按摩束骨穴、肝俞穴、脾俞穴、肾俞穴

（1）方法：两手拇指指腹置于两足束骨穴（足外侧，足小趾跖趾关节的后上方凹陷处），逐渐用力向下按压，并在该处保持一定的压力停留片刻，随之稍加揉动。每5秒按一次，共按10次。同法按揉肝俞穴（第九胸椎棘突下，背部正中线旁开1.5寸）、脾俞穴（第十一胸椎棘突下，背部正中线旁开1.5寸）、肾俞穴（第二腰椎棘突下，背部正中线旁开1.5寸）。

（2）作用：束骨疏通经脉，行气活血；肝俞疏肝理气；脾俞健脾化痰、益气和中；肾俞补肾、益气、壮阳。四穴一起按摩，能使瘀血除、痰浊消，有效祛除老年斑。

2. 擦督脉与膀胱经

（1）方法：以右手掌根着力，在后背正中线上做由上而下、由下而上的快速来回摩擦，共做5遍。然后，以脊柱为中线，两手掌从上至下分别向左右两旁推擦10遍。

（2）作用：背为阳，背正中线又是督脉所过之处，因此，背部总管一身之阳气。按摩背部，有助于激发和调理脏腑经络之气，加速血液循环，促进新陈代谢，减少老年斑的形成。

3. 中医治疗

【处方】白芍9克，川芎、当归、熟地各6克，益母草、艾叶各5克。

【煎服法】头煎用1000毫升水浸泡上述6味药15分钟，然后大火煮沸，再改中火熬，取汁300毫升；二煎将药渣加600毫升水煎，取汁200毫升。二次煎液合并，早晚餐前分服，每日1剂，连服5剂后停一周再服，一月为一疗程。

【作用】补血、行气、活血，有效减少老年斑。也可服用中成药逍遥散疏肝健脾。

（六）美容食谱

1. 冰糖粥

（1）原料及做法：取燕窝3克，冰糖适量，煮至粥状即可食用。若再加入5克甜杏仁同煮，其美容效果更好。

（2）作用：燕窝有润泽皮肤、补血养颜之功。

2. 山药枸杞粥

（1）原料及做法：山药600克，大米1/2杯，枸杞、糖桂花（冰糖）、小葱。大米加水提前泡半小时，山药洗净，去皮切块。将泡好的米放入锅中，加入5杯水煮开，改小火煮成粥，加入枸杞、山药块一起熬煮。稍搅拌，小火熬煮30分钟即可。

（2）作用：山药枸杞粥可以增进生理活性，迅速恢复体力，消除疲劳，低脂、高养分，加快新陈代谢而达到美容目的，并有降低血糖及胆固醇、抗肿瘤的功效。女性更年期间宜多食用。

3. 鸡蛋汤

（1）原料及做法：龙眼肉15克，莲子肉50克，鸡蛋2个，生姜2片，枣4枚，盐少许。将鸡蛋隔水蒸熟，去壳，用清水冲洗干净；龙眼肉、莲子肉、生姜、枣分别用清水洗干净；莲子肉去心，保留红棕色莲子衣；生姜去皮，切两片；枣去核。瓦煲内放入适量清水，先用猛火煲至水滚，然后放入以上材料，改用中火煲2小时左右，加入盐少许，即可食用。

（2）作用：宁心安神，养血润肤。

4. 红枣银杏羹

（1）原料及做法：百合50克，红枣10枚，白果50克，牛肉300克，生姜2片，盐少许。将新鲜牛肉用滚水洗干净之后，切薄片；白果去壳，用水浸去外层薄膜，再用清水洗净；百合、红枣和生姜分别用清水洗干净；红枣去核；生姜去皮。瓦煲内加入适量清水，先用猛火煲至水滚，放入百合、红枣、白果和生姜片，改用中火煲百合至将熟，加入牛肉，继续煲至牛肉熟，即可放入盐少许，盛出即食。

（2）作用：补血养阴，滋润养颜，润肺益气，止喘，涩精。

第三节 丰 乳

乳房是女性的重要器官，是女性健美的重要标志。乳房的形态可因种族、遗传、年龄、哺乳等因素而差异较大。中老年妇女自绝经期开始，卵巢内分泌激素逐渐减少，乳房的生理活动日趋减弱。然而中年以后的妇女有时会发现自己的乳房比年轻时增大了一些，这是正常现象。因为中年以后，多数妇女都会有不同程度的发胖，因而乳房也会相应地有些增大，这并不是乳房仍在发育，而是乳房内的脂肪组织增多所产生的结果。但是，假如一侧乳房出现增大，而且质地较硬，乳房内还可触及肿块，则应立即到专科医生处就诊，以及时发现乳房病变。因为乳腺癌的高发年龄段是在 45 岁以后，因此，中老年妇女应有很强的乳房保健意识。

中医学认为："女子以冲任为本，上行则为乳，下行则为经；乳头属肝，乳房属胃，若失于调理，冲任不和，气壅不散，结聚乳间，或硬或肿，疼痛有核"。从经脉循行看：足阳明胃经之直者自缺盆下于乳，贯乳中；足厥阴肝经上贯膈，布胸胁绕乳头而行；冲任两脉皆起于胞中，任脉循腹里，上关元、至胸中，冲脉挟脐上行，至胸中而散。这些经脉的通调和灌养作用，共同维持着乳房的生理功能。若经络闭阻不畅，冲任失调，则可导致多种乳房疾病的发生。

按摩推拿能够有效促进乳房健美，预防和及时发现乳房疾病，对于女子乳房保健具有重要的作用。

一、乳房美学

乳房美学的理性化标准，应是乳房呈半球形，挺拔丰满，不下垂，柔韧而富有弹性，乳房组织均匀。位置界于第 2 肋与第 6 肋间，近中界在胸骨外侧线，外界在腋前线；乳头位于第 4 肋或第 4~5 肋之间，应突出略向外偏，距胸骨中线约 11~13cm，距胸骨切迹约 18~22cm；乳晕直径为 3.5~4.8cm，色质正常。

乳房美学还有一个感性化标准：只有乳房与女性身体的其他部位相协调，才能称为美乳。

二、乳房的解剖生理

（一）乳房的解剖结构

乳房位于两侧胸部胸大肌的前方，由腺体、导管、脂肪组织和纤维组织等构成。

乳房的中心部位是乳头。正常乳头呈筒状或圆锥状，两侧对称，表面呈粉红色或棕色。乳头直径约为 0.8~1.5 cm，其上有许多小窝，为输乳管开口。乳房的皮肤在腺体周围较厚，在乳头、乳晕处较薄。有时可透过皮肤看到皮下浅静脉。

乳房内部结构有如一棵倒着生长的小树。乳房腺体由 15~20 个腺叶组成，每一腺叶分成若干个腺小叶，每一腺小叶又由 10~100 个腺泡组成。乳房内的脂肪组织呈囊状包于乳腺周围，形成一个半球形的整体，这层囊状的脂肪组织称为脂肪囊。脂肪组织的多少是决定乳房大小的重要因素之一。乳房还分布着丰富的血管、淋巴管及神经，对乳腺起到营养作用及维持新陈代谢作用。

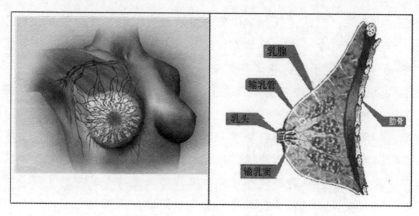

正面观　　　　侧面观

图5-1　乳房解剖示意图

（二）乳房的生理功能

1. 哺乳　哺乳是乳房最基本的生理功能。乳房是哺乳动物所特有的哺育后代的器官，乳腺的发育、成熟，均是为哺乳活动做准备。在产后大量激素的作用及小婴儿的吸吮刺激下，乳房开始规律地产生并排出乳汁，供小婴儿成长发育之需。

2. 第二性征　乳房是女性第二性征的重要标志。一般来讲，乳房在月经初潮之前2~3年即已开始发育，也就是说在10岁左右就已经开始生长，是最早出现的第二性征，是女孩青春期开始的标志。拥有一对丰满、对称而外形漂亮的乳房也是女子健美的标志。不少女性因为对自己乳房各种各样的不满意而寻求做整形手术，特别是那些由于乳腺癌手术而不得不切除掉患侧乳房者。这正是因为每一位女性都希望能够拥有完整而漂亮的乳房，以展示自己女性的魅力。因此，可以说，乳房是女性形体美的一个重要组成部分。

3. 参与性活动　在性活动中，乳房是女性除生殖器以外最敏感的器官。在触摸、爱抚、亲吻等性刺激时，乳房的反应可表现为：乳头勃起，乳房表面静脉充血，乳房胀满、增大等。随着性刺激的加大，这种反应也会加强，至性高潮来临时，这些变化达到顶点，消退期则逐渐恢复正常。因此，可以说乳房在整个性活动中占有重要地位。对于新婚夫妇及那些性生活不和谐者，了解乳房在性生活中的重要性，会帮助获得完美、和谐的性生活。无论是在性欲唤起阶段还是在性兴奋已来临之时，轻柔地抚弄、亲吻乳房均可以刺激性欲，使性兴奋感不断增强，直至达到高潮。

三、丰乳按摩全套手法

（1）重点穴位按摩：缺盆、气户、库房、屋翳、膺窗、乳中、乳根、云门、中府、周荣、天池、天溪、神封、膻中。

（2）胸部8字推抹。

（3）提拉胸大肌：双手交替由下向上和由外向内提拉推扶两侧胸大肌。目的是将胸侧多余脂肪集中于乳房部位，并使乳房变得挺拔。

（4）三指推拉提按：用食指、中指和无名指从乳房下缘和外侧向上和向内推拉提按。

（5）提拉腋前韧带。

（6）提拉胸大肌。

（7）揉按内推乳房：半握拳，以手指关节揉按、内推乳房边缘。

（8）拇指上下左右按压乳晕，配合呼吸。

（9）弹拨乳房外侧。

（10）掌根由外向内和由上向下推按乳侧。

（11）双手拇指由外向内推按乳房，到天溪穴时停顿，按压天溪穴，再继续向内推。

（12）由下向上推拉腹部脂肪到乳房。

（13）提拉腋前韧带。

（14）轻托推擦胸乳。

（15）拇指推压背部脂肪到乳房：用拇指沿足太阳膀胱经由下向上推压背部脂肪向肩胛下集中，再横向由背后推至乳房。

16. 掌根推压背部脂肪到乳房：用掌根横向推压背部脂肪到乳房。

17. 纵向提拉腹部脂肪到乳房。

四、简易丰乳按摩手法

（一）三步按摩法

1. 第一步　双手四指并拢，用指肚由乳头向四周呈放射状轻按摩乳房1分钟。在操作时动作要轻柔，不可用力过重。

2. 第二步　用左手掌从右锁骨下向下推摩至乳根部，再向上推摩返回至锁骨下，共做3个往返。然后换左手推摩左侧乳房。

3. 第三步　用右手掌从胸骨处向左推左侧乳房直至腋下，再返回至胸骨处，共做3次。然后换左手推右侧乳房。

（二）隆胸按摩法

1. 按压大椎穴　用两手中指分别按压大椎穴，每次按压约30秒钟，共按压3分钟。

2. 旋转按摩法　取坐位或仰卧。一手放在乳房下侧，从胸骨向腋下向外按摩，另一手放在乳房上侧，由腋下向胸骨按摩，两手同时相对进行，按摩20次，再换一侧。此法可以促进乳房发育，起到隆胸作用。

3. 轻压法　先用右手托住右乳房，再将左手轻放右乳房上侧，右手沿着乳房用掌心向上托，左手顺着乳房向下轻压，做20次，再同法按摩左乳房。此法可增加乳房弹性，有益于乳房发育。

上述方法如在淋浴时进行，效果更好，如坚持3个月，一般可使乳房隆起

$1 \sim 2cm$。

（三）热敷按摩乳房法

每晚临睡前用热毛巾敷两侧乳房 $3 \sim 5$ 分钟，用手掌部按摩乳房周围，从左到右，按摩 $20 \sim 50$ 次。

只需按上述方法每天按摩 1 次，坚持按摩 $2 \sim 3$ 个月，可使乳房隆起 $2 \sim 3cm$。

五、中药丰乳

中药丰胸即用中药打开胸部经络，通过独特的引经疏通胸部经络的方法，通过补充人体气血、疏气郁、调治内分泌等达到丰胸功效，胸部便自然隆起，还可以起到调养身体美肤作用。具有丰胸功效的代表中药有党参、杏仁、当归、黄芪、甲片、香附、黄精、陈皮等。中药丰胸代表方剂有玉玄丰韵散、四果八味汤等。

第四节　减　　肥

一、肥胖的概念

肥胖是指一定程度的明显超重与脂肪层过厚，是体内脂肪，尤其是甘油三酯积聚过多而导致的一种状态。由于食物摄入过多或机体代谢的改变而导致体内脂肪积聚过多造成体重过度增长并引起人体病理、生理改变。肥胖是多种疾病的"密友"，是老年人健康的大敌。判断肥胖有两种方法，一种是标准体重计算法，另一种是体重指数计算法。

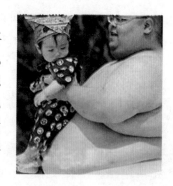

（一）标准体重计算法

标准体重（公斤）= ［身高（厘米）－100］×0.9。

实测体重超过标准体重10%时，称为超重。

实测体重超过标准体重20% ~30%，称为轻度肥胖。

实测体重超过标准体重30% ~50%，称为中度肥胖。

实测体重超过标准体重50%以上，称为重度肥胖。

（二）体重指数（BMI）计算法

体重指数BMI（公斤/米²）=体重（公斤）/身高（米）的平方

根据世界卫生组织的标准，亚洲人的 BMI 若高于22.9便属于过重。亚洲人和欧美人属于不同人种，WHO 的标准不是非常适合中国人的情况，为此制定了中国人参考标准。

BMI 的判定标准

体重分类	WHO 标准	亚洲标准	中国参考标准	相关疾病发病的危险性
偏瘦	<18.5	<18.5	<18.5	低（但其他疾病危险性增加
正常	18.5～24.9	18.5～22.9	18.5～23.9	平均水平
超重	≥25	≥23	≥24	
偏胖	25.0～29.9	23～24.9	24～26.9	增加
肥胖	30.0～34.9	25～29.9	27～29.9	中度增加
重度肥胖	35.0～3	9.9≥30	≥30	严重增加
极重度肥胖	≥40.0			非常严重增加

二、肥胖产生的机理及其与各种疾病的关系

（一）肥胖的产生机理

肥胖的原因不外乎饮食、少动、情绪、遗传4点。其发生机理有高胰岛素血症学说、脂肪细胞增殖学说、过食学说、错误的进食次数学说、遗传学说、运动不足学说、热产生功能障碍学说等，这些因素的综合作用促成了肥胖。

（二）老年肥胖常伴有的疾病

肥胖与多种疾病都有密切的关系。如呼吸系统疾病（肺泡低换气综合征）、心脏病、高血压病、脂肪肝、胆结石、关节病、痛风、月经异常、乳腺癌、高脂血症、动脉硬化、脑血管疾病等。

老年肥胖往往伴发多种疾病。从老年生理学的角度来说，老年肥胖使老年人的各器官负担进一步加重，耗氧量进一步增加，由于腹部脂肪的堆积，使膈肌抬高，肺活量明显下降，机体耐受能力进一步降低；加之老年人的代谢能力降低，骨质相对疏松，肥胖使脊柱及四肢关节负荷加重，易引起腰背疼痛，关节变形；肝胆疾病的发生率相应提高，诸多因素的综合作用使老年人的寿命降低。

1. 高血压 肥胖人易患高血压，患病率为正常人的3倍，随着肥胖程度的增加，患病率进一步增加，同时伴有高血脂症。

2. 冠心病 老年肥胖所带来的高血脂症，使动脉硬化进一步加重，在其他因素的作用下，极易发生冠心病。

3. 糖尿病 长期持续性的肥胖，使糖尿病的发生机率明显增加，有人统计糖尿病在正常人群中的发生率为0.7%；体重超过正常20%者，糖尿病的发生率为2%；超过50%者，糖尿病的发生率为10%。

4. 胆囊炎、胆石症 肥胖人易发生胆固醇性胆石症，并常合并胆囊炎。

5. 乳腺癌 老年女性肥胖者乳腺癌的发病率明显增高，其中轻度肥胖者发病率为正常人的4.51倍，重度肥胖者为正常人的12.38倍。

6. 感染 肥胖人免疫功能低下，腋下和腹股沟等皮肤皱褶处透气性能差，常易发生细菌和病毒感染，一旦发生，则恢复较慢。

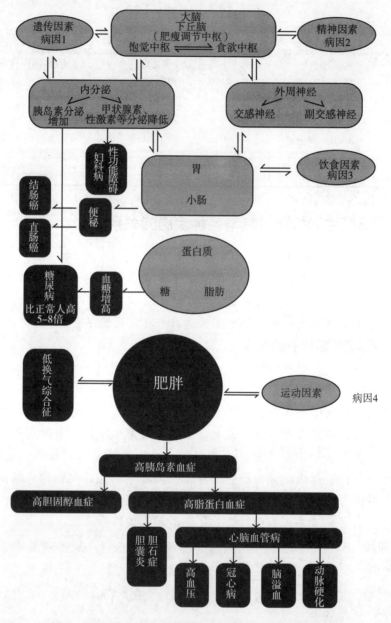

图 5 – 2　肥胖产生的机理及其与各种疾病的关系示意图

三、按摩减肥方法

　　按摩减肥是通过按摩触动脂肪，使它经常处于柔软而且容易燃烧的状态。例如，平常缺乏运动而积存在腰间的脂肪，反复进行按摩促动，可以起到非常明显的效果。按摩减肥的方法很多，都具有疏通经络、行气活血、促进新陈代谢，消耗多余脂肪

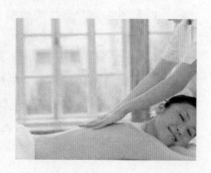

的作用。老年人可根据自己肥胖的不同程度和身体条件，酌情选练力所能及的按摩方法即可。

（一）穴位按摩减肥法

自人体面部重点穴位起，从上至下，自前往后进行按摩推拿，有升阳降阴，振奋十四经经络之气，打通全身经脉的作用。

（1）揉睛明20～30次。

（2）摩眼眶10圈，按印堂30次。

（3）揉太阳20～30次。

（4）分推前额10～20遍，

（5）推迎香（沿鼻两侧上推）10～20次。

（6）揉耳捏耳30～40次。

（7）推听宫（中指在耳前、食指在耳后，反复上推）20～30次。

（8）指击头部（两手手指微屈，叩击头部）40～50次。

（9）揉百会30～50次，上推面颊20～30次。

（10）弹风池（揉擦大椎及肺俞）各20次。

（11）按揉脾俞及肾俞各30～40次，捶擦腰骶至腰热（先握拳捶，再反复下擦）20～30次。

（12）摩中脘（两手重叠，先逆时针再顺时针）各摩50～60次。

（13）下推气海50次。

（14）擦胸部（两手配合呼吸，先擦胸，再斜擦小腹）各20～30次。

（15）拿按肩井及肩胛20～30次。

（16）按揉尺泽、手三里，对拿外关及合谷各20～30次。

（17）捻抹手指，每指3遍。

（18）擦上下肢，内外侧各5～7遍，下肢还须点风市，指尖叩击点10～30次。

（19）拿按血海、阴陵泉，按揉足三里、三阴交各20～30次。

（20）拳击下肢、搓下肢各7～10次。

（二）循经按摩点穴减肥法

循脏腑经络的走向按摩一经或多经的穴位，对于由一经或多经引起的脏腑病变所导致的肥胖有良效，一般重点在肺、脾、肾、胃、膀胱5条经络之中。

（1）取自然仰卧位，术者循肺经、胃经、脾经走向进行按摩推拿，点中府、云门、腹结、府舍、气海、关元等穴。

（2）换俯卧位，推拿膀胱经，点脾俞、胃俞、肾俞等穴。

（3）有并发症者加相应经络和穴位。

（三）循经摩擦拍打去脂法

采用循经摩擦、拍打、握捻手足肩臂脂肪堆积处皮肤的方法，以达到消除脂肪的目的。适合于有呼吸短促、多汗、腹胀、下肢浮肿等症状的单纯性肥胖症人。

（1）用鬃毛刷、毛巾或手掌在脂肪丰厚处摩擦，时间不限。

（2）用毛刷或手掌沿足少阴肾经——大小腿内侧至足心部位，来回做 5 次螺旋状摩擦。再由小腹向胸部沿肾经支脉循行部位摩擦。支脉循行线由会阴向上经腹（正中线旁开 1.5 厘米），走胸（正中线旁开 2 厘米），止于俞府穴。

（3）将左手甩到背后用手背拍打右肩 10 次，再用右手背拍打左肩 10 次，用左手从右臂内侧拍打至颈部 10 次，再用右手拍打左臂内侧至颈部 10 次。可消除肩臂部脂肪。

（4）用左手握、捻右肩、臂脂肪丰满处 10 次，再用右手握、捻左侧 10 次。然后向前、向后旋转双肩各 10 次。可消除肩臂部脂肪。

（四）全身分部按摩减肥法

适合于各种类型的肥胖人，可分面部、颈部、上肢、胸部、腰部、腹部、阴部、腿部、膝部、足部 10 个部分，视脂肪堆积的不同部位进行调整，具有灵活性。

1. 按摩腹部减肥

消除"大腹肚"的一个有效方法就是腹部按摩减肥法，它既适用于消化系统、神经系统和泌尿生殖系统的许多疾病，又可作为消除腹部脂肪、强健身体的一种方法，具有简单易学、感觉舒服、见效快等优点。通过有关穴位的刺激和按摩，能调整神经内分泌的功能，促进脂肪代谢和分解，按摩还能促进血液循环，使皮肤的毛细血管扩张，增加局部的体表温度，从而促进皮下脂肪消耗。

（1）腹部按摩减肥手法：①可用二指叠按法，即两拇指重叠，按的轻重以手下有脉搏跳动和病人不感觉痛为宜；②波浪式推压法即两手手指并拢，自然伸直，左手掌置于右手指背上，右手掌指平贴腹部，用力向前推按，继而左掌用力向后压，一推一回，由上而下慢慢移动，似水中的浪花。

（2）摩腹时，取仰卧位，裸露腹部，双手垂叠按于腹部，以肚脐为中心顺时针方向旋转摩动 50 圈，使腹部有发热感及舒适感。以右手中指点按中脘穴、下脘穴、关元穴、两侧天枢穴，每穴持续压 1 分钟，以不痛为宜。点按天枢穴时，先点右侧后点左侧，重点在左侧，手指下有动脉搏动感，并觉两腰眼处发胀，有寒气循两腰眼下行，松手时，又有一股热气下行至两足。

（3）推腹时，以波浪式推压法由上腹移到小腹做 3～4 次，再从左向右推 3～4 次，以腹部微有痛感为宜。

2. 按摩面部减肥法

（1）两手掌心分别按于两腮部，轻用力向上推摩到前额，经耳前（拇指在耳后）再摩到下颌部，最后旋摩到腮部，这样旋摩 10 下。再以同样的力量和手法向相反的方向旋摩 10 下。

（2）将一手的中、食指同时放于两眉间的印堂穴上，用力向上直推到发际后再按摩到印堂为 1 下，共推拉 10 下。

（3）用双手食、中指同时并排耳前发际处，自下向上迎发推搓发根，每侧推 20 次。

（4）用中、食指自目外角向鬓角处，上下来回推拉。每侧推拉 10～20 下。并在目外角凹陷处的太阳穴上按揉，每侧各揉5下。

3. 按摩颈部减肥法

（1）一手食、中指放于同侧风池穴上，用力向对侧风池穴椎，再拉回原风池穴。来回推摩10下。

（2）用一手食、中、无名3指放于同侧风池上向下推摩到定喘穴后，再回到风池穴为1下，来回摩动10下。再以同样的动作另一手于同侧来回摩动10下。

（3）双手食、中指分别放于对侧耳后高骨处，交替用力分别按摩到同侧缺盆穴。每侧进行10下。

（4）用双手拇指压于双风池穴上，有得气感后齐用力向上提，每穴提5下。

（5）用左手掌心托右下颌骨，向左上方推；右手五指分开于头后左枕部向右下拉，使头颅旋转，带动颈项扭转，扭转到最大限度可发出响声，但不要用力过猛，强求响声。先向左侧旋扳5下，再以同样手法和力量，向右旋扳5下，也可以左右交替进行。

4. 按摩胸部减肥法

（1）捏揉胸大肌：端坐位或直立站位，头正，眼平视，口轻闭，舌抵上腭，全身放松。双手胸前交叉，用双手拇指和其余四指夹住对侧胸大肌，从上至下进行捏拿按揉30~50次。再用双手拇指指腹推揉按摩胸骨两侧，自上至下重复10次。

（2）按揉胸部：两前臂胸前交叉，双手掌伸直，用掌面按揉对侧前胸，从锁骨下开始至肋弓为止，旋转按摩10次。然后再用掌推拿本侧前胸从上至下重复20~40次。

（3）叩打前胸：将双手掌伸直，适当施力，交替叩打前胸100~200次。

5. 按摩腰臀部减肥法 这是一组连续性的手法，腰臀部减肥早期进行效果最好。产后做这套运动会更快恢复体型。

（1）蹬足收臀：仰卧体位，两足跟用力下蹬，同时提气收臀，2秒钟后放松，然后再蹬足提气收臀放松，往返20次。有收缩臀部皮肤和分解臀腿脂肪的作用。

（2）后伸下肢：俯卧体位，两下肢交替抬举至最大限度，共约20~30次。可内收皮肉、运动脂肪。

（3）拿捏双臀：俯卧体位，两手拇指和食指、中指相对，并同时拿捏两侧臀部肥胖处，一侧2分钟。可加速皮下组织代谢，化解脂肪。

（4）搓摩双臀：俯卧体位，两掌面用力搓摩两侧臀部2分钟（不隔衣服）。可收紧皮肤、分散脂肪。

（5）按揉腰部：俯卧体位，两手握成实拳状，用指掌关节的凸起部位，用力按揉腰椎两侧的软组织，意在舒散皮下脂肪。

（6）提气收腰：站立体位，两手插腰，吸气收腰，两手向内颤推腰部1~2分钟。意在转化脂肪，运动腰部组织。

（7）拍打腰臀：站立体位，两手握成空拳状，适力扣击腰臀2分钟，可加速代谢、分化脂肪。

（8）跳跃运动：站立体位，双手下垂，挺胸拔腰，原地跳跃 1 分钟，可抖动肌群、分化脂肪。

6. 按摩上肢减肥法

（1）捏拿肩部、上臂、前臂和腕部。端坐位或直立站位，脱去外衣，头正、目平视，含胸拔背，全身放松。

（2）两前臂胸前交叉，双手拇指和其他四指，同时捏拿对侧肩部，用力捏拿肩部三角肌、上臂和肘部至腕部，内外前后侧都普遍捏拿 5～10 次。

（3）叩打上肢。前臂胸前交叉，双手握空拳，然后有节奏连续不断地叩打上臂、肘部、前臂的内外侧，用力均匀、适当。

7. 按摩腿部减肥法

（1）两手紧抱一条大腿根部的前面，用力向下摩擦，经膝盖骨擦到足踝，然后反转到小腿后面向上回擦，经腘窝到大腿根部后面为 1 次，重复摩擦 36 次。再以同样的动作，摩擦另一条腿 36 次。

（2）两手虎口相对放于大腿根部的两侧，双拇指呈"八"字形，齐用力向下，左右搓动经膝到踝，再上下搓，回到大腿根部为 1 次，共 10 次。再以同样的手法和力量搓另一条腿 10 次。

（3）平仰卧，双足尖尽量背屈，屈足直腿向上抬举，双腿交替进行，每腿举20 下，以腿后肌筋有酸胀感为度。

（4）平仰卧，左腿屈膝，右膝屈曲重叠于左膝盖骨上，右股四头肌发力将右腿弹直为 1 下，共弹 10 次。再右腿屈膝，左腿以同样动作和力量弹 10 次。

（5）双手握实拳，轻叩同侧环跳穴，每侧叩 10 次，再用力重叩 10 次。轻叩有得气感为宜，重扣有放散感为佳。

（6）双拇指分别放于同侧的腹股沟动脉上，压下去 3 秒钟后突然松开，两下肢马上有通热感，每侧压 5 次。

8. 按摩膝部减肥法

（1）两手掌心分别放在同侧膝盖骨上，同时均用力向外施摩于膝盖骨的周围36 圈，再齐向内施摩 36 圈，以膝关节内有热感为佳。

（2）双拇指指尖压于同侧内膝眼上，一齐用力向内外各揉 10 次。双拇指指尖再压于同侧外膝眼上，向内外各揉 10 次。

（3）用拇指指尖在膝盖骨的周缘找压痛点，在压痛点上点按，每一压痛点压5 次。

（4）一手将膝盖骨固定，另一手握拳，用拇指的指间关节的背侧高出部压于膝盖骨上，进行环摩，向外内各环摩 20 圈。再以同样的手法和力量，环摩另一膝盖骨，向外内各环摩 20 圈。

（5）用双手拇指压膝内侧找压痛点及压痛条，找准后顺筋推压，每压痛点推压3～5 下。再以同样手法推压另一膝侧。

9. 按摩肾囊减肥法

（1）身穿柔软轻薄裤头，一手掌面放于肛门的前上方，用力向上兜摩阴茎和睾丸及阴囊到肚脐以下，这样两手交替兜摩36次。

（2）两手掌同时将睾丸和阴茎捧起，用力进行左右来回搓转，搓转的同时向上提拉，由下向上移搓到空手，共捧搓拉10次。

（3）一手将睾丸拿起固定，一手轻轻叩打固定睾丸18次。再拿起并固定另一睾丸，以同样的手法和力量叩打18下。叩击的力量可逐日增加，以无肿痛为度。

（4）一手将阴茎拿起，由根部向上轻拉，另一手的拇指揉阴茎的根部，这样拉36次，患阳痿证者可多拉，如无肿痛，力量逐日增加。

（5）按揉三阴交：用双手拇指按揉小腿内侧三阴交穴，每拇指左右各按揉20次。

（6）揉膀胱：双手重叠，用四指面压膀胱区，左右各揉36次。

（7）横推下腹：用右手掌根，自右耻骨峭推至左耻骨峭为1下，再用左手自左耻骨至右耻骨推一下，这样交叉进行，各推36次。

10. 按摩足部减肥法

（1）双手掌心放于同侧双足背上，齐用力由踝关节至足尖来回搓动，每足背搓10下。

（2）用左手掌心放于右足心，横搓10次，再竖搓10次。再用右手掌心按同样方法于左足心横竖各搓10次。

（3）左手拇指于右足涌泉穴，向左右各揉10圈。右手拇指于左足涌泉穴上，向左右各揉10圈。

（4）用左手拇指与四指分开，放于右足跟腱上，自上而下的拿捻，向上拿捻20次，向下拿捻20次。然后再用右手上下拿捻左足跟腱各20次。

（5）用拇指尖在两足的太冲穴上，向外内各揉10圈。

（6）足踝充分放松，双手拿住右足趾一齐用力使踝背屈10次，再以同样手法，使左踝背屈10次。

（7）左手握实拳，叩击右足跟底部10次，再以右实拳叩击左足跟底部10次。

（五）自我按摩减肥法

1. 压四穴减肥按摩法 仰卧或坐位，用拇指尖分别按在上脘、中脘、双天枢（即脐旁2寸，左右各一穴）、气海穴上，感觉到酸疼后，拇指尖在各穴位上揉转10圈。

2. 旋揉脐周减肥法 坐位或仰卧位，按摩者右手四指并拢，指面放在肚脐上适当用力下压，左右各旋揉10次。

3. 环摸按摩减肥法 右手掌从心口窝开始摸，经左肋下，向下到小腹，向上经右肋下回摸到原处，如此环摸36圈；然后以左手掌从心口窝以同样的手法向相反方向环摸36圈。

这是一种最简便的方法。晚上睡觉前或看电视的时候都可以进行。搓揉腹部，可以刺激神经末梢，使皮肤以及皮下脂肪的毛细血管开放，加快新陈代谢，促进皮肤组织的废物排出，有助于减少脂肪。

4. 摇臂散步 散步时双臂随着步伐节奏用力前后摆动，或大幅度举上放下，这对提升人的上肢、肩部以及胸腔活动功能好处很多，还可以防治肩周炎和胸闷。

5. 摩腹前进散步 散步时不断用双手按摩胸部、腹部和后腰部，能有效调节脾胃功能，防治肾气下降，提高新陈代谢功能。轻松的散步和柔和的腹部按摩，也有助于防治消化不良和胃肠道慢性疾病。

6. 走路 适用于上下班、饭后散步、购物买菜等。根据自己的需要，可以选择慢速、中速或快速。快速并不等于急行，只是比中速稍稍快一些而已。散步可以舒活筋骨，平和气血，为减肥打下长久的基础。